Janina Menze

**Autismus und die Lernmethode ABA –
Angewandte Verhaltensanalyse**

Spektrum Ergotherapie

Herausgeber

DEUTSCHER VERBAND DER
ERGOTHERAPEUTEN E.V.

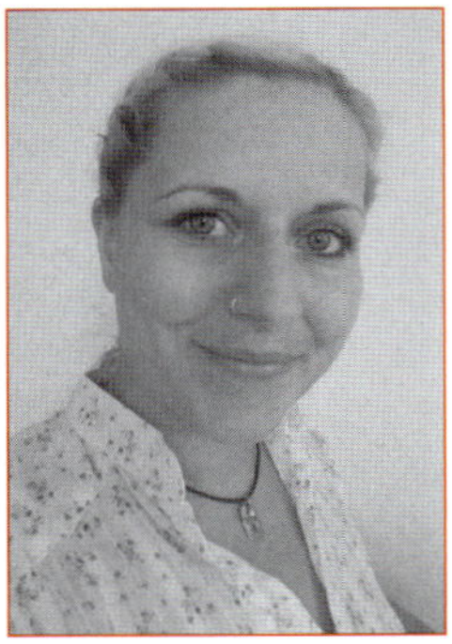

Janina Menze, Ergotherapie-Examen 2001, arbeitet seit 2006 nach intensiver Ausbildung als ABA/VB-Consultant beim Institut Knospe-ABA in Deutschland und Norwegen als Beraterin von Familien mit Kindern mit ASD und PDD. Im Jahr 2011 schloss sie ihr Ergotherapiestudium mit dem Diplom (FH) ab.
Sie liebt Reisen und Sprachen und verbrachte einige Zeit in Moldawien, Nicaragua und Haiti, auch zur Mitarbeit in sozialen Projekten.
Kontakt: janina.menze@yahoo.com

Ein Teil des Erlöses dieses Buches kommt auf Wunsch der Autorin der Hilfsorganisation „Mission of Hope International“ (www.mohintl.org) in Haiti zugute.

Janina Menze

Autismus und die Lernmethode ABA – Angewandte Verhaltensanalyse

Das Gesundheitsforum

Schulz-Kirchner Verlag

Bibliografische Information der Deutschen Nationalbibliothek
Die Deutsche Nationalbibliothek verzeichnet diese Publikation in der Deutschen Nationalbibliografie; detaillierte bibliografische Daten sind im Internet über http://dnb.d-nb.de abrufbar.

1. Auflage 2012
ISBN 978-3-8248-0992-9

Mollweg 2, D-65510 Idstein
Vertretungsberechtigter Geschäftsführer: Dr. Ullrich Schulz-Kirchner
Titelfoto: Roswitha Lukas-Heger
Lektorat: Doris Zimmermann
Fachlektorat: Reinhild Ferber
Umschlagentwurf und Layout: Petra Jeck/Susanne Koch
Druck und Bindung: Offizin Andersen Nexö Leipzig GmbH
Printed in Germany

Auch als E-Book (PDF) erhältlich unter der ISBN 978-3-8248-0926-4

Inhalt

Einleitung

Wie entstehen Verhaltensauffälligkeiten?

Die meisten Verhaltensabweichungen sind durch Einflüsse von Umweltfaktoren bedingt und bilden sich erst nach der Geburt aus. Es gibt ohne Frage Säuglinge, die bereits abweichendes Verhalten zeigen, wie beispielsweise Schreikinder.

Verhaltensweisen sind ein Ergebnis genetischer Variablen. Sie werden durch unsere Umwelt beeinflusst. Die genetischen Ursachen unseres Verhaltens können wir nicht beeinflussen, allerdings kann die Umwelt eines Menschen so strukturiert und unsere Reaktionen so angepasst werden, dass wir Lernerfahrungen machen können, um angemessenes Verhalten zu erwerben.

Dieses Buch setzt sich mit den Verhaltensweisen auseinander, die nicht angeboren sein können und die von unserer Umwelt beeinflusst wurden. Ein Kind mit Autismus, das Angstattacken bekommt, wenn es von Routinen abweicht, zeigt dieses Verhalten nicht von Geburt an, es hat dieses Verhalten erlernt. Ein sechsjähriges Schulmädchen, das im Supermarkt dazu neigt in der Quengelzone einen Wutausbruch zu bekommen, hat dieses Verhalten ebenfalls erst nach der Geburt entwickelt.

Mit diesen beeinflussbaren Verhaltensweisen beschäftigt sich die Angewandte Verhaltensanalyse (ABA=Applied Behavior Analysis). Sie ist eine weltweit anerkannte Lernmethode, die beschreibt, wie Menschen und andere Lebewesen Lernerfahrungen machen. Die grundlegenden Prinzipien von ABA führen aus, wie alle Menschen – unabhängig von ihren Diagnosen, Alter und Intelligenz – neue Verhaltensweisen erlernen, aber auch wie Verhaltensweisen wieder verlernt oder eingestellt werden, wenn sie keinem Zweck mehr dienen. ABA geht davon aus, dass ein Mensch weder aus bösem Willen unangemessene Verhaltensweisen zeigt noch aus mangelnder Intelligenz. Ebenso wenig ist unangemessenes Verhalten auf den persönlichen Charakter oder auf eine Diagnose zurückzuführen. Jedes individuelle Verhaltensmuster, das ein Mensch zeigt, dient einem Zweck, hat einen Nutzen. Jedem Verhalten, das ein Mensch zeigt, folgte in der Vergangenheit eine Verstärkung, die sich in der Umwelt dieses Menschen identifizieren lässt. Dies gilt für Menschen mit und ohne Autismusdiagnose wie für andere Organismen.

Dieses Buch stellt ein Konzept wissenschaftlicher Erkenntnisse vor, das Menschen – und vor allem Menschen mit einer Diagnose im Autismus-Spektrum – im alltäglichen Leben hilft, angemessene Verhaltensweisen zu entwickeln.

Verhaltensweisen, die regelmäßiger gezeigt werden, wurden in der Vergangenheit verstärkt. Verstärkung (engl.: reinforcement) beinhaltet all die Konsequenzen, die ein Verhalten nach sich zieht, die bewirken, dass das Verhalten aufrechterhalten oder häufiger eingesetzt wird. Folgt auf ein Verhalten keine Verstärkung mehr, wird dies Löschung (engl.: extinction) genannt. Verhaltensweisen, die weniger häufig auftreten, wurden entweder auf Löschung gesetzt oder einer Form von Bestrafung ausgesetzt. Das Verhalten ist somit nicht mehr erfolgreich darin, einen bestimmten Zweck zu erfüllen oder einen Verstärker zu erlangen. Ein Verhalten, das keinem Zweck mehr dient, wird weniger gezeigt, bis es gar nicht mehr eingesetzt wird. Neue, effektivere Verhaltensweisen werden entwickelt, um das ursprüngliche Bedürfnis zu erfüllen.

Weiß man um die Prinzipien des Lernens, kann die Umgebung so strukturiert werden, dass ein Kind aus seiner Umwelt die Reaktionen erfährt, die es benötigt, um angemessenes Verhalten zu lernen und unangemessenes Verhalten zu „verlernen". Verhaltensweisen – ob angemessen oder unangemessen –, Lernverhalten, Kooperation, Spiel- und Sozialverhalten werden also als das Ergebnis von Lernprozessen erfasst.

Jeder Mensch nutzt ABA-Prinzipien und jeder Mensch macht durch sie Lernerfahrungen. Die Wissenschaft ABA besteht darin, diese Prinzipien genau zu erkennen, zu analysieren und zu beschreiben, um sie dann gezielt für positive Lernprozesse einzusetzen.

In den ersten Kapiteln dieses Buches wird zunächst die Geschichte von ABA dargestellt. Danach werden die wissenschaftlichen Grundlagen in der Theorie und anhand von Beispielen erläutert. Später wird in verschiedenen Fallbeispielen immer wieder Bezug auf die wissenschaftlichen Grundlagen genommen. ABA ist keine ausschließliche Autismustherapie, obwohl die Autorin aufgrund ihrer Tätigkeit als ABA/VB-Consultant hauptsächlich Beispiele von Kindern mit ASD (Autismus Spectrum Disorder = Autismus-Spektrum-Störung) beschreibt, sondern es können auch Kinder mit Down-Syndrom, PDD-NOS (Pervasive Developmental Disorder – Not Otherwise Specified – Tief greifende Entwicklungsstörung), AD(H)S (Aufmerksamkeitsdefizit-Syndrom – mit oder ohne Hyperaktivität), Kiss-Syndrom, Fragilem X-Syndrom, Tuberöser Sklerose, Rett-Syndrom, Obsessive Compulsive Disorder (OCD = Zwangsneurose), Dyspraxie, Apraxie und anderen Entwicklungsstörungen und Diagnosen von ABA profitieren. Für ein erfolgreiches Lernprogramm ist es wichtig, die individuellen Verhaltensauffälligkeiten, das Lernverhalten, die Fähigkeiten und Schwierigkeiten, die das Kind zeigt, zu kennen sowie Vorlieben, Interessen, Bedürfnisse und Motivationen klar zu analysieren und zu definieren. Menschen mit Autismus reagieren im Vergleich zu anderen therapeutischen Ansätzen ausgesprochen gut auf ABA. Aus diesem Grund haben sich weltweit Institute auf ABA-Programme für Menschen mit Autismus spezialisiert.

Für eine Verhaltensanalyse und für die Entwicklung eines qualitativen ABA-Verhaltensplans sollte stets ein Verhaltensanalytiker, BCBA (Board Certified Behavior Analyst®) oder ABA/VB-Consultant hinzugezogen werden.

Eltern, Erzieher, Therapeuten und Lehrer sollten in die Entwicklung und Umsetzung eines ABA-Programms intensiv mit einbezogen werden, damit es von allen Beteiligten verstanden und im alltäglichen Leben des Kindes umgesetzt werden kann. Im Team kann alternatives angemessenes Verhalten als Ziel umschrieben und ein Plan entwickelt werden, der dem Kind hilft, das unangemessene Verhalten einzustellen und durch ein angemessenes alternatives Verhalten zu ersetzen. Es macht für die Lernerfahrung eines Kindes selten Sinn, wenn jede erwachsene Bezugsperson nach eigenem Instinkt auf unangemessene Verhaltensweisen eingeht und seine „eigene Methode" einsetzt. Das Kind bekommt dadurch fortlaufend uneindeutige Reaktionen und unangemessenes Verhalten kann ungewollt sogar noch verstärkt werden. Besteht Uneinigkeit über die Herangehensweise im Team, sollte man Meinungsverschiedenheiten respektieren, jedoch auf wissenschaftliche Belege hinweisen, die anderes aussagen. Es gibt eine Vielzahl von Studien aus den vergangenen dreißig Jahren, die die Effektivität von ABA wissenschaftlich bestätigen. ABA ist eine der wissenschaftlich am besten und am häufigsten belegten Lernmethoden überhaupt. Näheres dazu ist im nachfolgenden Kapitel zu finden.

Da ABA in Deutschland erst seit wenigen Jahren praktiziert wird, ist der Großteil der ABA-Fachliteratur leider nur in englischer Sprache erhältlich. ABA-Beratungen für Kinder mit Autismus und anderen Entwicklungsstörungen werden derzeit in Deutschland in mehr als 85 Landkreisen und Bezirken als intensive Frühfördermaßnahme von Jugend- und Sozialämtern finanziert. Nach einer dreitägigen Erstberatung in der Familie bekommt ein Kind einen individuellen Verhaltens- und Lernplan, der von den Bezugspersonen des Kindes umgesetzt wird. Einmal pro Monat oder alle zwei Monate findet eine Folgeberatung durch den ABA/VB-Consultant statt, bei der Lernprogramme angepasst und neue Lernziele gesetzt werden. ABA kann somit als intensives Lernprogramm in Schule, Kindergarten, Therapie, Heim und Freizeit umgesetzt werden. Erkenntnisse über ABA können auch als Beispiel für eine gute Erziehung Anwendung im alltäglichen Umgang mit verhaltensauffälligen Kindern finden. Das Ziel der Beratungen ist es, Eltern so anzuleiten, dass sie zunehmend befähigt werden, im Umgang mit ihren Kindern ABA-Kenntnisse im Alltag einzusetzen. Auf diese Weise können in vielen Fällen Beratungen nach zwei Jahren allmählich abgebaut werden.

Ergotherapeuten sind oft die ersten professionellen Ansprechpartner für Eltern von Kindern mit Autismus. Umso wichtiger ist es, dass Ergotherapeuten über die effektivsten und wissenschaftlich aktuellsten Interventionen informiert sind. Eltern fühlen sich häufig hilflos und suchen Therapeuten auf, um erzieherische praktische Ratschläge zu erhalten. Als Eltern eines Kindes mit Verhaltensauffälligkeiten wird man oft mit den mehr oder weniger wohlgemeinten Kommentaren von Bekannten oder auch Passanten konfrontiert, die meinen, die Eltern könnten ihr Kind nicht erziehen. Man findet jedoch auch in Familien mit mehreren musterhaft braven Kindern Kinder mit Verhaltensauffälligkeiten, was belegt, dass der gleiche gute Erziehungsstil nicht bei allen Kindern gleich gut funktioniert. Eltern müssen Unterstützung erhalten und ein Verständnis dafür entwickeln, dass Kinder mit Verhaltensauffälligkeiten und vor allem Kinder mit ASD andere Lernerfahrungen machen als typisch entwickelte Kinder. Die Ursache für das andersartige Lernverhalten kann im neurologischen, biologisch-genetischen oder biomedizinischen Bereich zu finden sein. Nur allzu oft kann man diese Bereiche therapeutisch nicht direkt adressieren. Es gibt Erfolg versprechende Ansätze zum Trainieren der Wahrnehmung und Sinnesverarbeitung, biomedizinische Ansätze zur Behandlung von Stoffwechselstörungen, Allergien und Nahrungsmittelunverträglichkeiten und bei einigen, sehr wenigen Kindern ist sogar eine medikamentöse Behandlung in Betracht zu ziehen. ABA kann helfen, unangemessenes Verhalten direkt zu reduzieren. In vielen Fällen ist es müßig, herauszufinden, woher die Störung stammt und was sie ursprünglich verursacht hat. Was bringt es einem Kind mit Autismus, wenn Wissenschaftler alle Gene und Einflussfaktoren für die Krankheit herausgefunden haben? Es wäre wundervoll, gäbe es eines Tages ein Allheilmittel gegen Störungen, die unseren Kindern das Lernen und das soziale Miteinander erschweren. Bis dahin ist jedoch der schnellste, effektivste und ethisch vertretbarste Weg, diesen Kindern jetzt zu helfen. Dieses Buch soll Therapeuten befähigen, Antworten auf Fragen zu geben, wie: „Warum zeigt ein Kind ein solches Verhalten?" oder: „Was können wir tun, damit das Kind sich angemessener verhält?" Es soll Ergotherapeuten befähigen, Kinder, die ABA/VB-Förderprogramme durchlaufen, interdisziplinär unterstützen zu können. Interdisziplinäres Arbeiten ist auch in Einrichtungen möglich, in denen das Kind einen Großteil seines Tages verbringt. Oftmals begegnen wir hier Kindern, deren Eltern aus unterschiedlichen Gründen nicht in der Lage sind, dem Kind die Unterstützung zu geben, die es für erfolgreiches Lernen benötigt. In solchen Fällen sollte es die Regel sein, sich mit den Lehrern, Erziehern und anderen Therapeuten des Kindes als Team zusammenzuschließen.

In Norwegen ist der Ergotherapeut Teil des Erziehungssystems. Ergotherapeuten sind dort fest in Kindergärten und Schulen angestellt und helfen dem Kind dort erfolgreicher zu sein, wo das reale Leben stattfindet. Denn hier macht jeder Mensch die meisten Lernerfahrungen: im realen Leben, im sozialen Miteinander. Es gehört zum Wesen des Menschen, in jeder wachen Minute aus den Erfahrungen mit seiner Umwelt zu lernen. Bei typisch entwickelten Kindern sind dies hauptsächlich erwünschte und angemessene Lernerfahrungen. Bei Kindern mit ASD liegt eine Art Missverhältnis zwischen Nervensystem und Umwelt vor, sodass betroffene Kinder zunehmend unerwünschte und unangemessene Lernerfahrungen machen (Matzies, 2004, S. 75). Die „American Academy of Pediatrics" berichtet, dass Eltern, Lehrer und andere Bezugspersonen aus Versehen unangemessene Verhaltensweisen verstärken können. In solchen Fällen ist eine verhaltensanalytische Intervention die angemessene und effektivste Intervention (Myers, 2007, S. 1170). Dazu liefert der komplette Alltag eine Fülle von Lernmöglichkeiten. Eltern und andere Bezugspersonen benötigen deshalb eine professionelle Anleitung, die ihnen vermittelt, wie sie ihre Kinder in solchen Momenten effektiv fördern können.

ABA ist eine Wissenschaft mit eigenem Masterstudiengang. Es sei an dieser Stelle ausdrücklich darauf hingewiesen, dass dieses Buch ABA-Workshops, Ausbildung und Studium nicht ersetzen kann. ABA ist ein sich fortlaufend entwickelnder eigener Wissenschaftsbereich. Qualifizierte ABA-Beratungen können ausschließlich Therapeuten mit entsprechender Ausbildung durchführen. Dieses Buch will erste Grundlagen dieser Wissenschaft vermitteln und Therapeuten befähigen, ABA-Strategien in die ergotherapeutische Arbeit zu integrieren.

Was sind Verhaltensauffälligkeiten?

Man muss vor jeder Intervention klarstellen, welches Verhalten als unangemessen einzustufen ist und welches Verhalten als Charaktereigenschaft des individuellen Menschen geschätzt werden sollte.

„Um zu entscheiden, welche Verhaltensweisen man gezielt abbauen möchte, sollte man sich folgende Fragen stellen:

- Handelt es sich um ein Verhalten, mit dem das Kind sich selbst schädigt (autoaggressives Verhalten)?
- Werden andere Personen durch das Verhalten geschädigt?
- Behindert das Verhalten den Erwerb neuer Fähigkeiten?
- Behindert das Verhalten die Integration in die Gesellschaft?" (Richman, 2004, S. 64).

Trifft einer dieser Punkte auf das Verhalten des Kindes zu, ist eine Verhaltensintervention gerechtfertigt. Es ist unverantwortlich, einem Kind nicht zu helfen, angemessenes Verhalten zu entwickeln, wenn das Problemverhalten dazu führt, dass das Kind zum sozialen Außenseiter wird. Es ist auch unverantwortlich, zuzulassen, dass ein Kind kein angemessenes Lernverhalten entwickelt und sich somit nicht seinem Potenzial entsprechend entwickeln kann.

ABA gibt Antworten darauf, wie wir Kinder mithilfe wissenschaftlicher Erkenntnisse effektiver unterstützen können, bessere Lernerfahrungen zu machen. Wir können Kinder befähigen, angemessenes Verhalten zu erlernen. Wir helfen damit nicht nur dem Kind, sich seinem Potenzial entsprechend zu entwickeln und ein Teil der Gesellschaft zu werden, sondern auch der gesamten Familie. Wenn wir das Kind darin unterstützen, Verhaltensweisen aufzubauen, die es ihm vereinfachen und ermöglichen ein vollwertiges Mitglied der Gesellschaft zu werden, dann wirkt das auch heilend auf die gesamte familiäre Situation. Denn Familien mit verhaltensauffälligen Kindern sind oft Opfer sozialer Ausgrenzung. Den meisten Kindern mit ASD sieht man ihre Schwierigkeiten nicht auf den ersten Blick an, es sind sogar oft ausgesprochen hübsche Kinder. Wenn man einem Kind seine Problematik nicht körperlich ansehen kann und es sich unangemessen verhält, sind Unbeteiligte schneller geneigt, die Eltern zu verurteilen. Es wird eher akzeptiert, dass sich ein Kind „seltsam" verhält, wenn man ihm eine „Behinderung" ansehen kann. Da man nicht jedem Passanten die Diagnose des eigenen Kindes unter die Nase reiben möchte, sind Familien mit autistischen Kindern daher schnell Opfer von Verurteilung, Intoleranz und gesellschaftlicher Isolation.

Applied Behavior Analysis (ABA)

Was ist ABA?

Die Lernmethode Applied Behavior Analysis (Angewandte Verhaltensanalyse) ist als Autismusintervention vor allem im englischsprachigen Raum weit verbreitet. Sie wurde jedoch nicht als Autismustherapie entwickelt. ABA ist ein Oberbegriff für eine Vielzahl verschiedener Prozeduren, Strategien und Lernmethoden, wie zum Beispiel Discrete Trial Teaching (DTT), die Lovaas-Methode, Incidental Teaching, Natural Environment Teaching (NET) und Verbal Behavior (VB).

Es handelt sich bei allen Formen um empirische Lernmethoden, die verhaltensanalytisch basiert sind. Verhaltensanalyse (Behavior Analysis) ist die Wissenschaft über das Verhalten von Organismen. Sie untersucht, wie Menschen und andere Lebewesen Lernerfahrungen machen. Verhaltensanalytische Erkenntnisse werden bei Managertrainings eingesetzt, zur Therapie von Phobien, Angstzuständen, Depressionen und Essstörungen, bei der Raucherentwöhnung und Drogenintervention, bei der AIDS-Prävention, in der Werbung und bei Sozialisationstrainings (Wyatt et al., 2001, S. 25).

Applied Behavior Analysis beschäftigt sich bevorzugt mit dem Verständnis sozial signifikanten Verhaltens. ABA ist das Verständnis darüber, wie Antezedenten und Konsequenzen, also Umweltbedingungen, die vor und nach unserem Verhalten auftreten, unser Verhalten beeinflussen (Schramm, 2007). Die Prinzipien von ABA wirken überall dort, wo ein Organismus in Kontakt mit seiner Umwelt tritt.

Der ABA-Forschungszweig, der sich in den 1970er Jahren auf die Autismusintervention spezialisierte, ist nur ein Teilgebiet von vielen der ABA-Wissenschaft. Die verschiedenen Untergruppen dieser Wissenschaft können sehr unterschiedlich aussehen, basieren jedoch auf einem gemeinsamen Grundkonzept. Die Ursprünge von ABA lassen sich in den Entdeckungen von Dr. Iwan P. Pawlow (1927) finden (klassische Konditionierung) sowie in der Arbeit von B. F. Skinner (1938), dem sogenannten Vater des Behaviorismus (operante Konditionierung). Die theoretischen Grundlagen der Verhaltensanalyse besagen, dass Verhalten auf bestimmten Gesetzmäßigkeiten beruht und als ein Zweig der Biologie betrachtet werden sollte. Alles, was ein Organismus tut, wird als das Produkt der individuellen Genetik und Umwelterfahrung angesehen (Wyatt, 2001, S. 13).

Merke

Die Umsetzung von ABA wird eher als Unterricht verstanden und nicht als Therapie definiert.

ABA in der Autismusintervention

Ole Ivar Lovaas, ein norwegischer Wissenschaftler, wandte die Lernmethoden von ABA in den siebziger Jahren speziell zur Förderung von Kindern mit Autismus an der University of California Los Angeles (UCLA) an. Im Jahr 1987 veröffentlichte er eine Studie in der New York Times, die belegte, dass bei 45 Prozent der Kinder einer Fallstudie nach intensiver ABA-Förderung die Autismusdiagnose aufgehoben wurde (Maurice, 1993, S. 64; McEachin et al., 1993). Die UCLA-Forschungen zeigen, dass frühe, intensive Verhaltensinterventionen, die auch zu Hause im täglichen Leben der Kinder zur Anwendung kommen, die besten Grundlagen für Kinder mit ASD bieten, damit diese ein normales Leben führen können. Die Studien belegen ebenfalls, dass bestimmte Reaktionen auf formulierte Verhaltensweisen bei vielen Kindern zu einer Entwicklung führen können, sodass bei einem Teil der Kinder eine Diagnose nicht weiter aufrechterhalten werden kann (Maurice, 1996, S. 32). In seinem Buch *The autistic child* (1977) beschreibt Lovaas diesen Erfolg besonders anhand von Beispielen der Sprachentwicklung. Das Buch *The Me book* (Lovaas, 1981) war ein praktischer Leitfaden für den Einsatz intensiven ABA-Unterrichts für Kinder mit Autismus. Es war das Standardwerk für die Arbeit der ersten ABA-Institute. Lovaas beschrieb ABA als die Handlung, die Kindern hilft zu lernen, wie man lernt (Maurice, 1996, S. 8). Weil man sich aber Kindern mit Autismus bei diesem Ansatz eher wissenschaftlich als auf einer zwischenmenschlich pädagogischen Weise zuwandte, wurde ABA seit Lovaas Entdeckungen stark kritisiert. Es kamen Unterrichtsmethoden zum Einsatz, die man als fragwürdig beschreiben kann. So wurde ABA trotz seiner Effektivität für einen langen Zeitraum komplett aus europäischen therapeutischen und pädagogischen Systemen verdrängt. In Europa waren zu dieser Zeit die meisten Psychologen Freudianer und Verfechter der Psychoanalyse, sie lehnten ABA schnell als gescheitertes Experiment ab. In den USA und anderen englischsprachigen Ländern forschte man jedoch weiter. Die theoretischen Erkenntnisse hinter ABA, die Skinner (1938) zuerst beschrieb, stellten sich als richtig heraus, nur war deren praktische Umsetzung in den achtziger Jahren noch nicht ausgereift.

Im Jahr 1993 veröffentlichte Catherine Maurice, eine Mutter von zwei Kindern mit Autismus, in den USA das Buch *Let me hear your voice* (deutscher Titel: Ich möchte euch so gerne verstehen). Sie beschrieb, wie es ihr durch die Umsetzung des sogenannten Lovaas-ABA gelang, ihre zwei Kinder so zu fördern, dass bei beiden die Diagnose zurückgenommen wurde (Maurice, 1993, S. 285; Maurice 1996, S. 37 und 39). Eine wissenschaftliche Studie (Perry et al., 1995) erklärte, dass sich beide Kinder vollständig vom Autismus erholten. Maurice nutzte zur Förderung ihrer Kinder das *The Me book* von Lovaas (1981) als Leitfaden. Im Jahr 1996 veröffentlichte Catherine Maurice das Unterrichtshandbuch *Behavioral Intervention for Young Children with Autism: A Manual for Parents and Professionals.* Sie kombinierte die wissenschaftlichen Ergebnisse aus 15 Jahren Forschungen mit Lovaas Erkenntnissen. So enthielt ihr Buch viele Unterrichtstechniken und -strategien, die das *The Me Book* nicht enthielt. Beispielsweise beschreibt sie eine Reihe von Studien über intensive „ABA in-home"-Programme, bei denen die Eltern der Kinder in die Förderung intensiv mit einbezogen wurden. Diese Studien belegen, dass ABA-Techniken sich als sehr effektiv erwiesen haben, um Kindern mit Autismus verschiedene Fähigkeiten zu vermitteln (Maurice, 1996, S. 31).

In Deutschland wird eine der ersten ABA-Interventionen nach Lovaas 2004 von Melanie Matzies in ihrem Buch *Applied Behavior Analysis* beschrieben.
Mit Beginn der 1990er Jahre stieg das internationale Interesse an ABA sehr stark an. Mittlerweile ist ABA eine sich schnell entwickelnde Wissenschaft. Entdeckungen und Lernstrategien werden fortlaufend erneuert und verbessert. Auch die Methoden, die in Maurices Handbuch beschrieben wurden, haben sich seit den 1990er Jahren gewandelt und wurden durch Techniken ersetzt, die sich in ihrer Umsetzung als effektiver erwiesen haben.

Seit den 1990er Jahren wird ABA vom obersten Amtsarzt der USA (Surgeon General) als einzige zu empfehlende Intervention für Kinder mit Autismus genannt (Schramm, 2007, S. 12; Lynch Barbera, 2007, S. 9).

Auch wenn ABA ursprünglich keine „Autismustherapie" ist, können Kinder mit ASD von ABA profitieren – unabhängig von Ausprägungen wie „high-functioning", „low-functioning" oder „Asperger-Autismus". Robert Schramm führt an, dass Diagnosen wie Aufmerksamkeits-Defizit-(Hyperaktivitäts)-Syndrom (AD(H)S), Dyspraxie, Lernbehinderungen oder Sensorisches-Integrations-Defizit in den meisten Fällen erfolgreich mit ABA beeinflusst werden können (Schramm, 2007). Als Gründe, warum ABA so viel bessere Erfolge bei Kindern mit ASD zeigt als andere Ansätze, nennt *The Big Disc of ABA Programs* (Mueller et al., 2010) die Kontinuität, die Wiederholung von Lernmöglichkeiten sowie hohe Anteile von Verstärkung.

Einige Institute in Europa haben sich deshalb darauf spezialisiert Eltern, Lehrer, Therapeuten und Erzieher sowie das gesamte soziale Umfeld des Kindes zu schulen, um wissenschaftliche ABA-Erkenntnisse für das tägliche Leben des Kindes nutzbar zu machen.

Um die effektivste Förderung zu erzielen, empfiehlt die Ontario-Studie für ein Kind 20–40 Stunden intensiven ABA-Unterricht pro Woche (Markham, 2006). Dies macht intensive ABA-Programme oft sehr teuer. Wird ABA im täglichen Leben des Kindes von Eltern, Erziehern, Lehrern und Therapeuten angewandt, kommt es oft zu ähnlich erfolgreichen Ergebnissen (Schramm, 2007; Lynch Barbera, 2007, S. 133). Kritiker behaupten, dass eine Umsetzung von ABA über 20–40 Stunden pro Woche utopisch sei. Hier muss man sich jedoch verdeutlichen, dass ein Mensch durch neurologische Prozesse in jeder wachen Minute aus den Erfahrungen mit seiner Um-

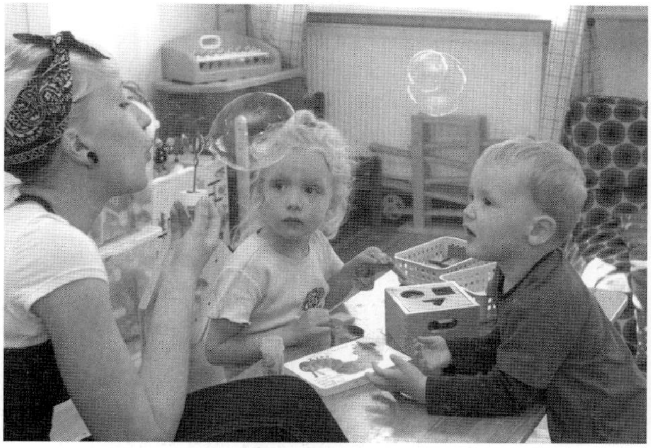

Moderne ABA-Ansätze sind stark spielbetont

welt lernt. Schläft ein Kind acht Stunden pro Tag, wären dies 112 wache Stunden pro Woche, in denen das Nervensystem des neurotypischen Kindes Lernerfahrungen aus der Konfrontation mit seiner Umwelt macht. Menschen mit ASD machen in diesen wachen Stunden oft mehr ungewollte und unangemessene Lernerfahrungen als angemessene, da das Gehirn von Menschen mit Autismus andersartig funktioniert als das eines „typisch" entwickelten Menschen. Schult man die Bezugspersonen des Kindes, im Alltag nur angemessene Verhaltensweisen zu verstärken und unangemessene dagegen nicht, kann sichergestellt werden, dass das Kind deutlich weniger unerwünschte Lernerfahrungen macht. Auch die Umgebung (Heim, Kindergarten, Schule, Therapie) kann so gestaltet werden, dass unangemessene Verhaltensweisen nicht mehr erfolgreich sind, um an Verstärkung zu gelangen. Es gibt ABA-Intensivprogramme, die mit einer 1:1-Betreuung umgesetzt werden. Jedoch sollte immer das Ziel sein, ABA-Prinzipien so in den natürlichen Alltag zu integrieren, dass das Kind zu allen wachen Stunden, sowohl in der Unterrichtszeit, der Therapiezeit und der Freizeit, von den Reaktionen umgeben ist, die einen positiven Lernprozess begünstigen. Einem ABA-geschulten Lehrer gelingt es zum Beispiel, seinen Schüler mit 30 Stunden ABA pro Woche zu umgeben, wenn der tägliche Unterricht auf sechs Stunden festgelegt ist, und er verbringt dabei vielleicht nur 25 Prozent der Zeit damit, mit seinem Schüler Aufgaben am Tisch zu lösen.

Merke

ABA ist die Wissenschaft vom Lernverhalten lebender Organismen und die wissenschaftlich am besten belegte Autismusintervention.

Eine Vielzahl von Studien der vergangenen 30 Jahre macht ABA zu der Autismusintervention, deren Effektivität am besten wissenschaftlich belegt ist (Eikeseth, 2002 und 2007; Maurice, 1996, S. 31). Im November 2010 veröffentlichte das CARD-Center (Center for Autism and Related Disorders, Inc.) – eines der größten ABA-Anbieter weltweit – eine Studie, die vom Staat Arizona finanziert wurde. 14 Kinder mit Autismusdiagnose erhielten eine dreijährige intensive ABA-Intervention. Jedes Kind wurde mindestens 25 Stunden pro Woche mit einem 1:1-ABA-Programm betreut, das einen Großteil spielbetonter verhaltensanalytischer Intervention enthielt. 43 Prozent der Kinder, die an dieser Studie teilnahmen, zeigen heute keine autismusspezifischen Symptome mehr.

Der Verbal Behavior (VB)-Ansatz

Im Jahr 2005 wurde bei einem fünfjährigen Jungen aus Deutschland, der ein Jahr lang intensive ABA/VB-Intervention erhielt, die Autismusdiagnose wieder aufgehoben. Die Ärzte, Therapeuten und Psychologen, die bei dem Jungen Autismus diagnostiziert hatten, konnten keine autismusspezifischen Symptome mehr feststellen. Dieser Junge war der erste medizinisch dokumentierte Fall einer Erholung von Autismus in Deutschland (Schramm, 2007).

Verbal Behavior (Verbales Verhalten) ist eine moderne Herangehensweise der angewandten Verhaltensanalyse ABA, die auf den Grundlagen des Buches *Verbal Behavior* von B. F. Skinner (1957) basiert. Verbal Behavior ist damit eine von vielen unterschiedlichen ABA-Methoden und Programmen. Die Analyse verbalen Verhaltens wurde zuerst Ende der 1970er Jahre von Dr. Jack Michael und Mark Sundberg an der Western Michigan University gezielt für die Sprachförderung von Kindern mit Autismus eingesetzt (Schramm, 2007). Ihre Ergebnisse veröffentlichten Michael und Sundberg 1980, zwei Jahrzehnte bevor der VB-Ansatz sich als Autismusintervention durchsetzte. Während ABA seit den 1970er Jahren nahezu vollständig aus Europa verdrängt wurde, entwickelten Verhaltensanalytiker in den USA neue Unterrichtsmethoden, die auf den Grundlagen traditioneller Lovaas-Programme basieren. Auch die Lovaas-Methode selbst entwickelte sich stets weiter.

VB und ABA sind nicht zwei unterschiedliche Ansätze. VB ist vielmehr eine Erweiterung, eine Spezialisierung von ABA, die ganz besonders natürliche Motivationen und Lernumgebungen sowie zwischenmenschliche Wechselbeziehungen in die intensive Lernsituation mit einbezieht. Verbal Behavior ist wissenschaftlich gesehen jedes durch einen anderen Menschen beeinflusste und verstärkte Verhalten, das ein Mensch zeigt. Robert Schramm charakterisiert ABA als das Verständnis darüber, wie man Verstärkung gezielt einsetzen kann und VB als das Verständnis darüber, wie man die Motivation eines Menschen am besten einfängt und zum Unterrichten nutzt.

Von Beginn an legt ein VB-Programm Wert auf Übertragung der erlernten Fähigkeiten in verschiedene Situationen und Orte, mit verschiedenen Personen sowie mit unterschiedlichen Materialien und Stimuli.

Moderne ABA-Programme mit VB legen einen starken Fokus auf Beziehungsaufbau und Spaß. Aversive Stimuli (als unangenehm empfundene Reize) werden nur in Ausnahmefällen eingesetzt, um aggressive Verhaltensweisen gezielt anzugehen, und auch nur dann, wenn andere Strategien, wie die Vermittlung alternativer angemessener Verhaltensweisen, bereits ausgeschöpft sind. Ein sehr wichtiger Begriff des VB-Ansatzes ist Pairing. Hierunter versteht man den Prozess des Beziehungsaufbaus, der dazu führt, dass das Kind Lernumgebungen (zu Hause, Schule, Kindergarten, Therapie) und Personen als verstärkend empfindet. Dies geschieht durch die wiederholte Kombination von Lernumgebungen und Personen mit den individuellen Verstärkern des Kindes (Lynch Barbera, 2007, S. 63). Pairing hat zum Ziel, dass das

Kind die Personen und Umgebungen selbst als Verstärkung empfindet und somit Bereitschaft zeigt, für diese natürliche Motivation mitzumachen und nicht nur für Essen, Spielsachen und Aktivitäten (Partington, 2008, S. 32).

Merke

Verbal Behavior ist ein ABA-Ansatz, der die natürlichen Motivationen eines Kindes in der natürlichen Umgebung nutzt, um dem Kind Kooperation, Sprache, angemessenes Verhalten, Sozialverhalten, kognitive und lebenspraktische Fähigkeiten zu vermitteln.

Catherine Maurice beschreibt in ihren Büchern, dass ein Lovaas-Programm oft damit beginnt, ein Kind an einem Tisch zu unterrichten, was bei vielen Kindern zu Frustrationen führen kann (Maurice, 1993, S. 87). Moderne VB-Programme unterrichten Kinder in den Situationen, die sie am meisten verstärkend empfinden. So kann überall in der natürlichen Umgebung des Kindes unterrichtet werden, wie auf dem Trampolin, im Bad oder beim Schwimmen, beim Reiten, beim Schaukeln, beim Spiel mit Murmeln oder beim Anschauen einer DVD.

Da es große Unterschiede in der Umsetzung verschiedener ABA-Ansätze in der Autismusintervention geben kann, ist es empfehlenswert, sich kritisch mit den Herangehensweisen und Philosophien der verschiedenen ABA-Institute und Anbieter auseinanderzusetzen.

Die meisten Kinder mit Autismus haben keine natürliche intrinsische Motivation für das Erlernen vieler Fähigkeiten, die typisch entwickelte Kinder wie selbstverständlich lernen. Daher ist einer der ersten Schritte eines VB-Programms die Entwicklung der Kooperation, um die Bereitschaft des Kindes zu wecken den Anforderungen nachzukommen. Die Kinder lernen durch verschiedene Unterrichtsstrategien, dass Lernen Spaß macht und sich lohnt. Dazu werden zunächst ausschließlich motivierende Situationen genutzt und Aufgaben so einfach und kurz wie möglich präsentiert. Dem Kind werden dann die Hilfestellungen (Prompts) gegeben, die es benötigt, um die Aufgaben beim ersten Versuch auf jeden Fall schnell zu meistern (fehlerfreies Lernen). Nach jedem Versuch wird sofort ausgiebig verstärkt. Das Kind lernt so, seinem Lehrer zu vertrauen, dass es nie durch eine Aufgabe frustriert wird und dass Mitarbeit und Kooperation zu mehr Spaß und Verstärkung führen und sich immer lohnen. Wird Verstärkung korrekt eingesetzt, können Prompts bald abgebaut werden und das Kind löst die Aufgaben immer selbstständiger. Das Kind zeigt bei korrekter Umsetzung keine Fluchttendenzen mehr und zieht es aus eigener Entscheidung vor, bei der unterrichtenden Person zu bleiben, anstatt Unterrichtssituationen zu meiden oder davor zu fliehen. Dieses Entwickeln der Bereitschaft zum Mitmachen wird auch „Unterrichtskontrolle" genannt. Robert Schramm unterteilt in seinem Buch *Motivation und Verstärkung* (2007) sieben Schritte zur Unterrichtskontrolle und beschreibt damit ausführlich Strategien, die in jedem Haushalt umgesetzt werden können, um einem Kind zu helfen, angemessenere Verhaltensentscheidungen zu treffen und Kooperation zu entwickeln. Die Unterrichtskontrolle wird später noch in einem eigenen Kapitel erläutert.

Eine grundlegende Unterrichtsphilosophie eines VB-Programms ist das Aufteilen einer komplexen Fähigkeit in kleinste, leicht erlernbare Einheiten, die man dem Kind durch Motivierung, ausreichend Prompts und Verstärkung vermittelt (Schramm, 2007). Dies gilt für Sprache, Spielverhalten, kognitive und lebenspraktische Lernziele, Sozialverhalten und jedes andere Verhalten, welches einem Kind vermittelt werden soll.

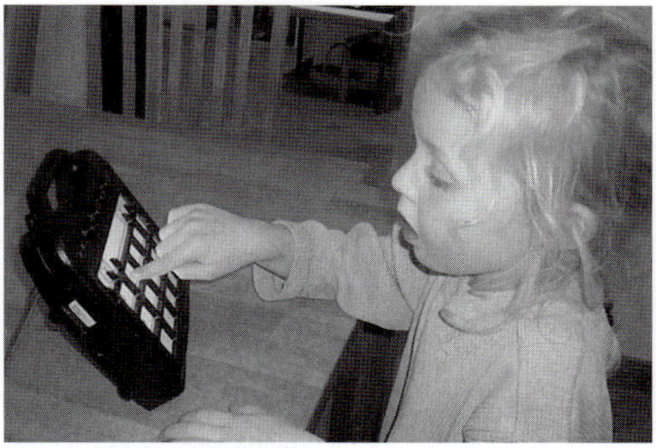

Talker

Verbal Behavior legt ein besonderes Augenmerk auf das Erlernen funktioneller Sprache, wobei nicht nur ein besonderes Gewicht darauf liegt, *was* das Kind sagt, sondern auch *warum* es etwas sagt. Der VB-Ansatz sieht Sprache als ein Verhalten an, das geformt, verstärkt und so erlernt werden kann. Die meisten Ansätze zur Sprachförderung gliedern Sprache in die Kategorien expressiv und rezeptiv. VB unterteilt Sprache in nicht weniger als neun verschiedene Funktionen (Skinner unterteilte sie in sieben Kategorien) und jede Sprachfunktion wird separat unterrichtet. Später werden die verschiedenen Funktionen der Sprache zusammengefügt, sodass ein Kind das volle Konzept eines Wortes versteht und nutzt (Lynch Barbera, 2007, S. 19 und 22).

Sagt eine Person zum Beispiel das Wort „Apfel", kann dies je nach Funktion eine von vier (sogar mehr) verschiedenen Verhaltensweisen sein. VB definiert ein Verhalten an seiner Funktion und nicht an seiner Erscheinungsform:

- Sagen Sie zum Beispiel „Apfel", wenn Sie hungrig sind und einen Apfel essen wollen, dann ist dieses Verhalten ein Mand, eine Bedürfnisäußerung.
- Sagen Sie „Apfel", weil Sie einen Apfel oder ein Bild davon sehen, Apfelaroma schmecken oder riechen, dann ist dieses Verhalten ein Tact (Label), also eine Bezeichnung.
- Wenn Sie das Wort „Apfel" nachsprechen, weil jemand anderes es zuvor sagte, dann ist dieses Verhalten eine verbale Imitation oder Echo.
- Werden Sie gefragt: „Was wächst auf einem Baum und hat ein Kerngehäuse?", und sie antworten „Apfel!", dann ist dieses Verhalten ein Intraverbal, eine Form der Gesprächsführung.

Es gibt sogar noch weitere Sprachfähigkeiten, die in einem VB-Programm berücksichtigt werden. Das Interessante dabei ist, dass nicht gewährleistet ist, dass man alle Fähigkeiten beherrscht, wenn man eine davon beherrscht. All diese Beispiele von Sprachfunktionen sind unterschiedliche Verhaltensweisen, obwohl sie auf den ersten Blick identisch wirken. Es gibt zum Beispiel viele Kinder mit Autismus, die gelernt haben, einen Apfel zu benennen (tacting), sie können aber nicht danach fragen (manden). Es kann sein, dass ein Kind das Wort Apfel imitieren kann, jedoch die Frage „Was ist das?" nicht mit „Apfel" beantworten kann.

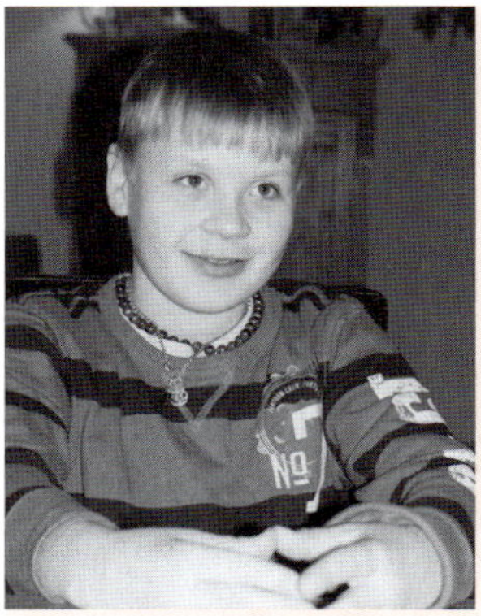

Zeichen für Schokolade

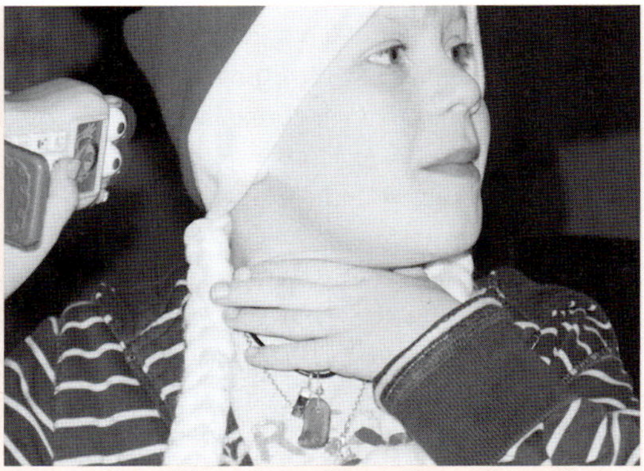

Zeichen für Saft

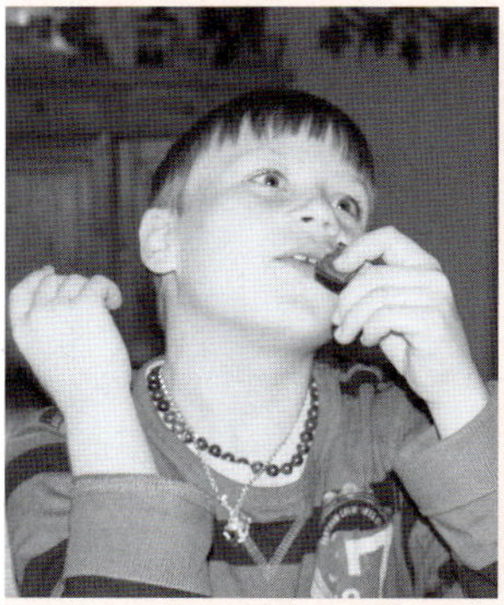

Schokolade als Verstärker für Manding

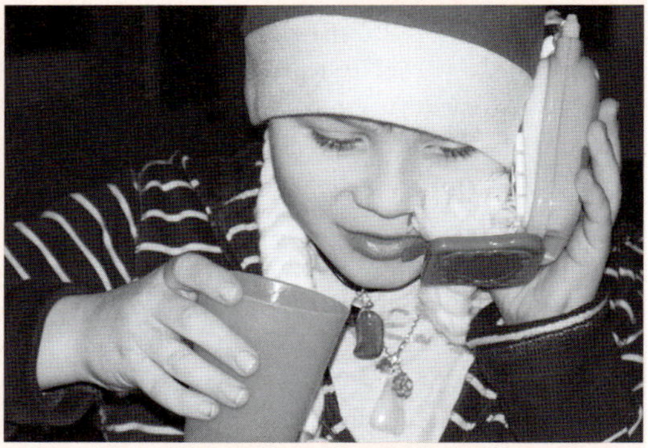

Saft als Verstärker für Manding

Alle Funktionen müssen also separat getestet und unterrichtet werden, um einer Person das volle Konzept eines Wortes zu geben. Während des Lernprozesses wird ein Begriff anhand unterschiedlicher Materialien in der Unterrichtssituation sowie im realen Leben für alle Sprachfunktionen unterrichtet.

Die frühe Entwicklung effektiver Kommunikationsfähigkeit ist der wichtigste Aspekt von Verbal Behavior. Ein VB-Programm beginnt meist damit, einem Kind die Fähigkeit zu vermitteln, seine Wünsche auszudrücken (Manding). Unangemessenes Verhalten kann sich in vielen Fällen drastisch reduzieren, sobald ein Kind erfolgreich seine Bedürfnisse äußern und sich so mitteilen kann. Bei Kindern, die sich nicht sprachlich äußern können, beginnt Manding mit der Vermittlung von Zeichen oder PECS (Picture Exchange Communication System) für die Dinge und Aktivitäten, die für das Kind verstärkend wirken. Hierbei hat sich besonders der Einsatz von vereinfachten Zeichen bewährt. Diese Kommunikationssysteme werden jedoch immer als eine Brücke zur gesprochenen Sprache genutzt und sollten nicht als langfristiges Kommunikationssystem genutzt werden, sofern das Kind nicht weitere physische, neurologische oder motorische Defizite aufweist. Fast alle Kinder mit Autismus können durch ein VB-Mandingprogramm die Fähigkeit erwerben, augmentative Kommunikation (Zeichen,

PECS oder Talker) zu nutzen. Ein Großteil der Kinder schafft darüber den Weg zur gesprochenen Sprache. Dies geschieht zu Beginn vor allem durch die Zuhilfenahme der natürlichen Motivatoren des Kindes, wie zum Beispiel: seine Lieblingsnahrungsmittel (wie Chips, Schokolade, Nudeln oder Eis), seine favorisierten Aktivitäten (kitzeln, schaukeln, Trampolin springen), Spielsachen (Kreisel, Lichtspielzeuge, Bälle) und Gegenstände (Dinge, die das Kind gerne hält, mit denen es gerne wedelt, die es gerne aufreiht oder anschaut). Manding ist die wichtigste Sprachfähigkeit, die die Kommunikationsfähigkeit eines Menschen ausmacht. Daher soll weiter unten in diesem Kapitel noch detaillierter auf Sprachförderung nach VB eingegangen werden.

Andere Sprachfähigkeiten, die separat neben Manding unterrichtet werden, sind zum Beispiel:

- die vokale Imitation = Echo,
- Tacting = Benennen (Gegenstände, Aktivitäten, Adjektive bis hin zu komplexen sozialen Situationen und emotionalen Zuständen),
- Intraverbals = Gesprächsführung (die Fähigkeit auf Fragen zu antworten und Konversation zu führen) oder
- Textural = Lesen.

ABLLS Einstufungsmanual

Individuelle Förderprogramme nach ABA beinhalten neben Verhaltensprogrammen auch Lernziele, denen sich auch Ergotherapeuten in ihrer Arbeit gezielt widmen. Das ABLLS (Assessment of Basic Language and Learning Skills) Einstufungsmanual, das vorwiegend in der ABA/VB-Intervention eingesetzt wird, ist eine umfangreiche Fähigkeitseinstufung. Es lokalisiert so gezielt wie kein anderes Einstufungsmanual Lücken in der Entwicklung eines Kindes, ganz unabhängig von der Diagnose. Damit ist es ein ausgezeichnetes Mittel, um ergotherapeutische Zielsetzungen zu formulieren. Es hilft, präzise Fortschritte zu dokumentieren und gibt damit einen konkreten Leitfaden für Entwicklungsberichte.

Die ABLLS-Einstufung wurde 1998 von Dr. Mark Sundberg und Dr. James Partington entwickelt. Sie umfasst 25 Lernkategorien (Kategorien A-Z), die insgesamt 476 spezifische Fähigkeiten beinhalten. Die revidierte Version ABLLS-Revised®, die 2006 von Partington entwickelt wurde, beinhaltet sogar 544 Fähigkeiten. *The Big Disc of ABA Programs* (2010) empfiehlt, nach einer Autismusdiagnose umgehend und so früh wie möglich mit intensivem und wissenschaftlich-basiertem ABA-Unterricht zu beginnen. Das ABLLS-R® wird als das Verzeichnis der Fähigkeitsentwicklung für Kinder mit Lern- und Sprachdefiziten sowie für Kinder mit Autismus angesehen. Die Big Disc hilft dabei, aus einer ABLLS-R® Einstufung ein organisiertes, zielgerichtetes Lernprogramm zu erstellen. Sie beinhaltet über 500 Unterrichtsziele, inklusive einer genauen Beschreibung des Ziels und der Unterrichtsstrategien auf Datenerhebungsblättern zum Ausdrucken, ist jedoch leider nur auf Englisch erhältlich.

Zum Unterrichten all dieser Fähigkeiten, die in ihrer Gesamtheit dazu führen, dass ein Mensch sein Potenzial voll entwickeln kann, wird in ABA/VB-Programmen eine Vielzahl an speziellen Unterrichtsstrategien und Lerntechniken eingesetzt.

Ein weiteres detailliertes Einstufungsmanual zur Einstufung der Kooperations- und Lernfähigkeiten bietet die *VB-MAPP* von Mark L. Sundberg. *The Verbal Behavior Milestones Assessment and Placement Program* ist ein Lernzielvorgabe- und Einstufungsmanual für Fähigkeiten und Lernbarrieren.

Die vier Hauptkategorien des ABLLS sind:	
(A-I)	Grundlegende Sprach- und Lernfähigkeiten
(J-T)	Akademische Fähigkeiten
(U-X)	Aktivitäten des täglichen Lebens (ADL)
(Y-Z)	Motorische Fähigkeiten

Die 25 ABLLS-Kategorien, die jeweils in 6–52 weitere Teilbereiche unterteilt werden, sind:		
A	=	Kooperation und Wirksamkeit von Verstärkung
B	=	Visuelle Fähigkeiten
C	=	Rezeptive Sprache/Sprachverständnis
D	=	Motorische Imitation
E	=	Vokale Imitation
F	=	Bedürfnisäußerung/Manding
G	=	Benennen/Tacting
H	=	Gesprächsführung/Intraverbals
I	=	Spontane Sprache
J	=	Syntax und Grammatik
K	=	Spiel und Freizeit
L	=	Soziale Interaktion
M	=	Verstehen von Gruppeninstruktionen
N	=	Klassenzimmerroutinen
P	=	Generalisierung
Q	=	Lesen
R	=	Mathematik
S	=	Schreiben
T	=	Buchstabieren
U	=	An- und Auskleiden
V	=	Essen und Trinken
W	=	Körperpflege
X	=	Toilette
Y	=	Grobmotorik
Z	=	Feinmotorik

ABA in der Ergotherapie

Warum ABA in der Ergotherapie?

Es gibt derzeit noch kein wissenschaftliches, gängiges Konzept zur Behandlung von ASD in der Ergotherapie in Deutschland. ABA ist eine wissenschaftlich effektive Fördermethode, die sich hervorragend mit einer Vielzahl von Ansätzen und Konzepten in der Ergotherapie kombinieren lässt.

Da ABA ein Lernansatz ist und keine eigenständige Therapie, werden in einer ABA-Intervention Verhaltensanalytiker, Eltern, Integrationshelfer, Sprachtherapeuten und auch Ergotherapeuten als „Lehrer" angesehen, die den Kindern durch wissenschaftliche Unterrichtsstrategien Fähigkeiten wie angemessenes Verhalten, Regelakzeptanz, Kooperation und Sprachfähigkeiten vermitteln.

Jeder Mensch nutzt ABA-Prinzipien mit jeder Reaktion, die er einem anderen Menschen gibt. Wir können unsere Reaktionen nicht abstellen, also haben unsere Reaktionen immer Einfluss auf das Verhalten unserer Mitmenschen. Die Wissenschaft ABA erklärt diese Lernprozesse, damit sie bewusst eingesetzt werden können, um Förderziele zu erreichen.

ABA-Fachleute (Board Certified Behavior Analysts) arbeiten hochgradig empirisch. Wissenschaftliche ABA-Interventionen beinhalten eine ausgedehnte Dokumentation und analytische Erhebungen, um zu belegen, welche Strategien und Herangehensweisen effektiv sind, um festgelegte Förderziele zu erreichen.

Dieses Buch soll die theoretischen Grundlagen von ABA an Beispielen verdeutlichen und konkrete Strategien und Techniken vorstellen, die bei Klienten mit ASD und Verhaltensauffälligkeiten praktisch umgesetzt werden können. Es ist damit kein offizielles „ABA-Fachbuch", sondern vielmehr ein Fachbuch für Ergotherapeuten zur Autismusintervention. ABA/VB kann die Ergotherapie mit Lernstrategien bereichern, die die Menschen mit ASD und PDD befähigen, sich entsprechend ihrem Potenzial zu entwickeln und ein höchstmögliches Maß an Selbstständigkeit zu erreichen.

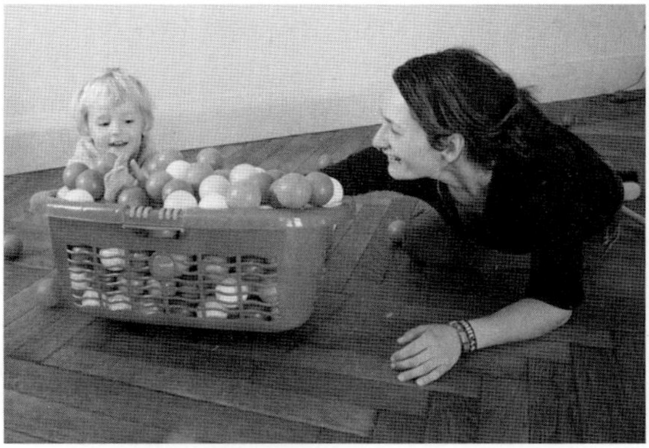
Moderne ABA/VB-Programme arbeiten mit viel Motivationsaufbau und Verstärkung

Oftmals setzen Ergotherapeuten etablierte therapeutische Konzepte ein, die jedoch ihre Wirksamkeit bei ASD bisher nicht oder nur unzureichend wissenschaftlich belegen konnten. Aus diesem Grund scheint die Vermittlung von Grundlagen der Lernmethode ABA/VB in der Ausbildung beziehungsweise im Studium der Ergotherapie gerechtfertigt zu sein.

Stellen Eltern von Kindern mit ASD ihren Therapeuten die Frage, warum sich ihr Kind unangemessen verhält und was man dagegen tun kann, sollte jeder Therapeut Antworten parat haben. Eltern suchen nach Ratschlägen von Therapeuten und vertrauen auf deren Erfahrungen und Wissen. Finden die Eltern nicht diese erwünschte Anleitung, verlieren sie das Vertrauen in die Kompetenz des Therapeuten und der empfundene Wert der Therapie geht damit für sie verloren.

Wenn Therapeuten nicht wissen, wie man das Kind zum Mitmachen motiviert, entscheidet oft das Kind mit ASD, was in der Therapie gemacht wird und was nicht.

Viele Eltern von Kindern mit ASD erahnen das Potenzial, das in ihren Kindern schlummert, und suchen nach einem „Schlüssel", um es zu aktivieren. Für viele Kinder mit ASD kann ABA/VB dieser Schlüssel sein.

Das Verständnis grundlegender verhaltensanalytischer Prinzipien soll Ergotherapeuten unterstützen, bei ihrer Arbeit mit Menschen mit ASD oder PDD ungünstigen Lernerfahrungen vorzubeugen oder sie zu stoppen und effektiv angemessenes Verhalten und Kooperation aufzubauen.

Sensorische Integration (SI)

Laut Grandin (2006) kann Sensorische Integrationstherapie (SI) nach Jean Ayres einigen Menschen mit ASD helfen, autoaggressive Verhaltensweisen oder Angstzustände abzubauen. Sie beschreibt, dass einige Kinder mit ASD, die autoaggressive Verhaltensweisen zeigen, anscheinend kein verlässliches Schmerzempfinden haben. Durch SI-Strategien, wie z. B. Vibration, Schaukeln und das Einrollen in Matten, konnte die Fähigkeit Schmerz zu empfinden in einigen Fällen verbessert werden und das autoaggressive Verhalten nahm ab. Auf jeden Fall muss aber vermieden werden, SI-Strategien direkt nach unangemessenem Verhalten einzusetzen, da die angenehmen SI-Aktivitäten verstärkend auf unangemessenes Verhalten wirken können (Grandin, 2006, S. 138). Viele Ergotherapeuten weisen darauf hin, dass Verhaltensauffälligkeiten auf Wahrnehmungsstörungen zurückzuführen seien, die sich durch SI positiv beeinflussen oder gar beheben lassen. Doch gibt es derzeit keine ausreichend wissenschaftlichen Belege der Wirksamkeit, auch wenn deutliche Zusammenhänge zwischen Wahrnehmungsverarbeitungsstörungen und unangemessenem Verhalten bestehen (Stanislaw et al., 2005; Maurice, 1996, S. 23).

Merke

SI hat ein sehr hohes motivierendes Potenzial, das sich gut mit ABA/VB-Lernstrategien kombinieren lässt.

Im Jahre 2007 schrieb die „American Academy of Pediatrics" im „Clinical Report" über das *Management of Children with Autism Spectrum Disorders,* dass es keinen wissenschaftlichen Nachweis zur Effektivität ergotherapeutischer Behandlung bei ASD gibt. Wie sensorische Reize gezielt eingesetzt werden können, um effektiv angemessenes Verhalten aufzubauen, wird im späteren Kapitel „Pairing" erläutert.

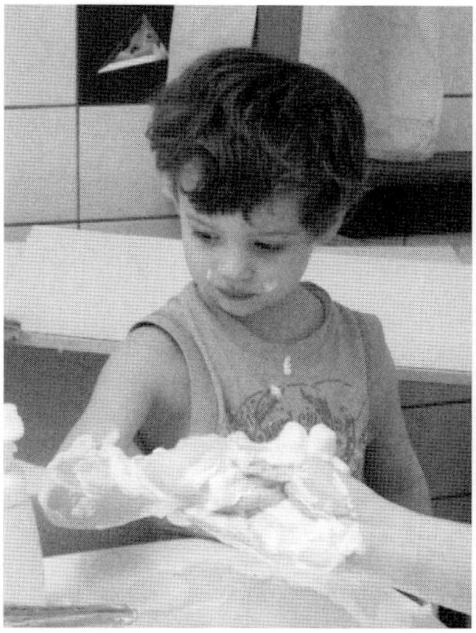

Sensorischer Reiz (Rasierschaum) als Verstärker für angemessenes Verhalten

Zusammenarbeit mit Eltern

Die Einbeziehung der Eltern in die Ergotherapie als wesentlicher Bestandteil von ABA/VB wird in diesem Buch immer wieder beschrieben und hervorgehoben. Eltern sind das Sprachrohr ihrer Kinder und sollten über alle wirksamen, verfügbaren Interventionen informiert und aufgeklärt werden. Nur wenn Eltern gut informiert sind, können sie die Intervention für ihr Kind wählen, die ihnen am sinnvollsten erscheint. Ergotherapeuten sollten Eltern neben ABA/VB grundlegende Informationen über andere gängige und effektive Ansätze der Autismusintervention geben können. Simpson (2005) stellt in seinem Buch eine Bandbreite effektiver Methoden vor. Ebenso zu empfehlen ist das Buch von Sven Bölte (2009), der über Grundlagen, Therapien und Statistiken aufklärt.

Qualifikationen für ABA

Weltweit kann ABA in über mehr als hundert Masterstudiengängen studiert werden – bis hin zum Doktorgrad. Jedoch gibt es keinen Studiengang in den deutschsprachigen Ländern. Daher sind bisher in Deutschland auch nur sehr wenige Board Certified Behavior Analysts (BCBA) registriert.

Für Therapeuten, die sich in der Lernmethode ABA weiterbilden möchten, sind neben der Fachliteratur Workshops eine wichtige Ressource.

Um selbst in der Lage zu sein, Verhaltensanalysen vornehmen zu können und verhaltensanalytische Förderpläne nach ABA zu entwickeln, gibt es in Deutschland für Ergotherapeuten und andere Fachkräfte aus dem pädagogischen und erzieherischen Bereich die Möglichkeit, sich als ABA/VB-Consultant ausbilden zu lassen, die dann als Berater für Familien, Kindergärten und Schulen in ganz Europa tätig werden. Die meisten Workshops werden von englischsprachigen ABA-Spezialisten durchgeführt und simultan übersetzt. Der Bedarf an solchen Fachkräften wächst stetig. Voraussetzung für eine Ausbildung zum ABA/VB-Consultant ist ein abgeschlossenes Studium in erzieherischen oder therapeutischen Bereichen, wie zum Beispiel soziale Arbeit,

Pädagogik, Ergotherapie oder Psychologie, sowie gute Englischkenntnisse. Die Ausbildung dauert je nach Vorkenntnissen sechs bis zwölf Monate.

Die Zukunft von ABA/VB in Deutschland

Der Bedarf an ABA-geschulten Fachkräften in Deutschland ist enorm, da immer mehr Kinder Diagnosen wie PDD oder ASD erhalten.

Ein effektiver Weg, um im deutschsprachigen Raum ausreichend Fachpersonal mit grundlegenden ABA/VB-Kenntnissen auszustatten, kann die Integration von ABA/VB-Grundlagen in Ausbildungs- und Studiengänge für Psychologen, Ergotherapeuten, Sozial- und Sonderpädagogen und/oder Logopäden sein. Die Deutsche Gesellschaft für Verhaltensanalyse (DGVA) hat es sich unter anderem zur Aufgabe gemacht, den international anerkannten ABA-Studiengang in naher Zukunft auch als Studium in deutscher Sprache anzubieten. Die Übersetzung eines Online-Studiums in deutscher Sprache ist momentan in Diskussion.

Die ersten ABA-Beratungen in Deutschland wurden im Jahr 2004 finanziert. Die Kosten für ABA-Beratungen werden in Deutschland zum Großteil (circa 80 Prozent aller Landkreise und Städte) von Sozial- und Jugendämtern übernommen. Die Finanzierung über das Jugendamt besteht gemäß § 35a SGB VIII (KJHG Eingliederungshilfe) und § 53-55 SGB XII. Es gibt derzeit jedoch keine Kostenfinanzierung für ABA-Beratungen in der Schweiz oder Österreich, obwohl auch in diesen Ländern ausgebildete ABA/VB-Consultants arbeiten.

Autismus

Autism Spectrum Disorder (ASD)

Autism Spectrum Disorder (Autismus-Spektrum-Störung) beinhaltet eine Bandbreite autistischer Störungen, wie das Kanner-Syndrom, das Asperger-Syndrom, atypischen Autismus und High-Functioning Autismus (Schor et al., 2001, S. 14; Poustka et al., 2004, S. 5). Es handelt sich um eine tief greifende Entwicklungsstörung, die meist vor dem dreißigsten Lebensmonat auftritt. Autismus ist keine psychologische, sondern eine biologisch-neurologische Störung. Die Ursachen des Autismus sind bis heute noch nicht vollständig geklärt, weshalb von einer multikausalen Verursachung, bestehend aus genetischen Aspekten, Stoffwechselstörungen und Umwelteinflüssen, wie Impfungen und Umweltgiften, ausgegangen wird (Poustka, 2004, S. 22). Psychoanalytische Theorien zur Entstehung von Autismus, wie die der „Kühlschrankmütter" von Bruno Bettelheim (Rollett et al., 2001, S. 6), gelten heute als überholt.

Neben der internationalen Definition ASD wird auch von PDD (Pervasive Developmental Disorder = Tief greifende Entwicklungsstörung) gesprochen (ICD-10, F84), der das ASD zugeordnet wird.

Man geht bei steigender Anzahl von momentan „etwa zehn bis fünfzehn von je 1000 Kindern" aus (Richman, 2004, S. 1). Die Internetseite des Bundesverbandes Autismus Deutschland veröffentlicht folgende Zahlen zur Auftretenshäufigkeit von Autismus-Spektrum-Störungen in Deutschland:

Häufigkeit des Auftretens von Autismus-Spektrum-Störungen pro 1000, Stand: 2012	
Autismus-Spektrum-Störungen insgesamt	6–7
Frühkindlicher Autismus	1,3–2,2
Asperger-Autismus	1–3
Andere tief greifende Entwicklungsstörungen	3,3

Auf der Internetseite des amerikanischen CARD-Autismuscenters wird angegeben, dass eines von 110 Kindern in den USA von ASD betroffen ist.
Jungen sind drei- bis fünfmal häufiger betroffen als Mädchen, jedoch ist die Störung bei Mädchen oft stärker ausgeprägt. Kinder aus allen ethnischen Gruppen und sozialen Schichten sind betroffen.

Autismus ist „ein Spektrum von Störungen, die eine Vielzahl unterschiedlicher Symptome auslösen" (Aarons et al., 2007, S. 27). Eine Diagnose für ASD wird heutzutage aufgrund bestimmter Verhaltensweisen gestellt, die ein betroffener Mensch zeigt. Die wichtigsten Tests und Einstufungsmanuale für die Diagnose von ASD sind ICD-10 (International Classification of Deseases), DSM-IV (Diagnostic and Statistical Manual of Mental Disorders), Autism Diagnostic Observation Schedule (ADOS), Autism

Diagnostic Interview – Revised (ADI-R), Childhood Autism Rating Scale (CARS) und die Autism Behavior Checklist (ABC).
Die ICD-10 (F84.0) und das DSM-IV beschreiben, dass dem frühkindlichen Autismus drei wesentliche Auffälligkeiten zugrunde liegen:

- Defizite in der sozialen Interaktion
- Eingeschränkte Kommunikation
- Eingeschränkte Interessen und stereotype Verhaltensmuster

„Die Ausprägungen sind jedoch bei jedem Kind so unterschiedlich, dass es ‚den' Autismus nicht gibt" (Poustka et al., 2004, S. 9). Da es keinen typischen Autismus gibt, wird in diesem Buch der Ausdruck „atypischer Autismus" vermieden, weil er meist zu Verunsicherungen bei den Eltern führt. Da es sich um eine Spektrumstörung handelt, die sich bei jedem Menschen individuell äußert, wird hier der Ausdruck ASD genutzt. Menschen mit ASD zeigen eine Bandbreite an Funktionsleveln, die von starker geistiger Behinderung mit kompletter Sprachentwicklungsstörung bis zu durchschnittlicher oder überdurchschnittlicher Intelligenz und Hochbegabung (Simpson, 2005, S. 1) reicht. Es gibt jedoch kaum IQ-Tests, die sich für Menschen mit Autismus eignen, da viele Menschen mit Autismus zwar intelligent sind, sich aber oft einfach weigern, ihre Fähigkeiten dann zu demonstrieren, wenn andere dies von ihnen fordern.

Manche Kinder zeigen viel Augenkontakt oder schmusen sehr gerne und suchen intensiven Körperkontakt. Der Mangel an Augenkontakt und das fehlende Bedürfnis für körperliche Nähe *können* zwei von vielen Punkten sein, um Autismus zu diagnostizieren, es sind aber nicht die ausschlaggebenden Autismuskriterien, wie viele meinen. Nur ein Teil der Betroffenen zieht sich stark zurück, lehnt Körperkontakt kategorisch ab und bleibt lieber für sich allein als in Gesellschaft anderer Menschen. Viele Kinder mit Autismus lieben es zu toben, gekitzelt und gedrückt zu werden, schmusen intensiv mit ihren Eltern und genießen es, im Zentrum der Aufmerksamkeit zu stehen.

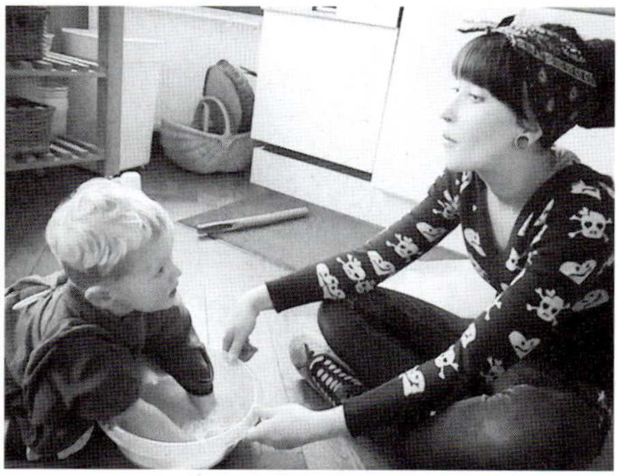

Viele Kinder mit ASD zeigen Augenkontakt

Bei einigen Betroffenen lassen sich autismusspezifische Symptome bereits im Säuglingsalter feststellen. Starkes Gehirnwachstum bei Kindern mit ASD führt im Alter zwischen ein und zwei Jahren zu einem abnormal großen Kopfumfang. Späteres eingeschränktes Hirnwachstum führt danach wieder zu normaler Kopfgröße. Babys, die ein Risiko haben, ASD zu entwickeln, zeigen geringere „Joint Attention". Dies ist die Fähigkeit, dem Blick einer anderen Person zu folgen, die in eine bestimmte Richtung zeigt und die Aufmerksamkeit des Kindes auf etwas lenken möchte. Typisch entwickelte Babys orientieren sich am Blick der Eltern und fol-

gen leicht Aufforderungen wie: „Schau mal die Katze!" (Grandin, 2006, S. 52).
Viele Eltern berichten, dass ihre Kinder sich bis zum Alter von zwei Jahren normal entwickelten und sich autistische Symptome erst dann allmählich zeigten. Viele Kinder begannen zuvor bereits zu brabbeln, imitierten erste Worte und begannen zu sprechen, verloren dann jedoch ihre Sprache. Da in diesem Alter meist die Röteln-Masern-Mumps-Impfung verabreicht wird, gibt es Elternorganisationen, die sich die Aufklärung der Zusammenhänge zwischen bestimmten Inhaltsstoffen von Kombinationsimpfungen und Autismus zum Ziel gesetzt haben. Oft wird berichtet, dass erste autistische Symptome nach einer schweren Krankheit, wie zum Beispiel hohem Fieber oder einer Mittelohrentzündung, auftraten.

Es gibt einige Verhaltensweisen, die sich häufig bei Kindern mit ASD finden lassen. Dies bedeutet jedoch nicht, dass jedes Kind mit Autismus sich so verhält. Daher sollten Verallgemeinerungen vermieden werden.

Stereotypien

Einige Kinder mit ASD reihen gerne Gegenstände wie Spielzeugtiere oder Autos aneinander, ordnen Dinge manchmal sogar nach Größe, Farbe oder nach logischer Reihenfolge oder türmen, balancieren und stapeln Gegenstände in die Höhe.
Andere sehen gerne zu, wie sich Dinge drehen, lieben Kreisel, Räder, Waschmaschinen, Pendel und Murmelbahnen und lassen Teller, Röhren, Bälle und andere Gegenstände drehen oder über Bahnen und Flächen rollen.
Viele Kinder lieben Lichtreflexe, Schattenspiele und Spielzeuge, die blinken und leuchten.
Wiederum andere scheinen sich mehr für geometrische Formen, Figuren, Muster, Buchstaben und Zahlen zu interessieren als für Tiere oder Spielzeuge. Einige Kinder bauen, stecken oder gestalten komplexe geometrische Gebilde in anspruchsvoller Weise.

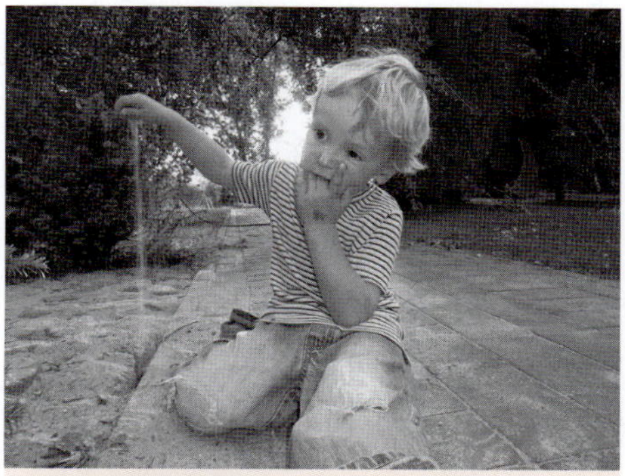
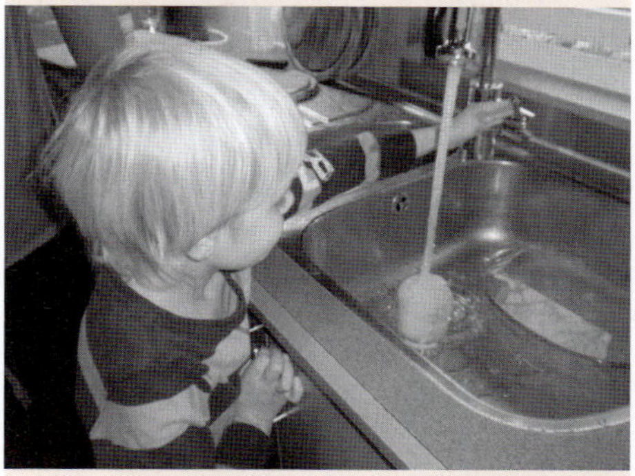
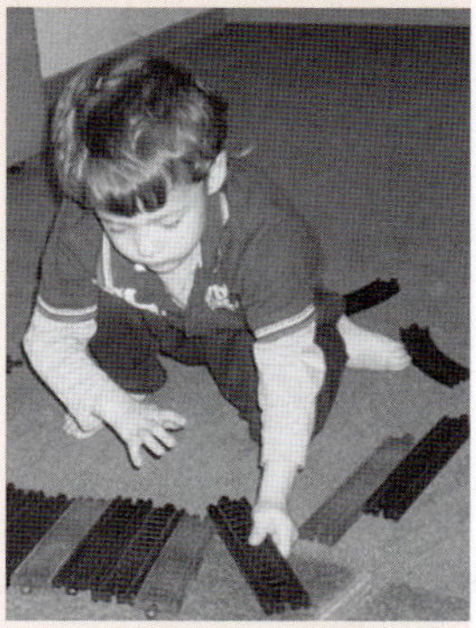
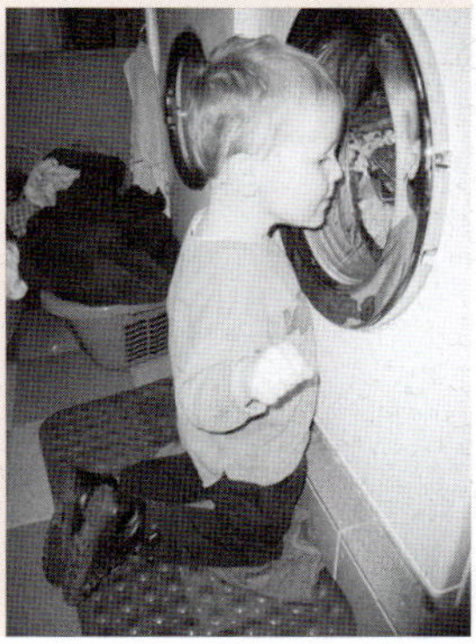

Stereotypes Verhalten

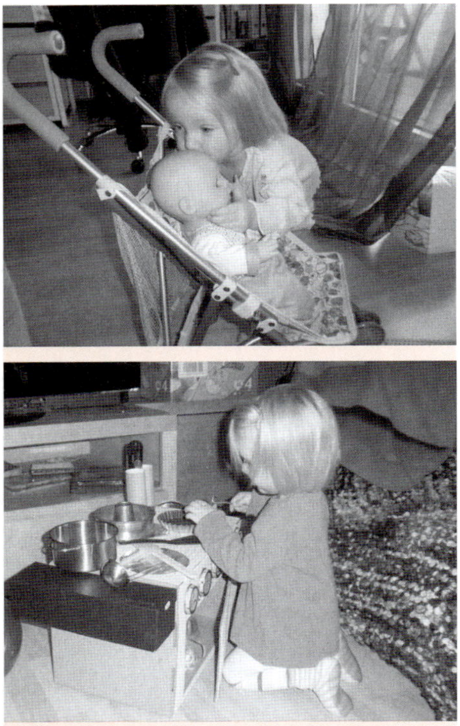

Typisch entwickelte Kinder zeigen imaginäres Spiel oft vor dem Spracherwerb

Manche Kinder zeigen Stereotypien, die lang anhaltend sein können oder auch nur vereinzelt am Tag für wenige Minuten oder Sekunden auftreten.

Einige wedeln mit den Händen oder mit Gegenständen, rollen Zweige, Halme oder Blumen zwischen den Fingern, rieseln mit Steinchen, Papierstückchen, Sand, Federn, Wassertropfen oder Flusen oder wiederholen immerzu bestimmte Bewegungen.

Es gibt Kinder, die immerzu schaukeln möchten, sich stundenlang im Kreis drehen, sich immer wieder in einer Schaukel eindrehen, wippen, auf und ab rennen oder in stereotyper Weise springen. Sie können so störende Umweltreize und Geräusche ausschließen und sich in einen tranceartigen Zustand versetzen (Grandin, 2006).

Oft zeigen diese Kinder bei Freude und Erregung eine starke körperliche Anspannung, verkrampfen Hände und Gliedmaßen und knirschen mit den Zähnen.

Es gibt Kinder, die außergewöhnliche Lieblingsgegenstände mit sich herumtragen, wie Schneebesen, Plastikfläschchen, einen Spielzeugzaun, Blumen, Zweige, Glühbirnen oder ein Stück Gardine. Viele Betroffene könnten stundenlang Fahrstuhl oder Rolltreppe fahren, dem Öffnen und Schließen elektrischer Türen oder vorbeifahrenden Zügen zuschauen, andere haben jedoch eine ausgeprägte Angst vor den gleichen Reizen.

Kinder mit ASD können oft ein Smartphone bedienen, noch bevor sie sprechen lernen oder die Toilette benutzen.

Die meisten Kinder zeigen verringertes oder gar kein kreatives Spielverhalten. Sie entwickeln keine So-tun-als-ob-Spiele (symbolisches Spiel), die typisch entwickelte Kinder während des zweiten Lebensjahres entwickeln. Kinder mit ASD nutzen Spielzeug und andere Gegenstände oft zweckentfremdet.

Sonderinteressen und starke Teilfähigkeiten

Viele Kinder zeigen phasenweise ein außergewöhnlich starkes Interesse für oder gar Fixierung auf bestimmte Dinge, Aktivitäten oder Themen. Zum Beispiel lernen sie exzessiv die Namen aller Dinosaurier, Automarken, Zugarten oder Flugzeugtypen auswendig. Manche Menschen mit ASD kennen alle Flaggen, alle Straßennamen einer Stadt, sämtliche Straßenbahnlinien inklusive Haltestellen oder alle Verkehrsschilder, andere kennen alle Primzahlen, Wolkenformationen oder Wetterphänomene. Oftmals reden sie auch übermäßig über das besondere Interesse und verstehen nicht, warum andere Menschen ihr Interesse für das Fachgebiet nicht teilen. Wieder andere Kinder haben eine ausgeprägte Sammelleidenschaft für beispielsweise Kabel, Fotos und Bilder, Kastanien, Insekten oder Zweige. Temple Grandin (2006) empfiehlt, diese Fixierungen zu nutzen, um sie mit neuen Lerninhalten in Verbindung zu bringen. Zeigt ein Kind zum Beispiel eine Fixierung auf Züge, sollte man dieses Interesse nutzen, um mathematische Aufgaben mit Zügen zu verbinden oder sogar soziale Lerninhalte über dieses Medium vermitteln.

Ausgeprägte Sonderinteressen und Fixierungen auf Themen können auch zu ausgesprochenen Stärken werden. So arbeiten Menschen mit ASD nicht selten als Programmierer, technische Zeichner, Cartoon-Zeichner, Feinmechaniker, Grafikdesigner oder Filmemacher. Temple Grandin (2006) meint, dass viele Programmierer in der Computerindustrie in Wahrheit nicht-diagnostizierte Asperger-Autisten seien. Menschen, die besonders starke Teilleistungsstärken zeigen, haben fast immer mangelnde Kompetenzen im sozialen Bereich. Andere Betroffene lernen ihre Defizite an sozialen Fähigkeiten über ihre kognitiven Fähigkeiten zu kompensieren, wie es Axel Brauns in seinem autobiografischen Buch *Fledermäuse und Buntschatten* beschreibt (2004). In Dänemark hat sich das Institut Specialisterne darauf spezialisiert, Menschen mit ASD auszubilden und anzustellen, da man hier erkannt hat, dass viele Menschen mit ASD sich intensiv auf Aufgaben fokussieren können, sehr pünktlich sind, verlässlich arbeiten und Details einfach nicht übersehen können. Manche von ASD Betroffene studieren – wie Temple Grandin und Nicole Schuster – und werden selbst in der Wissenschaft der Autismusforschung tätig. Bekannte Persönlichkeiten mit einer ASD-Diagnose sind beispielsweise Steven Spielberg (Filmemacher), Dan Aykroyd (Schauspieler), Jim Henson (Erfinder der Muppets), Karl Lagerfeld (Modeschöpfer) und Satoshi Tajiri (Erfinder der Pokemon).

Einige Menschen mit ASD haben stark ausgeprägte Inselbegabungen (Savant-Syndrom), lernen zum Beispiel zu lesen oder zu schreiben, noch bevor sie sprechen können (manchmal sogar mehrsprachig) oder haben eine Begabung zum Kalenderrechnen. Diese speziellen Ausprägungen des Autismus werden von der Öffentlichkeit seit dem Film *Rainman* oft als typische Autismuskomponenten wahrgenommen. Daniel Tammet beschreibt (2006) sehr anschaulich seine Wahrnehmung und Gedankenwelt. Er verfügt über eine phänomenale Zahlen- und Sprachbegabung, spricht zehn Sprachen, errechnet im Kopf mathematische Ergebnisse, die mehr als 100 Stellen nach dem Komma umfassen, und kann zu jedem beliebigen Kalendertag den Wochentag nennen. Das Savant-Syndrom tritt jedoch sehr selten auf. Viele Menschen mit ASD zeigen keine besonderen Teilleistungsstärken.

Das Bedürfnis nach Gleichförmigkeit

Sehr häufig haben Kinder mit ASD Schwierigkeiten damit, Abweichungen in der Routine zuzulassen. Sie bestehen auf Rituale und darauf, dass zu bestimmten Zeiten bestimmte Dinge geschehen, dass bestimmte Dinge an bestimmten Plätzen stehen, dass bestimmte Aktivitäten nur mit bestimmten Personen ausgeübt werden. Sie zeigen viel Frustration, wenn Routinen oder Rituale nicht eingehalten werden. Diese Routinen können geradezu zwanghaft wirken. Oftmals zeigen sie bestimmte Verhaltensweisen oder Fähigkeiten ausschließlich an bestimmten Orten oder nur mit bestimmten Personen. Es kann sein, dass sich ein Kind mit ASD im Kindergarten komplett anders verhält als zu Hause. Nicht selten führt dies zu Verwerfungen zwischen Eltern und Erziehern, die ihre gegenseitigen Behauptungen bezüglich des Verhaltens des Kindes einfach nicht glauben können.

Viele betroffene Kinder haben ein eingeschränktes Essverhalten. Sie essen zum Beispiel nur Nahrungsmittel, die sich nicht auf dem Teller berühren, vermeiden Soßen, essen nur Nahrungsmittel mit bestimmten Farben, nur von einem bestimmten Teller, in einer gewissen Form und Konsistenz oder nur wenige ausgewählte Speisen. Häufig nehmen Kinder mit ASD nur Nahrung zu sich, wenn bestimmte Rituale eingehalten werden, zum Beispiel, wenn die Mutter dabei singt, wenn der Vater mit am Tisch sitzt, wenn der Fernseher läuft oder nur wenn bestimmte Spielzeuge auf dem Tisch liegen.

Es gibt Kinder mit ASD, die sich sehr angemessen verhalten, sogar noch angemessener als typisch entwickelte Kinder. Diese Kinder sind oft die Ersten, die sich nach dem Pausenklingeln auf ihren Platz setzen und sind sehr darauf bedacht, sich peinlich genau an alle Regeln zu halten. Sie nehmen alles sehr wörtlich und achten sehr darauf, dass Abmachungen ohne kleinste Abweichungen eingehalten werden. Manche Kinder mit ASD sind so fixiert auf die Einhaltung von Regeln, dass sie sich und anderen keine Übertretungen erlauben und stark unangemessen reagieren, wenn diese selbst aufgestellten oder allgemein geltenden Regeln gebrochen werden.

Imitationsfähigkeit und Spracherwerb

ASD geht in den meisten Fällen mit einer fehlenden oder eingeschränkten Fähigkeit zur Imitation einher, was von vielen Wissenschaftlern als der Grund für das gestörte Lernverhalten und die gesamte Entwicklungsverzögerung angesehen wird. Mangelnde Imitationsfähigkeit wird als eine besondere autismusspezifische Komponente angesehen, da Kinder mit geistigen Behinderungen oder mit anderen Sprachstörungen besser imitieren. Die Intelligenzleistung ist offensichtlich nicht ausschlaggebend für die Imitationsfähigkeit (Matzies, 2004, S. 39).

Bei stark betroffenen Kindern kann mangelnde Fähigkeit zur Imitation zu starken Entwicklungsverzögerungen führen, weil Kinder weder Bewegungen noch Laute noch Worte imitieren können und somit die komplette Grundlage für weiteres Lernen fehlt.

Typisch entwickelte Kinder lernen mit fünf Jahren zu circa 90 Prozent über Imitation. Circa 40 Prozent aller Kinder mit Autismus entwickeln aufgrund mangelnder Imitationsfähigkeit keine Sprache (Richman, 2004, S. 9). In einem ABA-Programm wird daher von Anfang an die Entwicklung der Imitationsfähigkeit fokussiert. Die Fähigkeit zur Imitation wird auch „tool-skill" also „Werkzeugfähigkeit" genannt, da sie Grundlagen für die meisten visuellen, motorischen, verbalen, kommunikativen, kognitiven und akademischen Fähigkeiten liefert. Es ist also eine Fähigkeit, die das Lernen ermöglicht.

Bei manchen Betroffenen scheint die Imitationsfähigkeit in einem Bereich zwar vorhanden, jedoch unnatürlich ausgeprägt zu sein, sodass sie nicht zu weiteren Lernprozessen beiträgt. Es gibt zum Beispiel viele Kinder mit ASD, die Sprache nicht sinngemäß einsetzen, sondern nur nachsprechen (Echolalie), ständig die gleichen Worte, Sätze oder Fragen wiederholen oder sogar ganze Geschichten, Filmszenen, Lieder oder Werbespots auswendig wiedergeben können. Diese stark ausgeprägte Fähigkeit zur verbalen Imitation führt jedoch nicht auf natürliche Weise zu einer funktionalen Kommunikationsfähigkeit.

Manche Kinder mit ASD setzen Pronomen umgekehrt ein, verwechseln „ich" und „du" sowie „meins", „deins", „mir" und „dir" (pronominale Umkehr). Zum Beispiel könnte ein Kind mit ASD „unseren Text" nachsprechen, wenn es einen Keks haben möchte, und sagen: „Möchtest du einen Keks?", anstatt zu sagen „Ich möchte einen Keks!". Andere Kinder scheinen Sprache akustisch nicht verarbeiten zu können und nehmen an, die Botschaft der Sprache sei in der Intonation, also in der Sprachmelodie enthalten und nicht in den Lauten und Worten. Solche Kinder produzieren häufig eine Art Singsang, der wie eine eigens erfundene Sprache anmuten kann. Ein signifikantes Kriterium, das Asperger-Autismus von anderen Autismusformen unterscheidet, ist das Fehlen einer Sprachentwicklungsstörung. Kinder mit Asperger-Autismus sprechen häufig schon sehr früh komplexe Sätze (Tammet, 2006).

Kommunikationsfähigkeit

Mangelnde Sprachfähigkeit ist bei Kindern mit Autismus kein Hinweis auf eine geistige Behinderung. Menschen mit Autismus haben ein andersartig funktionierendes Gehirn, sie machen andere Lernerfahrungen und haben ein anderes Lernverhalten. Sie unterscheiden sich auch in ihrem Kommunikationsverhalten. Bei einigen Menschen äußert sich dies in einer eingeschränkten Fähigkeit, Small Talk zu führen. Vielen Menschen mit ASD sind Kommunikationsregeln und Höflichkeitsfloskeln ein Rätsel. Sie verstehen nicht, dass Ehrlichkeit von vielen anderen Menschen als „Unverschämtheit" aufgefasst werden kann. Temple Grandin meint, dass autistische Personen wegen der komplexen Emotionen, die mit Täuschung einhergehen, Schwierigkeiten haben, zu lügen.

> **Merke**
>
> **Menschen mit ASD fällt es schwer, Ironie und Sarkasmus zu verstehen. Sie können auch Redewendungen und Sprichworte nur schwer deuten und nehmen sie wörtlich.**

Verhalten und Sozialverhalten

Die meisten Kinder mit ASD haben Defizite in der sozialen Interaktion. Sie erwerben Spiel- und Sozialkompetenzen nicht auf natürliche Weise wie typisch entwickelte Kinder, was ebenfalls auf einen Mangel an Imitationsfähigkeit zurückzuführen ist.

Viele Kinder mit ASD interessieren sich einfach nicht für andere Personen und nehmen diese sogar oft als lästig wahr. Viele von ihnen entwickeln eine stärkere emotionale Bindung zu Gegenständen, Orten und Aktivitäten als zu Personen.

Oftmals können sie nicht abschätzen, wie angemessene Nähe und Distanz zu anderen Personen einzuhalten sind. So kommen sie fremden Personen oft zu nah, greifen ihnen zum Beispiel in die Haare oder umarmen sie.

Einige betroffene Kinder gelten einfach als sehr schüchtern und fallen so gut wie nie durch unangepasstes Verhalten auf. Bei vielen Kindern mit ASD entwickeln sich Verhaltensauffälligkeiten, die sich über die Jahre eher verstärken als abmildern, wenn diese nicht verhaltensanalytisch angesprochen werden. Einige von ihnen zeigen in jungen Jahren sehr angepasstes Verhalten, das dann mit der Pubertät in aggressives Verhalten umschlagen kann. Unangemessene Verhaltensweisen manifestieren sich ohne eine gute Intervention häufig so massiv, dass eine Heimunterbringung oder eine medikamentöse Ruhigstellung erforderlich wird. Werden Verhaltensinterventionen im Alter von zwei bis drei Jahren begonnen, ist die Prognose jedoch sehr gut. Viele Menschen mit ASD, die nicht sprechen können, entwickeln aggressives oder autoaggressives Verhalten entweder um zu kommunizieren und Bedürfnisse auszudrücken oder aus purer Frustration, weil sie sich nicht mitteilen können.

Temple Grandin (2006) beschreibt, dass Wahrnehmungsstörungen zu Autoaggressionen führen können und Betroffene häufig nicht einmal merken, wann sie sich Schaden zufügen. Eine Studie von Reed Elliot et al. (1994) belegt, dass anstrengende rhythmische Gymnastikübungen bei der Hälfte von Erwachsenen mit ASD mit geistiger Behinderung zu einer Reduktion der aggressiven und selbstverletzenden Verhaltensweisen führen.

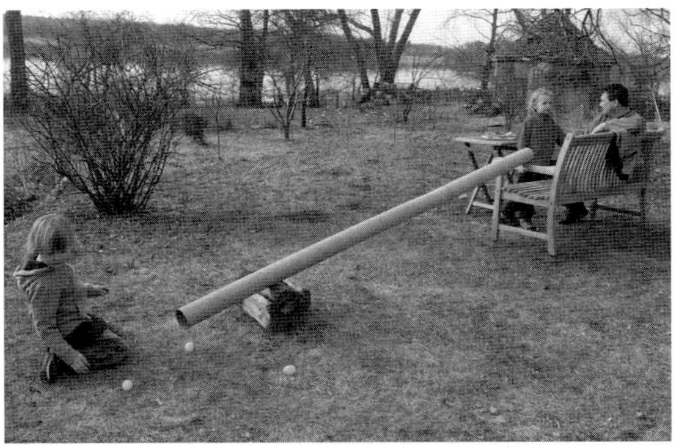

Dieser Junge spielt lieber stereotyp für sich, anstatt die Interaktion mit seiner Schwester zu suchen

Eltern von Kindern mit ASD berichten, dass auffälliges stereotypes Verhalten zur sozialen Ausgrenzung führt. Einige Kinder stoßen zum Beispiel immerzu die gleichen Laute aus, teilweise auch so laut, dass sie als extrem störend empfunden werden. Wedelt ein Kind mit seinen Händen, springt auf, prustet und knirscht mit den Zähnen, wann immer es aufgeregt ist oder sich freut, wird dieses Verhalten in der Öffentlichkeit viel Aufmerksamkeit erregen. So kommt es vor, dass Eltern es vermeiden, öffentliche Orte mit ihren Kindern zu besuchen, weil die Kinder sich stark unangemessen verhalten.

Wahrnehmungsstörungen

Wahrnehmungsbesonderheiten, wie Filterschwäche oder Hyper- und Hyposensibilität in allen Sinnesbereichen, stehen meist im Zusammenhang mit Autismus (siehe auch Kapitel „Gleicherhaltung der Umwelt"). Nicole Schuster beschreibt sehr anschaulich eine solche Hypersensibilität (2007).

Diese Wahrnehmungsschwächen führen oft zur Überforderung in lauten Umgebungen, zur mangelnden Konzentrationsfähigkeit oder zur Übersensibilität gegenüber bestimmten Materialien, Stoffen oder Speisen.

Einige Menschen mit ASD scheinen kaum schmerz- oder temperaturempfindlich zu sein. Andere Betroffene wirken wie taub, reagieren kaum auf Geräusche oder Ansprache. Wie auch beim Aufmerksamkeits-Defizit-Syndrom (ADS) können Kinder mit ASD sehr ruhig, geradezu antriebsschwach wirken oder auch sehr hyperaktiv sein.

Viele Kinder mit ASD schlafen nur sehr wenige Stunden pro Tag. Vielen hilft ein intensives Lernprogramm und auch sportliche Betätigung, um ein typisches Schlafverhalten zu entwickeln. Bei Wahrnehmungsstörungen können außerdem eine beschwerte Decke, Bohnensäckchen oder Jogginggewichte an den Gelenken helfen, die nötige „Bettschwere" zu finden. Auf viele Kinder mit ASD haben Druck und Tiefenstimulation einen beruhigenden Effekt.

Theory of Mind

Viele Menschen mit ASD haben eine eingeschränkte „Theory of Mind". Dies ist die Fähigkeit, anderen Menschen mentale Zustände zuschreiben zu können (Matzies, 2004, S. 19). Theory of Mind beinhaltet das Bewusstsein darüber, dass andere Menschen denken können, eine andere Sicht auf Dinge oder eine andere Meinung und eigene Gefühle haben. Oft verstehen Menschen mit ASD nicht, dass andere Menschen etwas nicht wissen können, was sie selbst wissen. Sie verstehen nicht, dass sich ein Mensch nicht für das gleiche Thema interessiert. Von Autismus betroffene Menschen beschreiben, dass es wahrscheinlich für einen nicht-betroffenen Menschen leichter ist, sich in einen Menschen mit Autismus hineinzuversetzen als umgekehrt. Menschen mit ASD, die ihre Autobiografien veröffentlichen, berichten von einer andersartigen Gefühls- und Gedankenwelt. So schildert Silvana Kirschbauer (2011), wie sie als Kind aus großer Zuneigung zu Tieren eine Ansammlung von Schnecken auf dem Wohnzimmerteppich verteilte und nicht verstehen konnte, dass ihre Mutter ihr die Schnecken wegnehmen wollte. Ihr eigenes Verhalten empfand sie als normal. Andere Menschen empfand sie als „die Komischen". Temple Grandin beschreibt sich selbst als sehr logisches Geschöpf und als Tierwissenschaftlerin versteht sie Kühe und deren Verhaltensweisen bestens. So wurde zum Beispiel ein Drittel aller Viehzuchtanlagen in den USA von ihr gestaltet. Dass jedoch andere Menschen eigene Gedanken, Assoziationen und Erfahrungen haben, konnte sie sich kaum vorstellen. Erst im Alter zwischen 40 und 50 Jahren entwickelte sie eine „Theory of Mind". Sie begründet diese spät erworbene Fähigkeit damit, dass sie Menschen tagtäglich studiere (Grandin, 2006).

Förderung und Prognose

Poustka et al. (2004) geben an, dass circa zehn Prozent der Erwachsenen mit ASD ein weitgehend selbstständiges Leben führen können, jedoch auch 40 bis 50 Prozent der Betroffenen in Heimen leben müssen.

Viele Menschen mit Asperger-Autismus entwickeln in ihrer Pubertät Depressionen, da sie sich oft missverstanden, unterschätzt und allein gelassen fühlen.

Es gibt einige wenige dokumentierte Fälle von Kindern in Deutschland, deren Diagnose aufgrund der Rückbildung von Symptomen aufgehoben wurde. Da man jedoch in Deutschland noch davon ausgeht, dass eine Erholung von Autismus nicht möglich sei, wird oft eine ursprünglich falsch gestellte Diagnose vermutet, wenn ein Befund nicht mehr aufrechterhalten werden kann. Dass Menschen mit Autismus lernfähig sind, wird kaum wahrgenommen (Rollett et al., 2001, S. 1; 8).

Es gibt in Deutschland kein einheitliches Frühförderungskonzept für Menschen mit Autismus. In den meisten Fällen wird ein Kind mit ASD jedoch durch einen Berater der örtlichen Autismusambulanz unterstützt, der in vielen Fällen auch Eltern und Lehrern beratend zur Seite steht. In den meisten Städten gibt es ein ATZ (Autismus-Therapiezentrum), in denen ein Kind in der Regel zwei Mal pro Woche gefördert wird. Hier werden folgende Therapien angeboten: SI (Sensorische Integration), Affolter, PECS (Picture Exchange Communication System), TEACCH (Treatment and Education of Autistic and Related Communication Handicapped Children), unterstützte Kommunikation sowie Sozialtrainings, Gesprächs- und Gruppentherapien, oftmals auch verhaltenstherapeutische Ansätze.

Ob und wie intensiv ein Kind ergänzende Maßnahmen wie zum Beispiel Logopädie, Ergotherapie, Musiktherapie oder tiergestützte Therapien erhält, hängt vom Engagement der Eltern ab. Die meisten Eltern berichten, dass sie mit der Diagnosestellung nicht oder unzureichend über mögliche Fördermöglichkeiten aufgeklärt wurden. Vielen Eltern wird sogar mit dem Kommentar „Da kann man eh nichts machen!" von Fördermaßnahmen abgeraten. Nicht wenige Eltern erhalten nach einer Diagnosestellung den Rat, sich um eine Heimunterbringung für ihr Kind zu kümmern.

In Deutschland wird also komplett ignoriert, was durch eine Vielzahl von internationalen Studien bereits seit über 30 Jahren immer wieder belegt wird: Menschen mit Autismus sind lernfähig! Das Problem liegt nicht bei den Kindern, sondern im System. Zeigt ein Kind keine Lernfortschritte, wird in Deutschland schnell eine geistige Behinderung des Kindes vermutet. Die Wissenschaft ABA geht jedoch davon aus, dass es daran liegt, dass wir noch nicht die richtige Methode gefunden haben, um ein Kind zu unterrichten, wenn es nur kleine oder gar keine Fortschritte macht.

Merke

Autismus ist eine tief greifende Entwicklungsstörung noch unbekannten Ursprungs, die sich in sehr vielfältigen Symptomen äußern kann. Kennzeichnend für die Autismus-Spektrum-Störung ist ein andersartiges Lernverhalten und eine andersartige Gefühlswelt im Vergleich zu typisch entwickelten Menschen. ASD tritt bei jedem betroffenen Menschen anders in Erscheinung. Grundlegende Diagnosekriterien sind jedoch Defizite in der sozialen Interaktion, eingeschränkte Kommunikationsfähigkeiten, eingeschränkte Interessen und stereotype Verhaltensmuster.

Kinder mit ASD, die schon im Alter von zwei bis fünf Jahren ein individuelles, intensives Lernprogramm erhalten, haben gute Chancen, sich positiv zu entwickeln.
Zu Beginn eines ABA/VB-Programms ist die einzig ehrliche Prognose, die man den Eltern geben kann: „Kein Mensch kann voraussagen, wie weit sich dieses Kind entwickeln kann." Einige Kinder machen kleine Fortschritte, viele Kinder machen gute Fortschritte mit einem intensiven Förderprogramm und einige Kinder können sehr schnell Fähigkeiten erwerben und Defizite aufholen. Fortschritte sind zudem stark abhängig von der Umwelt des Kindes, z. B. wie wird es von seinen Eltern gefördert, wie arbeiten die Erzieherinnen, Lehrer und andere Therapeuten, in welchem Maße kann es mit typisch entwickelten Kindern aufwachsen.

Es gibt nur wenige Menschen, die ohne intensive Förderung beachtliche Fortschritte erzielen. Es sind aber viele Fälle dokumentiert, in denen Kinder, denen eine extrem schlechte Prognose gestellt wurde, durch intensive Förderung eine extrem gute Entwicklung erzielen konnten (Markham, 2006).

ABC-Paradigma

Das ABC-Paradigma ist ein analytisches Werkzeug, das uns hilft, den Grund oder die Funktion eines Verhaltens zu identifizieren. Jedes Verhalten, ob angemessen oder nicht, dient einer Funktion, einem Zweck (Richman, 2004, S. 68; Schramm, 2007, S. 173).

ABC steht für

- A → Antecedent (Antezedent – vorausgehende Bedingungen, Auslöser)
- B → Behavior (Verhalten)
- C → Consequence (Konsequenz).

Um unangemessenes Verhalten verringern zu können und um zu verstehen, wie angemessenes Verhalten entstehen kann, muss man das Verhalten (B) definieren und verstehen, was vor dem Verhalten geschehen ist und was das Verhalten begünstigt beziehungsweise ausgelöst hat (A). Zudem muss definiert werden, was dem Verhalten folgt, samt Reaktionen und Umweltbedingungen (C).

Antezedent (A)

Ein Antezedent ist alles, was die Umgebung einer Person beinhaltet, bevor ein Verhalten gezeigt wird. Antezedenten können sein:

1. **SD** (Stimulus discriminativus – diskriminativer Hinweisreiz)
2. **Prompt** (Hilfestellung)
3. **MO** (motivating operations – motivierender Vorgang)

1. SD

Ein SD (diskriminativer Hinweisreiz) ist ein Reiz, der signalisiert, dass Verstärkung verfügbar ist. Es kann eine Instruktion oder ein Reiz aus der Umwelt sein. Ein SD ist definiert als etwas, das bereits in der Vergangenheit dazu geführt hat, ein bestimmtes Verhalten auszulösen. In der ABA-Sprache sind mit SDs meist Instruktionen, also Aufforderungen gemeint. In einem ABA-Programm wird somit eine Aufforderung wie „Bau das nach!", „Ordne zu!", „Komm zu mir!" oder „Gib mir deine Hand!" als SD verstanden.

Beispiel

- Wenn Sie tanken möchten, signalisiert ein Tankstellenschild die Verfügbarkeit von Verstärkung, in diesem Falle Benzin. Ein Tankstellenschild ist damit ein SD, also ein Reiz, der Sie dazu anleitet, ein bestimmtes Verhalten zu zeigen, nämlich die Tankstelle zu befahren und zu tanken.
- Wenn Philipp einen Keks möchte und seine Mutter zu ihm sagt: „Wasche dir bitte die Hände!", ist diese Aufforderung ein SD, der Philipp signalisiert, dass Verstärkung verfügbar ist, nämlich dass seine Mutter bereit ist, ihm den Keks zu geben, wenn er ein bestimmtes Verhalten zeigt, sich also die Hände wäscht.

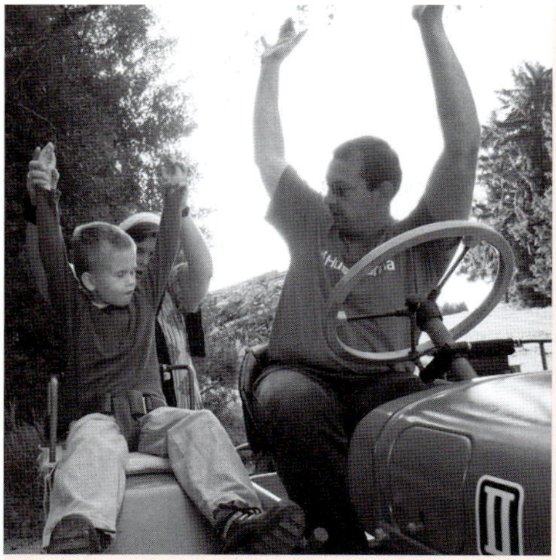

Üben der motorischen Imitation (mit vollem physischen Prompt)

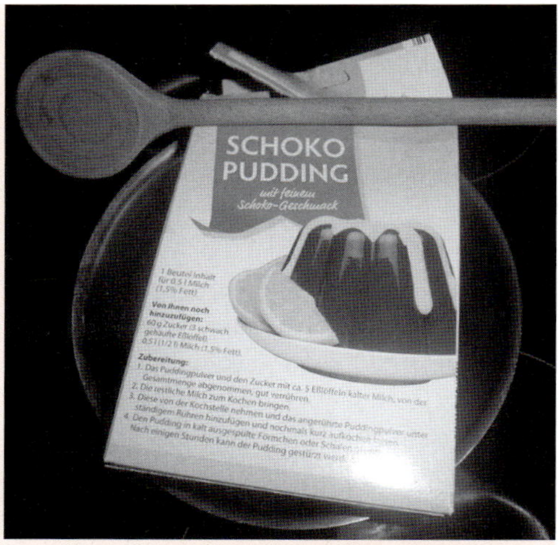

Auch eine schriftliche Anleitung ist ein Prompt

2. Prompt

Ein Prompt (Hilfestellung) ist alles, was einem SD hinzugefügt wird und die Wahrscheinlichkeit einer korrekten Reaktion erhöht. Es ist also eine Hilfestellung, um ein Verhalten zu zeigen, das erfolgreich zur Verstärkung führt.
Prompts, denen wir uns beim Anleiten von angemessenen Verhaltensweisen bedienen, können verbal sein, physisch, imitativ, gestisch, mimisch oder auch in Form von Bildern (Piktogramme) und Geschichten (social stories) zum Einsatz kommen.

- Wenn Sie die Tankstelle anfahren möchten und Ihr Beifahrer erklärt Ihnen: „Deine Tanköffnung ist links!", erhöht dieser verbale Prompt die Wahrscheinlichkeit, dass Sie gleich beim ersten Versuch erfolgreich tanken.
- Wenn Philipp, um einen Keks zu bekommen, sich die Hände waschen möchte, und seine Mutter ihm hilft, den Wasserhahn zu bedienen, ist dieser physische Prompt eine Hilfestellung, die die Wahrscheinlichkeit erhöht, dass Philipp sich die Hände wäscht.

Auch Anleitungen in Textform (z. B. Kochrezepte) sind Prompts, die die Wahrscheinlichkeit einer korrekten Reaktion erhöhen. Mehr über Prompts erfahren Sie im Kapitel „Fehlerfreies Lernen".

3. MO

Motivating Operations (motivierende Vorgänge) sind Umweltbedingungen, die den Wert eines Verstärkers zeitweise beeinflussen. Es handelt sich hier um die Motivation, die den Wert eines Verstärkers für eine Zeitspanne erhöhen oder vermindern kann und damit auch Einfluss auf den Einsatz bestimmter Verhaltensweisen haben kann.

Beispiele für MOs

- Haben Sie einen halb vollen Tank, ist die Motivation zu tanken noch nicht sehr hoch. Ist der Tank ganz voll (Sättigung – Satiation), verspüren Sie vermutlich gar keine Motivation eine Tankstelle aufzusuchen. Hingegen erhöht ein leerer Tank (Mangel – Deprivation) den Wert des Verstärkers (Benzin) und damit die Wahrscheinlichkeit, dass Sie Verhaltensweisen zeigen, die zu einem gefüllten Tank führen. Genauso motivierend wie ein leerer Tank kann die Ankündigung einer Preiserhöhung für Benzin wirken. Auch Ihre aktuelle finanzielle Lage wird Ihr Tankverhalten beeinflussen, sie ist damit ebenfalls ein MO. Umweltbedingungen, die Einfluss auf unsere Verhaltensentscheidungen haben, wechseln also stetig.
- Philipp verspürt große Lust einen Keks zu essen, wenn er zuvor einige Stunden keinen Keks gegessen hat. Der Umstand der Deprivation ist ein MO, der Philipps Verhalten beeinflusst. Hat Philipp einige Tage keinen Keks gegessen, kann dieser empfundene Mangel eine Motivation verursachen, die dazu führt, dass er sich besonders schnell die Hände waschen möchte. Dieser MO kann auch dazu führen, dass die Mutter Prompts beim Händewaschen abbauen kann, da Philipp nun viel motivierter ist, sich allein die Hände zu waschen, um schneller an seinen Keks zu kommen.

  Hat Philipp jedoch gerade eine ganze Tüte Kekse verspeist, könnte diese Sättigung (Satiation) dazu führen, dass er entscheidet, die Anforderung, sich die Hände zu waschen, ist zu groß für einen Keks. Die Motivation, bestimmte Verhaltensweisen zu zeigen, um einen bestimmten Verstärker zu erlangen, ist damit herabgesetzt.

Die Motivation ist also ein wesentlicher Faktor, der beeinflusst, ob wir bestimmte Verhaltensweisen zu bestimmten Zeiten zeigen oder nicht. Der Wert eines Verstärkers verändert sich zu jedem Zeitpunkt, er hat keinen gleichbleibenden Wert. Dieses Verständnis ist wichtig, wenn man Verstärkung gezielt einsetzen möchte.

Antezedenten für Verhaltensweisen können SDs, Prompts oder MOs sein. Sie sind die vorausgehenden Bedingungen und Auslöser von Verhaltensweisen.

Verhalten (B)

Als Verhalten wird jede messbare Veränderung angesehen, die an einer Person beobachtet werden kann. Emotionen und Gedanken, die sich nicht von anderen Personen messen oder beobachten lassen, werden als „private Events" bezeichnet. Verhalten wird auch oft als Reaktion (R) bezeichnet, da es nach den Antezedenten (Auslöser) auftritt. Gibt es keinen klar definierbaren Reiz, der einem Verhalten vorausgeht, spricht man von einem „freien Operanten" (free operant) (Danne, 2009, S. 9).

Beispiele für Verhalten

- Fahren Sie zur Tankstelle und betanken Ihr Auto, ist dies ein messbares Verhalten, ebenso wenn Sie an der Tankstelle vorbeifahren. Auch wenn Sie nicht auf den Prompt Ihres Beifahrers reagieren und mit der rechten Seite Ihres Autos an der Tanksäule halten, ist dies ein messbares Verhalten. Sie könnten die Entscheidung treffen, nach dem Tanken zu zahlen oder auch schnell wegzufahren, ohne zu zahlen. Ob ein Verhalten angemessen ist oder nicht, spielt zur Definition des Verhaltens noch keine Rolle. Um den Verstärker Benzin zu bekommen, haben Sie nur wenige alternative Verhaltensweisen, die Sie einsetzen können.
- Philipp zeigt nach dem SD der Mutter im optimalen Fall das Verhalten, sich die Hände zu waschen. Er kann jedoch auch andere alternative Verhaltensweisen wählen, um sein Ziel zu erreichen. Es ist wahrscheinlich, dass er nach dem Minimalprinzip versucht, alternative Verhaltensweisen einzusetzen, um das gesetzte Ziel durch den Einsatz des geringsten Aufwandes zu erreichen. Es könnte sein, dass er versucht, den Keks einfach zu greifen und schnell damit wegzulaufen, um sich der Aufforderung des Händewaschens zu entziehen. Um sein Bedürfnis nach einem Keks schneller zu befriedigen, ist es auch möglich, dass er auf rhetorische Mittel zurückgreift: „Aber Mama, ich habe mir doch vorhin erst die Hände gewaschen!" oder auch: „Bitte, Mama, du bist doch die liebste Mama der Welt!" Um den Keks auf einfachere Weise zu bekommen, könnte Philipp auch Verhaltensweisen einsetzen wie weinen, schreien oder sich auf die Erde werfen. Er könnte sich jedoch auch dazu entscheiden, auf den Keks zu verzichten, wenn ihm der Aufwand im Vergleich zur Verstärkung zu groß erscheint.

Welche Verhaltensweisen wir auch einsetzen, wir möchten damit immer ein bestimmtes Ziel erreichen. Oft können sehr unterschiedliche Verhaltensweisen eingesetzt werden, um ein und dasselbe Ziel zu erreichen. ABA konzentriert sich bei der Analyse von Verhaltensweisen daher immer auf die Intention, also *warum* ein Verhalten gezeigt wird, und nicht darauf, *was* für ein Verhalten gezeigt wird.

Der freie Wille, Verhaltensweisen zu wählen

Alle aufgeführten Beispiele sind mögliche Verhaltensweisen (Behavior = B), messbare Veränderungen in einer Person, die durch SDs, Prompts und MOs (Antezedenten = A) ausgelöst werden.

Für welches Verhalten man sich jedoch entscheidet, dafür sind die Konsequenzen (Consequence = C) ausschlaggebend, die eine Person in der Vergangenheit in ähnlichen Situationen erfahren hat. Jeder Mensch hat einen freien Willen und kann zwischen allen möglichen Verhaltensweisen wählen. Doch ist die Wahrscheinlichkeit bei jedem von uns hoch, dass wir uns für das Verhalten entscheiden, mit dem wir bereits in der Vergangenheit erfolgreich waren. Anders formuliert ist es unwahrscheinlich, dass wir uns für Verhaltensweisen entscheiden, die wir in der Vergangenheit bereits ohne Erfolg ausprobiert haben. Dies bedeutet nicht, dass wir keinen freien Willen haben, es bedeutet lediglich, dass unsere Verhaltensweisen auf Gesetzmäßigkeiten beruhen und damit bestimmte Verhaltensweisen voraussehbar sind. Wir wählen also das Verhalten, das uns sinnvoll erscheint und zweckmäßig ist.

Beispiel

- Ihre Tankanzeige blinkt (A = SD) bereits seit einigen Minuten, doch Sie nehmen sich noch etwas Zeit eine Tankstelle aufzusuchen und fahren an der ersten Tankstelle vorbei. Der MO (A), der Sie zu diesem leichtsinnigen Verhalten motiviert, ist vielleicht ein schönes Lied im Radio, das Sie gerne noch zu Ende hören möchten, oder ein Telefonat. Wenn Sie nun mit dem Auto liegen bleiben, führt dies meist zu einer Verkettung unangenehmer Umstände (C): Sie verlieren kostbare Zeit, müssen den Pannendienst anrufen und peinliche Fragen beantworten. Die Chance, dass Sie sich auch in Zukunft wieder so verhalten, ist damit herabgesetzt. Die Chance, dass Sie beim nächsten Mal schnell eine Tankstelle aufsuchen, wenn die Anzeige blinkt, ist jedoch erhöht.
- Philipp wählt wahrscheinlich ebenso Verhaltensweisen, mit denen er in der Vergangenheit erfolgreich war.

  Er hat eine Woche zuvor schon einmal nach einem Keks gefragt. Seine Mutter bat ihn auch zu diesem Zeitpunkt, sich die Hände zu waschen (A = SD), worauf er zu schreien begann (B). Am Ende hat er sich nicht die Hände gewaschen, aber auch keinen Keks bekommen (C). Sehr wahrscheinlich wird er nun in ähnlichen Situationen nicht wieder schreien, sondern ein anderes Verhalten wählen.

  Hätte Philipp geschrien (B) und dann sofort einen Keks erhalten (C), dann wäre dieses Verhalten verstärkt worden und aus der Lernerfahrung des Kindes das sinnvollste und effektivste Verhalten, um einen Keks zu ergattern. Wahrscheinlich würde er auch in Zukunft wieder schreien, um einen Keks zu bekommen.

Merke

Verhalten wird durch Antezedenzen ausgelöst. Die Erfahrungen, die wir in der Vergangenheit in bestimmten Situationen erlebt haben, sowie die Konsequenzen, die unseren Verhaltensweisen folgten, beeinflussen uns in der Wahl unserer Verhaltensweisen. Jeder Mensch wählt aus seinem Erfahrungsschatz das Verhalten, das ihm zum Erreichen seines Ziels am effektivsten erscheint.

Wir alle lernen täglich aus unseren Erfahrungen und aus den Konsequenzen, die unser Verhalten auslöst.

Konsequenzen (C)

Eine Konsequenz wird definiert als all das, was in der Umwelt einer Person (oder eines Organismus) geschieht, nachdem sie ein bestimmtes Verhalten gezeigt hat (Lynch Barbera, 2007, S. 31). Konsequenzen können veränderte Umweltbedingungen sein, wie zum Beispiel Reaktionen anderer Menschen. Konsequenzen gliedern sich in drei mögliche Kategorien:

1. positive oder negative **Verstärkung**
2. **Löschung**
3. positive oder negative **Bestrafung**

Diese Konsequenzen sind ausschlaggebend für unser Lernverhalten. Sie können ganz natürlich durch veränderte Umweltbedingungen entstehen, ohne das Zutun einer anderen Person. In späteren Kapiteln beschäftigen wir uns genauer mit den Konsequenzen, die wir gezielt einsetzen können.

1. Verstärkung

Verstärkung (reinforcement) wird definiert als all das, was nach einem Verhalten geschieht und dazu führt, dass dieses Verhalten in Zukunft mit erhöhter Wahrscheinlichkeit auftritt (Richman, 2004, S. 28).
Positive Verstärkung bedeutet, dass der Umwelt etwas als angenehm Empfundenes hinzugefügt wird, was die Anwendung eines Verhaltens steigert.
Negative Verstärkung bedeutet hingegen, dass ein unangenehmer Zustand beendet wird, etwas Unangenehmes (Aversives) aus der Umwelt entfernt wird und dies zur gesteigerten Anwendung eines Verhaltens führt (Schramm, 2007, S. 120). Verstärkung wird in der ABA-Fachliteratur auch als SR (reinforcing stimulus) bezeichnet. Dementsprechend bedeutet SR+ positive Verstärkung und SR- negative Verstärkung.

Beispiele für Verstärkung

- Wenn Sie nach dem Tanken beruhigt weiterfahren können, ist dies eine positive Verstärkung dafür, dass Sie Ihr Auto betankt haben.
- Für Philipp ist das Essen des Kekses eine positive Verstärkung, entweder für das Schreien oder auch für das Händewaschen, je nachdem, welches Verhalten erfolgreich dazu führte, den Keks zu bekommen.
- Das Blinklicht Ihrer Tankanzeige wird von Ihnen als unangenehmer Reiz wahrgenommen. Somit ist es eine Form von negativer Verstärkung, wenn das störende Licht aufhört zu blinken, nachdem Sie getankt haben.
- Erreicht Philipp durch das Schreien, dass er sich nicht die Hände waschen muss, ist dies eine negative Verstärkung, da er der unangenehmen Anforderung aus dem Weg gehen konnte.

Jeder von uns erlebt täglich Konsequenzen in Form positiver und negativer Verstärkung. Diese Konsequenzen führen dazu, dass wir zukünftig Verhaltensweisen mit erhöhter Wahrscheinlichkeit einsetzen. Meist sind wir uns gar nicht darüber bewusst, wie die Reaktionen unserer Umwelt unser Verhalten beeinflussen.
Verstärkung wird später in einem eigenen Kapitel noch ausführlich erläutert.

2. Löschung

Löschung (extinction) bedeutet, ein Verhalten nicht mehr zu verstärken, das in der Vergangenheit verstärkt wurde. Diese neutrale Konsequenz ist jedoch nicht immer mit „Ignorieren" gleichzusetzen. Ein Verhalten, das nicht mehr verstärkt wird – also auf Löschung gesetzt wird –, verliert seinen Sinn und wird an Häufigkeit abnehmen, bis es nicht mehr auftritt (Schramm, 2007, S. 103). Löschung ist eine der nützlichsten Strategien, um unangemessenes Verhalten abzubauen, und ist immer der Bestrafung vorzuziehen (Schramm, 2007, S. 115). Löschung sollte immer kombiniert werden mit der Verstärkung alternativer angemessener Verhaltensweisen.

Beispiele für Löschung

- Parken Sie mit der rechten Seite Ihres Autos an der Zapfsäule, werden Sie keinen Zugang zur Verstärkung (Benzin) erhalten, wenn Ihre Tanköffnung links angebracht ist. Dieses Verhalten (sowie das Ignorieren des Prompts Ihres Beifahrers) führt nicht zur Verstärkung und ist damit auf Löschung gesetzt. Es ist weniger wahrscheinlich, dass Sie dieses Verhalten in der Zukunft wiederholen möchten.
- Bekommt Philipp, nachdem er schreit, keinen Keks, ist auch das Schreien in dieser Situation nicht effektiv und auf Löschung gesetzt. Die Wahrscheinlichkeit, dass Philipp wieder schreit, wenn er einen Keks möchte, ist für die Zukunft herabgesetzt.
- Wenn Sie täglich auf der Straße einer Person begegnen und sie stets freundlich grüßen, diese Person jedoch niemals reagiert und Ihren Gruß nie erwidert, ist es sehr wahrscheinlich, dass Sie Ihr Verhalten bald einstellen und diese Person nicht mehr grüßen. Durch das Ausbleiben der erhofften Reaktion wird Ihr Verhalten auf Löschung gesetzt und verliert somit seinen Zweck.

3. Bestrafung

Der Begriff Bestrafung (punishment) ist für viele Menschen negativ besetzt und so behaupten wir gerne, wir würden keine Bestrafung einsetzen. Jeder Mensch setzt jedoch bewusst und unbewusst Reaktionen in der Interaktion mit anderen Menschen ein, die aus verhaltensanalytischer Sicht als Bestrafung definiert werden.
Im wissenschaftlichen Sinn bedeutet Bestrafung lediglich: etwas, das nach einem Verhalten geschieht und dazu führt, dass das Verhalten in Zukunft seltener auftritt (Schramm, 2007, S. 126).
Positive Bestrafung bedeutet, dass etwas Unangenehmes (Aversives) der Umgebung *hinzugefügt* wird und dazu führt, die Anwendung eines Verhaltens zu reduzieren.
Negative Bestrafung bedeutet die *Entfernung* eines angenehmen Reizes. Auch hier muss man von Person zu Person individuelle Unterschiede beachten, was als bestrafend empfunden wird.

In einem guten ABA/VB-Programm wird der Fokus auf Verstärkung gelegt, um angemessenes Verhalten aufzubauen. Das hat zur Folge, dass oft auf Bestrafungsprozeduren verzichtet werden kann. Ethische Formen positiver Bestrafung sollten nur eingesetzt werden, wenn es sich um aggressives oder selbst verletzendes Verhalten handelt und sollten immer mit dem Aufbau alternativer angemessener Verhaltensweisen einhergehen (Richman, 2004, S. 64 u. 81). Positive Bestrafungsprozeduren schaden dem Beziehungsaufbau (Pairing) und sollten nur eingesetzt werden, wenn andere Maßnahmen wie Verstärkung und Löschung ausgeschöpft sind. Bestrafungsprozeduren, die einem Menschen Schmerz, Angst oder Übelkeit zufügen, schränken das Recht zur Selbstbestimmung ein und sind damit generell abzulehnen.

Auch in den Fallbeispielen wirken diese Konsequenzen.

Beispiele für negative Bestrafung

- Bleiben Sie mit Ihrem Auto liegen, ist dies eine Form von negativer Bestrafung, da der angenehme Vorgang des Fahrens abgebrochen ist.
- Philipps Mutter könnte eine Art negativer Bestrafung einsetzen, indem sie ihm sein Spielzeugauto aus der Hand nimmt oder den Fernseher ausschaltet, sobald er zu schreien beginnt. Oder auch indem sie sich einfach abwendet oder aus dem Raum geht, da auch ihre Nähe einen angenehmen Reiz für Philipp darstellt.

Negative Bestrafung kann also nur dann stattfinden, wenn zuvor ein verstärkender Zustand bestanden hat.

Beispiele für positive Bestrafung

- Begegnet Ihnen der Herr vom Pannendienst bei Ihrer Autopanne mit einem Kopfschütteln und rollt seine Augen, kann dies von Ihnen als positive Bestrafung empfunden werden, wenn Sie diesem unangenehmen Reiz lieber nicht noch einmal ausgesetzt sein möchten.
- Philipp könnte das Händewaschen als so unangenehm empfinden, dass er dies als positive Bestrafung erlebt.
- Bitten Sie Ihren Chef um eine Gehaltserhöhung und geraten dabei immer wieder in einen Streit mit verbalen Auseinandersetzungen, kann diese Erfahrung positiv bestrafend auf Ihr Verhalten wirken, sodass Sie wahrscheinlich nicht mehr nachfragen werden.

Der Unterschied zwischen Löschung und negativer Bestrafung

Beide Konsequenzen führen dazu, Verhalten abzubauen.

Bei der *negativen Bestrafung* wird ein angenehmer Reiz entfernt. Dies setzt voraus, dass man sich zuvor in einer verstärkenden Situation befunden hat.
Während Sie Auto fahren, befinden Sie sich in einer verstärkenden Situation. Bleibt Ihr Auto dann liegen, wäre dies also eine Form negativer Bestrafung.
Eine Therapeutin spielt Kreisel mit einem kleinen Jungen. Der Junge genießt diese Situation, empfindet die Aufmerksamkeit und die Spielaktivität als verstärkend. Nun zeigt der Junge ein unangemessenes Verhalten, indem er an ihren Haaren zieht. Die Therapeutin nimmt dem Jungen kommentarlos das Spielzeug aus der Hand und wendet sich von ihm ab. In diesem Fall hat die Therapeutin eine Form negativer Bestrafung eingesetzt, da sie die zuvor verfügbaren Verstärker nach einem Verhalten entzogen hat.

Löschung bedeutet hingegen, dass ein Verhalten, das in der Vergangenheit verstärkt wurde, nicht mehr verstärkt wird. Löschung setzt im Gegensatz zur negativen Bestrafung nicht voraus, dass die Person sich in einer verstärkenden Situation befindet.

Merke

Alles, was einem Verhalten folgt, kann einer der drei Konsequenzenkategorien – Verstärkung, Löschung oder Bestrafung – zugeteilt werden, die in den folgenden Kapiteln noch ausführlicher erklärt werden. Verstärkung bewirkt ein häufigeres Auftreten von Verhaltensweisen. Löschung und Bestrafung vermindern die Wahrscheinlichkeit einer erneuten Anwendung von Verhaltensweisen.

Eine Therapeutin spricht für eine Minute mit einer Kollegin, während der kleine Junge allein einige Meter entfernt spielt. Dem Kind wird schnell langweilig und es wächst das Bedürfnis in ihm, die Aufmerksamkeit der Therapeutin auf sich zu ziehen. Er beginnt laut zu schreien. Die beiden Therapeutinnen reagieren nicht auf sein Verhalten, sondern fahren fort miteinander zu sprechen, als hätten sie gar nichts gehört. Diese Konsequenz ist eine Form von Löschung. Der Junge hatte die Aufmerksamkeit, also den gewünschten Verstärker, kurz vor dem Verhalten nicht und hat ihn auch nach dem beschriebenen Verhalten nicht bekommen.

Übersicht		
A	B	C
Antecedent	**Behavior**	**Consequence**
SD	Verhalten	Verstärkung (SR)
Prompt	Reaktion	Löschung
MO		Bestrafung

Praktisches Beispiel zum ABC-Paradigma

Beispiel

- Es ist möglich, Verhaltensweisen direkt durch Prompts zu beeinflussen. Man kann zum Beispiel Matthias (4), der andere Kinder schlägt, um mit ihnen in Kontakt zu treten, anleiten, einem anderen Kind zur Begrüßung die Hand auf die Schulter zu legen und „Hallo" zu sagen (Zielverhalten).

  Diese Hilfestellung kann für diesen Moment erfolgreich sein. Jedoch führt sie allein nicht dazu, dass Matthias effektiv lernt, dieses alternative angemessene Verhalten wiederholt selbstständig einzusetzen. Wir können aber gezielt Antezedenten und vor allem Konsequenzen so beeinflussen, dass Matthias Lernerfahrungen macht, die zu angemessenem Verhalten führen. Denn die Konsequenzen sind ausschlaggebend dafür, ob Matthias das neue angemessene Verhalten, zunächst durch Prompts angeleitet und später ohne Prompts, in der Zukunft wiederholt.

  Nun setzen wir das ABC-Paradigma ein, um herauszufinden, warum Matthias andere Kinder schlägt und wie wir ihm helfen können, alternatives Verhalten aufzubauen.

  Wenn ein bestimmtes unangemessenes Verhalten genau definiert wurde (B), in diesem Falle das Schlagen anderer Kinder, müssen zunächst Daten gesammelt werden, um herauszufinden, was gewöhnlich vor dem Verhalten geschieht (A). Es wird also geprüft, in welchen Situationen es auftritt und was es für Auslöser hat (Lynch Barbera, 2007, S. 34).

Nehmen wir nun an, Matthias zeigt dieses Verhalten (schlagen) immer morgens, wenn er in seine Kindergartengruppe kommt und den anderen Kindern zum ersten Mal am Tag begegnet (A = SD). Die Anwesenheit der Kinder stellt einen SD für Matthias' Verhalten dar, denn sie signalisieren ihm die Verfügbarkeit von Verstärkung – in diesem Fall Aufmerksamkeit. Wenn wir sein unangemessenes Verhalten abbauen möchten, müssen wir zunächst herausfinden, was Matthias durch dieses spezifische Verhalten erreichen möchte (Funktion des Verhaltens). Nehmen wir an, wir hätten bereits analysiert, dass der Grund für das Schlagen der Wunsch zur Kontaktaufnahme zu anderen Kindern ist. Die Kontaktaufnahme, die Reaktion der Kinder ist also der Verstärker (C = SR+) für das Schlagen (B). Die Reaktionen, die Matthias von den anderen Kindern in der Vergangenheit erhalten hat, sind wahrscheinlich in unseren Augen recht unangenehme Reaktionen. Wird ein Kind von ihm geschlagen, schlägt es zurück, es schubst, schreit oder weint, es beschwert sich oder geht weg (C). Für Matthias' Verhalten sind diese Reaktionen dennoch verstärkend. Wären sie es nicht, würde er nicht wiederholt dieses Verhalten zeigen.
Es ist in einem Kindergarten nicht möglich, das Schlagen auf Löschung zu setzen, da wir die spontanen Reaktionen und Emotionen der Kinder, die das Schlagen verstärken, selbstverständlich nicht einfach „abstellen" können. Es ist aber möglich, Matthias durch Prompts (A) und Verstärkung (C) ein alternatives angemessenes Verhalten (B) zu vermitteln, das ihm hilft, das gleiche Bedürfnis (Kontaktaufnahme) auf angemessene Weise zu befriedigen.
Wir setzen unsere Strategie nicht erst ein, nachdem Matthias bereits ein Kind geschlagen hat, sondern stehen bereit, sobald Matthias die Gruppe betritt, um die erste Kontaktaufnahme des Tages erfolgreich zu begleiten. Matthias wird also angeleitet (A = Prompt), seine Hand auf die Schulter des anderen Kindes zu legen und „Hallo" zu sagen (B). Nun müssen wir dafür sorgen, dass auf dieses angemessene Verhalten auf jeden Fall sofort eine verstärkende Reaktion folgt (C = SR+). Damit Matthias dieses neue Verhalten in der Zukunft wählt und immer selbstständiger zeigen möchte, müssen wir sicherstellen, dass er eine Reaktion erhält, die er sich wünscht. Dies kann im Kindergarten eine echte Herausforderung sein, denn nicht alle Kinder lassen sich hierbei anleiten. Wir müssten nun das andere Kind, nennen wir es Anne, anleiten, Matthias zu begrüßen. Anne sollte nun auch „Hallo" sagen, könnte Matthias angemessen berühren, ihm vielleicht kräftig die Hände schütteln, wenn er dies mag (C). Wollen wir auf Nummer sicher gehen, dass diese Erfahrung für Matthias auf jeden Fall verstärkend ist, könnten wir Anne zusätzlich bitten, Matthias eines seiner Lieblingsspielzeuge zu überreichen (C), das wir ihr kurz vorher in die Hand gegeben haben. Erlebt Matthias nun Annes Reaktion auf sein Verhalten als verstärkend, wird es beim nächsten Mal einfacher sein, dieses Verhalten anzuleiten. Die Wahrscheinlichkeit, dass Matthias das neue Verhalten immer selbstständiger zeigt, ist erhöht.

Das neue alternative Zielverhalten muss jedoch mehrere Male angeleitet (gepromptet) und verstärkt werden, bevor Prompts und Verstärkung abgebaut werden können. Bei den wenigsten Kindern reicht zum Aufbau eines neuen Verhaltens ein einmaliger Prompt oder eine einmalige Verstärkung. Die Notwendigkeit von Intensität und Größe der Prompts und Verstärkung variieren bei jedem Kind in jeder Situation.

Wenn wir den Verstärkungsaspekt in diesem Beispiel nicht berücksichtigen, könnte Folgendes geschehen: Wir leiten Matthias an, angemessen Kontakt aufzunehmen (B), aber Anne dreht sich um und geht einfach weg (C = Löschung). Dies ist umso wahrscheinlicher, je öfter Anne in der Vergangenheit von Matthias geschlagen wurde. Diese Konsequenz würde Matthias' Bedürfnis nach Kontakt nicht befriedigen. Das Ausbleiben der Verstärkung erzeugt wiederum eine erhöhte Motivation zur Kontaktaufnahme (MO). Matthias würde beim nächsten Mal wahrscheinlich wieder schlagen wollen, um sein Bedürfnis nach Kontakt zu befriedigen, da er in der Vergangenheit mit diesem Verhalten äußerst erfolgreich war. Einfach nur das Verhalten anzuleiten wird also nicht dazu führen, dass er es in Zukunft selbstständig einsetzen wird.

Es ist nun wichtig, dass Matthias' Betreuerin ihn in der folgenden Zeit durch jede Kontaktaufnahme promptet und für Verstärkung sorgt. Ist dies nicht möglich, wird Matthias in den Situationen, in denen er nicht angeleitet wird, weiterhin schlagen und die natürlichen Reaktionen seiner Umwelt würden das Schlagen verstärken. Dies ist der Grund, warum für ein effektives Lernprogramm eine 1:1-Betreuung für die meisten Kinder mit ASD notwendig ist. Auf diese Weise wird das reale Leben genutzt, um angemessenes Verhalten zu erlernen.

ABC-Paradigma im Bildbeispiel

Das Verständnis darüber, wie Antezedenten und Konsequenzen gezielt eingesetzt werden, um neue Verhaltensweisen aufzubauen, kann auch genutzt werden, um einem Kind eine Fähigkeit wie das visuelle Zuordnen zu vermitteln. Ein solcher Unterrichtsdurchgang nach dem ABC-Paradigma wird auch Discrete Trial Teaching (DTT) genannt. DTT ist eine ABA-Unterrichtsstrategie, bei der jeder Durchgang oder jede Präsentation einer Aufgabe einen klaren Anfang (A), eine Mitte (B) und ein Ende (C) hat.

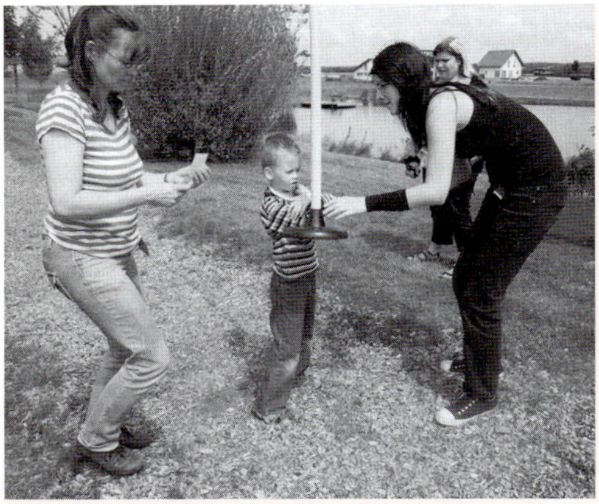

(A) Der MO ist hoch – Junge macht das Zeichen für Seilbahn

Im Bildbeispiel sehen Sie eine Unterrichtssequenz: Im ersten Bild zeigt der Junge einen MO für das Seilbahnfahren (A) und demonstriert das entsprechende Zeichen. Diese spontane Motivation wird sofort genutzt. Es werden dem Jungen im zweiten Bild Karten gereicht und der SD gegeben: „Ordne zu!" (A). Im dritten Bild promptet die Helferin die korrekte Reaktion durch einen physischen Prompt (A). Somit sind alle möglichen Antezedenten in der Bildersequenz dargestellt. Nun zeigt der Junge das gewünschte Verhalten (B) im Bild Nummer vier. Diese korrekte Reaktion wird im Bild Nummer fünf durch die Fortsetzung der verstärkenden Aktivität positiv verstärkt (C).

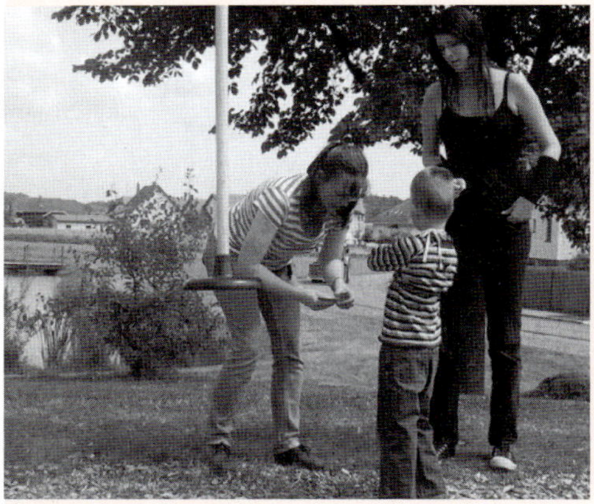

(A) Es wird ein SD gegeben

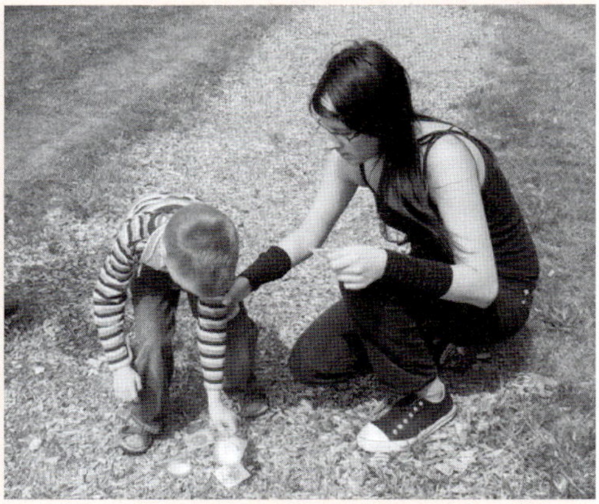

(A) Ein physischer Prompt wird eingesetzt

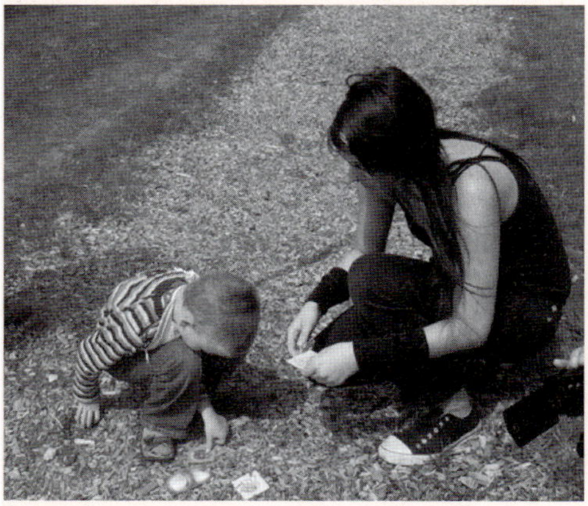

(B) Das erwünschte Verhalten wird gezeigt

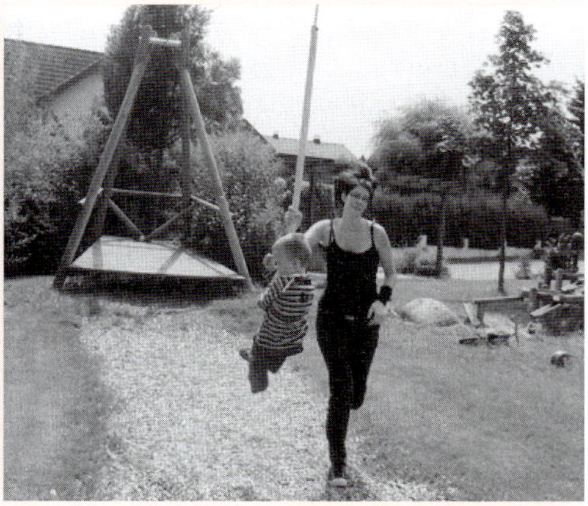

(C) Verstärkung

Die Funktionen des Verhaltens

Gründe, Zweck, Funktion von Verhaltensweisen

Wie bereits erwähnt ist es für ein erfolgreiches Lernprogramm nicht in erster Linie wichtig, das Verhalten an sich zu definieren, sondern die Funktion und den Sinn des Verhaltens herauszufinden. Nur wenn wir wissen, welchem Zweck ein unangemessenes Verhalten dient, wird es uns möglich sein, Strategien einzusetzen, um das unangemessene Verhalten abzubauen.
Ebenso wichtig ist es, angemessenes Verhalten aufzubauen. Auch dies gelingt uns nur, wenn wir ein Verhalten immer in Verbindung mit einer Funktion verstehen. In der ABA-Wissenschaft gibt es eine Vielzahl von Verhaltensfunktionen, die hier nicht detailliert erläutert werden sollen. Die Gründe für Verhalten lassen sich jedoch auch der Einfachheit halber in drei Kategorien einteilen (Lynch Barbera, 2007, S. 37).

1. Aufmerksamkeit (und Kontrolle)
2. Flucht/Vermeidung
3. Sensorische Stimulation

Jeder Verstärker lässt sich einer dieser drei Kategorien zuordnen.

1. Aufmerksamkeit und Kontrolle

Aufmerksamkeit
Jeder von uns zeigt täglich eine Bandbreite an Verhaltensweisen für den Verstärker Aufmerksamkeit (attention). Jede Reaktion, die ein anderer Mensch auf unser Verhalten zeigt, ist dieser Funktion zuzuordnen, sofern sich diese Person nicht emotions- und kommentarlos umdreht und weggeht. Sowohl angemessene als auch unangemessene Verhaltensweisen führen dazu, Aufmerksamkeit zu erlangen.
Die Reaktion einer anderen Person muss nicht verbal sein. Wenn wir jemanden mit „Guten Tag!" begrüßen, schenkt die andere Person uns Aufmerksamkeit durch ihre Antwort, durch Nicken oder Augenkontakt. Dies wird von uns als verstärkend empfunden und so werden wir auch in Zukunft motiviert sein, diesen Menschen zu grüßen. Wenn ein Kind sich unangemessen verhält, bekommt es bereits Aufmerksamkeit, indem wir ihm unser Gesicht zuwenden sowie durch unsere Mimik und Gestik.

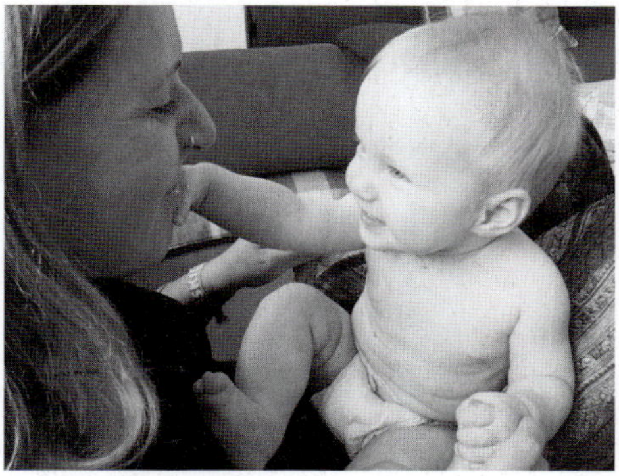

Interaktionen werden bei typisch entwickelten Menschen durch Aufmerksamkeit verstärkt

Beispiel

- Matthias möchte die Aufmerksamkeit seiner Mutter, die gerade telefoniert, auf sich ziehen. Er geht gezielt in die Küche und leert eine Milchtüte auf dem Küchenboden aus. Aus seiner Lernerfahrung weiß er, wie seine Mutter darauf

reagieren wird, daher setzt er dieses Verhalten ein, um Aufmerksamkeit zu bekommen. Sobald seine Mutter das Dilemma bemerkt, rollt sie mit den Augen und ruft: „Matthias, muss das denn sein?" Sie beendet das Telefonat, holt einen Wischmopp, reinigt den Küchenboden und schimpft dabei mit ihrem Sohn.
Matthias hat also das Ausleeren der Milchtüte gezielt eingesetzt, um Aufmerksamkeit zu erlangen und wird diese effektive Strategie (oder eine ähnliche) vermutlich in der Zukunft wieder einsetzen. Da er bereits ein effektives Verhalten einsetzen kann, um sein Bedürfnis nach Aufmerksamkeit zu befriedigen, gibt es für ihn momentan keinen Grund und keine Notwendigkeit, um ein anderes aus unserer Sicht angemesseneres Verhalten einzusetzen. Soll er ein alternatives Verhalten in vergleichbaren Situationen entwickeln, dann ist er auf intensive Anleitung und Verstärkung angewiesen. Auf der anderen Seite müssten die momentan eingesetzten unangemessenen Verhaltensweisen in ähnlichen Situationen auf Löschung gesetzt werden.

Kontrolle

Robert Schramm (2007, S. 136) beschreibt Kontrolle als möglichen Verhaltensverstärker. Kontrollverhalten ist der Funktion Aufmerksamkeit zuzuordnen und bedeutet die Dominanz in einer zwischenmenschlichen Beziehung zu erhalten. Kinder mit Autismus zeigen häufig Verhaltensweisen, um bei ihren Mitmenschen bestimmte Reaktionen hervorzurufen. Dabei steht nicht unbedingt die Reaktion (Aufmerksamkeit) im Vordergrund, es scheint dem Kind vielmehr Befriedigung zu verschaffen, ein bestimmtes Verhalten oder eine emotionale Regung wie auf Knopfdruck ausgelöst zu haben.
Kontrolle ist keine offiziell anerkannte Funktion des Verhaltens, jedoch kann man Verhaltensweisen als Kontrollverhalten beschreiben, wenn das Kind über Situationen bestimmen möchte und dabei nicht nur die Aufmerksamkeit einer Person beansprucht (Schramm, 2007, Kapitel 7).

Beispiel

- Während Matthias mit seiner Mutter Lego spielt, sagt er: „Ich möchte auf den Spielplatz gehen!" Seine Mutter ist froh über diesen Wunsch und beginnt Matthias` Kleidung herauszusuchen. Sobald es ans Anziehen geht und sie „Komm, Schuhe anziehen!" sagt, antwortet Matthias: „Ich will nicht raus!" Sie versucht ihn zu überreden, er bleibt jedoch bei seiner neuen Entscheidung. In diesem Fall hatte Matthias bereits die Aufmerksamkeit seiner Mutter. Er empfindet jedoch einen verstärkenden Wert darin, Situationen zu kreieren, in denen seine Mutter sich nach dem richten muss, was er bestimmt.
  In einer anderen Situation soll Matthias zu Mittag essen. Er wendet sich ab und macht den Mund nicht auf. Seine Mutter versucht verschiedene Strategien. Schließlich beginnt sie ein Lied zu singen und Matthias fängt an zu essen. Von diesem Tag an isst er nur noch, wenn die Mutter dazu singt.

Damit das Kind bereit ist, im Alltag das zu tun, was die Eltern von ihm möchten, setzt es neue Regeln ein. Viele Kinder mit ASD zeigen Verhaltensweisen, die keinem Zweck zu dienen scheinen, außer dem, das Gegenteil zu wollen, was das Gegenüber möchte. Scheinbar nutzen diese Kinder einen Großteil täglicher Situationen, um ihren Gegenstandpunkt zu vertreten, was die Eltern oft zur Verzweiflung bringt. Diesen Selbstbehauptungswillen findet man bei allen Kindern in der sogenannten Trotzphase, die gewöhnlich zwischen dem zweiten und vierten Lebensjahr auftritt. Es gibt jedoch Kinder mit ASD, bei denen sich fast jede Interaktion auf diese Weise gestaltet. Der Zweck dieses Verhaltens dient der Kontrolle: Das Kind will die Dominanz in einer zwischenmenschlichen Beziehung erhalten. Weitere Beispiele über Kontrollverhalten werden im Kapitel „Gleicherhaltung der Umwelt" beschrieben.

2. Flucht/Vermeidung

Die zweite Funktion für Verhalten ist Flucht (escape) und bedeutet, dass ein Mensch eine Verstärkung darin empfindet, einer Anforderung oder Situation aus dem Weg zu gehen. Flucht bedeutet auch, einen unangenehmen Reiz zu vermeiden (Lynch Barbera, 2007, S. 42).

- Sie engagieren einen Steuerberater, weil Sie sich die Arbeit einer Steuererklärung nicht selbst zumuten möchten. Sie erfinden eine Ausrede, um einen Zahnarzttermin nicht wahrnehmen zu müssen. Sie rufen die Polizei, weil Ihr Nachbar nachts um halb eins mit dem Schlagbohrer Löcher in die Wand bohrt. All dies ist verhaltensanalytisch betrachtet Fluchtverhalten, um den unangenehmen Reiz auszuschalten. Ein Kind, das zu weinen beginnt, weil es sich nicht die Hände waschen möchte, zeigt dieses Verhalten ebenfalls mit dem Zweck, der Anforderung zu entfliehen.

Man kann also vereinfacht sagen, dass diese Verhaltensfunktion all jene Situationen beinhaltet, in denen man etwas vermeiden, umgehen, hinauszögern, erleichtern oder abstellen möchte. Überall, wo Fluchtverhalten eingesetzt wird, findet man auch einen aversiven, also einen als unangenehm empfundenen Reiz. Flucht ist immer negativ verstärkt, da ein unangenehmer Reiz entzogen wird.

3. Sensorische Stimulation

Die dritte Verhaltensfunktion ist die sensorische Stimulation oder „automatische Verstärkung". Sensorische Stimulation ist das angenehme Empfinden unterschiedlicher sensorischer Reize. Auch Stereotypien (stimming) gehören zu dieser Verhaltensfunktion. In den meisten Fällen ist keine andere Person involviert, um den sensorischen Reiz zu erhalten. Jeder Mensch zeigt Verhaltensweisen, um seine Sinne zu stimulieren, wie Kaugummi kauen, summen, fernsehen oder mit den Beinen wippen.

Ein sensorischer Reiz kann ein Essen sein, das für gustatorische (geschmackliche) und olfaktorische (geruchliche) Reize sorgt. Die Stimulation mit Lichtreflexen, das Anschauen stimulierender Objekte und Bewegungen und auch Fernsehen sind visuelle Sinnesreize. Musik, Stimmen und andere Geräusche sind auditive Reize. Zu den taktilen Reizen gehören alle Stimuli, die ein Mensch auf seiner Haut verspürt.

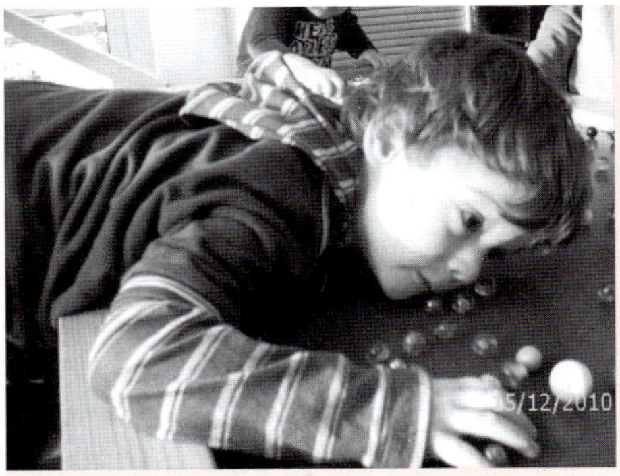

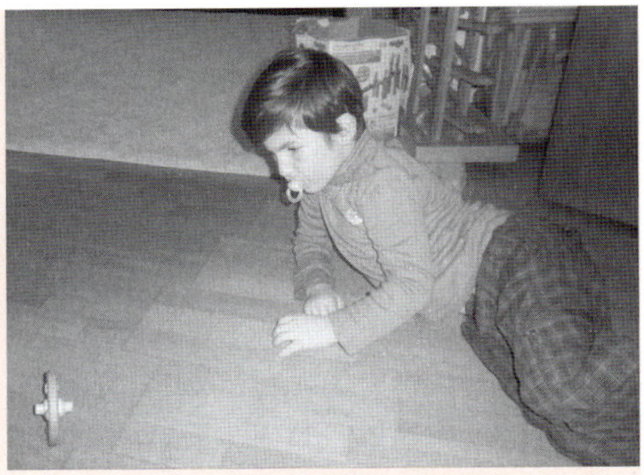

Stimulation mit Murmeln ... **... oder mit Schnuller und Rädchen**

Merke

Da Verhalten immer einer der drei Funktionen dient, gibt es damit auch drei Strategien, um Verhaltensweisen zu verstärken.
Es ist wichtig zu verstehen, dass der ABA-Ansatz Verhaltensweisen nicht direkt adressiert, sondern die Funktion dieser Verhaltensweisen. Man kann ein Verhalten also nur gezielt beeinflussen (abbauen oder aufbauen), wenn man seine Funktion kennt.

Verstärkende taktile Reize können Streicheleinheiten sein, kitzeln, bestimmte Gegenstände und Materialien, die man gerne berührt sowie der Kontakt mit Wasser, Wärme oder Kälte. Sobald man seinen Körper in Bewegung versetzt, stimuliert man sich propriozeptiv und vestibulär. Wird die Tiefenwahrnehmung (Propriozeption) angesprochen, bedeutet dies, dass man Druck und Zug im Bewegungsapparat verspürt. Diese Reize findet man in allen sportlichen Aktivitäten, beim Toben, Tanzen sowie bei kräftigen Umarmungen, Vibrationen und Massagen. Viele Menschen mit Autismus genießen zum Beispiel starken Druck auf den eigenen Körper und lassen sich gerne zwischen Matratzen „einquetschen" (Temple Grandin: Quetschmaschine – squeeze machine).

Vestibuläre Reize sprechen unser Gleichgewichtssystem an. Wir erhalten diese Reize bei jeder Körperbewegung. Schaukeln und verschiedene Sportarten wie Trampolinspringen und Fahrradfahren stimulieren unser Gleichgewichtssystem besonders. Menschen mit Autismus setzen häufig Verhaltensweisen mit dem Ziel ein, sich sensorisch zu stimulieren. Durch wiederholte oder intensive Selbststimulation (Stereotypien) regulieren sie meist eine innere Unruhe, die durch sensorische Verarbeitungsstörungen entsteht.

Übersicht			
Verhalten			
Grund/Zweck/ Funktion für Verhalten:	Aufmerksamkeit/ Kontrolle	Flucht	Sensorische Stimulation
Entsprechende Verstärkung:	Schenken von Aufmerksamkeit/ Reaktion wie gewünscht	Anforderung herauszögern oder vermeiden	Stimulation mit sensorischen Reizen

Praktisches Beispiel zu Verhaltensfunktionen

1. Aufmerksamkeit

- Der sechsjährige Stefan klatscht im Klassenzimmer immer wieder in die Hände. Um ihm zu helfen, das Klatschen einzustellen, müssen wir herausfinden, warum er klatscht, was also die Funktion für dieses Verhalten ist. Ist es 1. Aufmerksamkeit, 2. Flucht oder 3. Selbststimulation?

  Wenn Stefan dieses Verhalten zeigt, weil er damit in der Vergangenheit bereits wiederholt Aufmerksamkeit bekommen hat, (C = SR+) und nun hofft, dass sich ihm jemand zuwendet, wenn er klatscht, dann ist Aufmerksamkeit der Grund für das Klatschen.
  Es ist möglich, dass sich ihm immer, wenn er klatschte, ein Lehrer zugewandt hat mit dem Hinweis: „Lass das, bitte!" oder ihm sogar etwas Interessantes zur „Ablenkung" (C = SR+) angeboten hat. Auch die Reaktion anderer Kinder kann für den Verstärker Aufmerksamkeit sorgen. Diese Konsequenzen haben dazu geführt, dass Stefan auch weiterhin oder gar immer mehr in der Klasse klatscht.

Die entsprechende Löschung für das gleiche Verhalten wäre, das Verhalten zu ignorieren und damit keine Aufmerksamkeit zu geben. Löschung bedeutet nicht immer Ignorieren. Nur wenn Aufmerksamkeitsgewinn der Verstärker für ein Verhalten ist, stellt Ignorieren die entsprechende Löschung dar.
Die Lehrer müssten nun sicherstellen, dass das Verhalten effektiv auf Löschung gesetzt werden kann. Wenn es nicht möglich ist, ein Verhalten einfach zu ignorieren, ist es oft notwendig, Strategien einzusetzen, um das Kind für einen Zeitraum aus der Klasse zu nehmen, nachdem es sich unangemessen verhält.
Die Grundlage hierfür ist jedoch, dass das Kind viel lieber in der Klasse sein möchte. Es muss sichergestellt werden, dass es nicht in irgendeiner Form für das Kind verstärkend ist, die Klasse zu verlassen. Oftmals nutzen Lehrer die Strategie, ein störendes Kind aus der Klasse zu schicken und verstärken damit das störende Verhalten des Kindes aus Versehen. Ein Klassenzimmer sollte daher immer mit Verstärkung in Verbindung gebracht werden. Nur so wird das Rausschicken zu einer Form negativer Bestrafung, da erstens keine Aufmerksamkeit gegeben wird und zweitens befürchtet werden muss, etwas Interessantes zu verpassen.

- Das Bedürfnis nach Aufmerksamkeit ist bei Kindern mit ASD ein Bedürfnis, das wir fördern möchten. Anstatt das unangemessene Verhalten also einfach auf Löschung zu setzen, sollten wir Stefan eine alternative Strategie an die Hand geben, um sein Bedürfnis nach Aufmerksamkeit auf angemessene Weise befriedigen zu können. Wir könnten ihm zum Beispiel durch gezielte Prompts und Verstärkung beibringen, immer die Hand zu heben, wenn ihm langweilig wird. Er könnte dann dieses angemessene Verhalten einsetzen, um die Aufmerksamkeit des Lehrers auf sich zu ziehen.
  Wir sollten außerdem sicherstellen, dass wir Stefan mit ausreichender und regelmäßiger Aufmerksamkeit verstärken, solange er sich in der Klasse angemessen verhält.
  So können wir ihn mit der Aufmerksamkeit versorgen, die er benötigt, vermeiden Langeweile und damit unangemessenes Verhalten und verstärken zugleich angemessene Verhaltensentscheidungen.

Beispiel

2. Flucht

- Nehmen wir nun an, Stefan beginnt immer dann zu klatschen, wenn man ihm ein Blatt mit Aufgaben präsentiert (A=SD). Zeigt er dieses Verhalten also immer, wenn Anforderungen an ihn gestellt werden, hat das Klatschen wahrscheinlich die Funktion Flucht.
  Es muss nun analysiert werden, ob Stefan in der Vergangenheit durch Einsatz des Klatschens erfolgreich Aufgaben verzögern, vermindern, erleichtern oder sogar komplett aus dem Weg gehen konnte. Sollte dies der Fall sein, war die Erfahrung der Reduktion der Aufgabe der Verstärker für das Klatschen. Wir erinnern uns, dass das Entfernen eines unangenehmen Reizes eine negative Verstärkung (SR-) darstellt. Das gilt auch für die Reduktion oder das Vermeiden der Aufgabe. Die entsprechende Löschung für das Klatschen ist eine Strategie, die Stefan nicht erlaubt die Aufgabe zu verzögern oder zu umgehen. Da das Vermeiden von Anforderungen in jeder Situation als unangemessenes Verhalten angesehen werden kann, möchten wir Stefan hier kein alternatives angemesseneres Verhalten beibringen, um seinen Wunsch, Aufgaben zu umgehen, zu erfüllen. Stattdessen sollten wir uns darauf konzentrieren, Stefans Kooperation in der Klasse zu stärken. Die Aufgaben selbst sollten für ihn also einen verstärkenden Wert erhalten. Dies geschieht, indem wir das Lösen von Aufgaben mit mehr Verstärkung in Verbindung bringen. In den Situationen, in denen er also Aufgaben löst, verstärken wir zwischendurch und unvorhersehbar, aber regelmäßig.

Wie schon zuvor erwähnt werden Kinder aufgrund störenden Verhaltens oftmals aus der Klasse geschickt. Erfährt ein Kind durch diese Konsequenz, dass es durch störendes Verhalten Aufgaben aus dem Weg gehen kann, ist es möglich, dass es lernt, gezielt störende Verhaltensweisen einzusetzen, um Anforderungen zu umgehen (also Flucht als Verhaltensfunktion).

3. Sensorische Stimulation

- Es ist auch möglich, dass Stefan das Klatschen an sich als verstärkend empfindet. Er könnte einen verstärkenden Reiz verspüren, indem er seine Hände zusammenklatscht (taktil/propriozeptiv). Er könnte auch das Geräusch, das beim Klatschen entsteht, als stimulierend empfinden (auditiv).
  Die einzige Möglichkeit, dieses Verhalten auf Löschung zu setzen, ist die Unterbrechung des Klatschens. Dabei sollten wir Stefan möglichst keine Aufmerksamkeit schenken. Man könnte also kommentarlos seine Hände runterhalten, immer wenn er zu klatschen beginnt. Diese Reaktion auf stereotypes Verhalten kann jedoch von einigen Kindern als verstärkend empfunden werden. Wir können auch die Frequenz der Verstärkung in den Zeiten erhöhen, in denen Stefan nicht klatscht. Wenn ein Kind viele sensorische Reize sucht, möchten wir, dass es dieses Bedürfnis auf angemessene Weise befriedigen kann. Wir können die Umgebung des Kindes auch im Klassenraum mit sensorischem Input versehen, solange dies nicht die Klassenroutine stört. Zum Beispiel kann man einem Kind eine Sitzmatte oder Fußunterlage aus Kunstgras anfertigen oder ein Ballkissen oder Bohnensäckchen als Sitzunterlage anbieten. In den Pausen und zu Hause können wir Stefan als Verstärkung anbieten, gemeinsam zu klatschen, wenn er zum Beispiel angemessenes Spielverhalten zeigt (Lynch Barbera, 2007, S. 44).

Verhalten macht im Kontext immer Sinn

Ein Verhalten, wie das Klatschen im Klassenzimmer, ist zunächst einmal nicht eindeutig „gut" oder „schlecht". Ein Verhalten, das regelmäßig angewandt wird, ist zunächst einmal aus Sicht des individuellen Kindes „sinnvoll", da es zu einer bestimmten Form von Verstärkung führt, also einem Zweck dient. In unserer Gesellschaft definieren wir jedoch Verhaltensweisen als „angemessen" oder „unangemessen". Kinder mit ASD verstehen oft nicht, was „angemessen" oder „unangemessen" ist. Sie sehen ein Verhalten meist als etwas an, was sinnvoll und effektiv ist, um Verstärkung zu erlangen. So ist es auch gut möglich, dass Stefan sich nicht darüber bewusst ist, dass das Klatschen in der Klasse unangemessen ist. Für ihn ist das Klatschen in allen drei Versionen unserer Analyse ein sinnvolles Verhalten, um verschiedene Arten von Verstärkung zu erlangen.
Es ist schwierig, einem Kind mit ASD beizubringen, was angemessen ist und was nicht. Kinder mit ASD können oft nicht verstehen, warum ein Verhalten in einer Situation angebracht ist, aber in einer anderen nicht. Zum Beispiel ist Klatschen in vielen Situationen sehr angemessen: wenn man sich freut, wenn man singt oder spielt, wenn man ein Konzert besucht oder sich ein Fußballspiel anschaut. In anderen Situationen ist Klatschen wiederum sehr unangemessen, z. B. während des Unterrichts in der Klasse, bei einer Beerdigung oder nachts, wenn es Schlafenszeit ist. Allein das Verständnis dafür, welches Verhalten angemessen ist und welches nicht, führt bei den meisten Kindern mit ASD nicht dazu, dass sie motivierter sind, sich für das angemessene Verhalten zu entscheiden. Wir können ihnen durch eindeutige Konsequenzen zeigen, welche Verhaltensweisen sich *lohnen* und welche sich *nicht loh-*

nen. So kann sich ein Kind mehr und mehr für angemessenes Verhalten entscheiden oder aus seiner Sicht für das Verhalten, welches sich mehr lohnt! Wir möchten dem Kind gute Gründe geben, sich bewusst für angemessenes Verhalten zu entscheiden.

Gleiches Verhalten kann in verschiedenen Situationen unterschiedlichen Funktionen dienen. Stefan schreit in verschiedenen Situationen. Manchmal schreit er, wenn man ihn anziehen möchte, dann scheint die Funktion Flucht zu sein. Manchmal schreit er, um Aufmerksamkeit zu bekommen, wenn er allein in seinem Zimmer spielt. Dann schreit er wieder im Fahrstuhl, den er sehr mag, aus Gründen der auditiven Stimulation.

In allen drei Situationen benötigt man also verschiedene Herangehensweisen, um das Verhalten in der entsprechenden Situation zu reduzieren oder durch ein alternatives angemessenes Verhalten zu ersetzen, weil Stefans Schreien unterschiedliche Verhaltensfunktionen zugrunde liegen.

Unterschiedliche Funktionen eines Verhaltens			
Verhalten	■ Klatschen ■ Schreien ■ Lachen ■ Weinen ■ Kaugummi kauen ■ Ein Bild malen ■ Essen ■ Lesen ■ Ein Gespräch beginnen ■ Sich auf die Erde legen ■ Aus dem Raum laufen	■ Klatschen ■ Schreien ■ Lachen ■ Weinen ■ Kaugummi kauen ■ Ein Bild malen ■ Essen ■ Lesen ■ Ein Gespräch beginnen ■ Sich auf die Erde legen ■ Aus dem Raum laufen	■ Klatschen ■ Schreien ■ Lachen ■ Weinen ■ Kaugummi kauen ■ Ein Bild malen ■ Essen ■ Lesen ■ Ein Gespräch beginnen ■ Sich auf die Erde legen ■ Aus dem Raum laufen
Möglicher Grund/ Zweck/Funktion für Verhalten	→ Aufmerksamkeit/Kontrolle	→ Flucht	→ Sensorische Stimulation
Entsprechende Löschung	■ Keine Aufmerksamkeit geben ■ Andere Reaktion als erwartet und gewünscht zeigen	■ Aufgabe kann nicht verzögert oder vermieden werden	■ Stimulation wird unterbunden

Verstärkung

Verstärkung (SR) ist, wie bereits erläutert, all das, was nach einem Verhalten geschieht und dafür sorgt, dass ein Verhalten in der Zukunft mit erhöhter Wahrscheinlichkeit wiederholt auftritt (Schramm, 2007).
Verstärkung ist wohl der wichtigste Begriff in der ABA-Lernmethode und nimmt die bedeutendste Rolle in dem Prozess ein, in einem Menschen das Bedürfnis zum Mitmachen zu erwecken.

Verstärkung kann nicht einfach als etwas Angenehmes definiert werden. Verstärkung heißt, dass die dem Verhalten folgende Konsequenz dazu führt, dass man ein Verhalten häufiger anwendet.
Wenn nach einem bestimmten Verhalten eine Konsequenz folgt, die nicht zu einer häufigeren Anwendung des gewünschten Verhaltens führt, dann war der hinzugefügte Reiz kein Verstärker für dieses Verhalten. Wenn Philipp z. B. sein Zimmer aufräumt und seine Mama ihn dafür kräftig drückt und ihn ausgiebig lobt, er daraufhin aber monatelang sein Zimmer nicht mehr aufräumt, dann war die Konsequenz der Mutter (soziale Zuwendung) kein Verstärker für Philipps Verhalten. Die Mutter hat Philipp mit Aufmerksamkeit belohnt, aber sie hat sein Verhalten nicht verstärkt. Belohnung und Verstärkung sind also verhaltensanalytisch betrachtet nicht dasselbe.

Jedes Verhalten, das wir zeigen, ob angemessen oder nicht, hat wenigstens einen Verstärker und wurde in der Vergangenheit verstärkt. Jeder Verstärker kann einer der drei Verhaltensfunktionen Aufmerksamkeit, Flucht oder sensorische Stimulation zugeordnet werden. Es gibt kein Verhalten, welches wir heute zeigen, das nicht in der Vergangenheit in irgendeiner Form verstärkt wurde. Kein Organismus wendet dauerhaft Verhaltensweisen an, die keinem Zweck dienen, beziehungsweise nicht zu irgendeiner Art von Verstärkung führen. Verstärkung findet man überall, wo ein Organismus im Kontakt mit seiner Umwelt steht (Partington, 2008, S. 21).

Ist eine Konsequenz nicht verstärkend, ist sie entweder der Löschung oder einer Form von Bestrafung zuzuordnen.
Jede Reaktion, die wir anderen Menschen geben, sei sie bewusst oder unbewusst, ist entweder Verstärkung, Löschung oder Bestrafung. Jede unserer Reaktionen wird das Verhalten eines anderen Menschen auf irgendeine Art beeinflussen.

Merke

Eine Person kann man nicht verstärken. Man kann nur Verhaltensweisen verstärken!

Positive Verstärkung (SR+) beinhaltet das Hinzufügen von etwas als angenehm Empfundenen zur Umwelt einer Person. Dies führt zur erhöhten Wahrscheinlichkeit einer Wiederholung des Verhaltens in der Zukunft.

Positive Verstärkung bedeutet *nicht,* „positives" Verhalten zu verstärken! Das Wort „positiv" bezieht sich im Zusammenhang mit den Begriffen Verstärkung und Bestrafung immer auf das *Hinzufügen* eines Reizes. Ein Stimulus wird also zur Umwelt „addiert", was man sich anhand der Formel SR+ gut vor Augen führen kann.

Erwünschtes sowie unerwünschtes Verhalten kann positiv verstärkt werden.

Beispiele für positive Verstärkung

- Wenn Philipp, nachdem er schreit, einen Keks bekommt, ist die Wahrscheinlichkeit hoch, dass er auch in Zukunft schreien wird, wenn er wieder einen Keks möchte.
- Erzählen Sie einen Witz und Ihre Freunde lachen, kann diese Reaktion verstärkend auf Ihr Verhalten wirken.
- Wenn Sie abends auf Ihre Fernbedienung drücken, wird dieses Verhalten positiv verstärkt werden, sobald der gewünschte Film beginnt.

In unserem Leben sind wir also ständig Reaktionen ausgesetzt, die sich als Verstärkung definieren lassen.

Negative Verstärkung (SR-) beschreibt das Beenden einer unangenehmen Situation, das Entfernen von etwas Unangenehmen aus der Umwelt.
Negative Verstärkung bedeutet also *nicht,* unangemessenes oder „negatives" Verhalten zu verstärken. Das Wort „negativ" bezieht sich im Zusammenhang mit den Begriffen Verstärkung und Bestrafung immer auf das *Entfernen* eines Reizes. Ein Stimulus wird also „subtrahiert", wie uns die Formel SR- zeigt.

Beispiele für negative Verstärkung

- Ein Baby weint, weil seine Windel voll ist. Das Wechseln der Windeln wird eine negative Verstärkung für das Weinen darstellen, da nun der unangenehme Reiz der nassen Windel entfernt wurde. Das Baby wird also weiterhin immer dann schreien, wenn es die volle Windel als unangenehm empfindet.
- Ist Ihnen die Musik im Radio zu laut und Sie drehen die Lautstärke herunter, wird dieses Verhalten negativ verstärkt, da die als unangenehm empfundene Lautstärke verringert wird.
- Der neunjährige Jan muss seine Mathematikhausaufgaben machen und seine Mutter hilft ihm dabei. Ihm ist diese Situation sehr unangenehm und so bemüht er sich, seine Aufgaben so schnell wie möglich zu rechnen, damit er endlich mit seinen Freunden spielen kann. Das Beenden der unangenehmen Hausaufgabensituation ist für Jan eine negative Verstärkung für das schnelle Lösen der Mathematikaufgaben.

Negative Verstärkung motiviert in vielen Fällen das Bedürfnis, aus der Lernsituation zu flüchten (Schramm, 2007). Auch Jans Motivation seine Aufgaben zu lösen, ist das schnelle Beenden der Lernsituation. Zwar bewirkt diese negative Verstärkung, dass Jan angemessenes Verhalten zeigt (seine Aufgaben schnell löst), jedoch empfindet er die Lernsituation an sich als lästig.

Da positive Verstärkung sowohl Verhaltensweisen verstärkt als auch das Kind zu weiterer Interaktion mit seinem Lehrer motiviert, sollte sie immer bevorzugt gegenüber negativer Verstärkung eingesetzt werden. Unterrichtet man ein Kind mit ASD, sollte die gezielt eingesetzte Verstärkung nicht darin bestehen, dass das Kind sich von uns entfernen darf. Denn auf diese Weise bringen wir ihm bei, dass eine Lernsituation aversiv ist und das Beenden der Interaktion mit dem Lehrer erstrebenswert ist. Wie ein Kind motiviert wird, die Lernsituation und die Interaktion mit dem Lehrer als verstärkend zu empfinden, behandelt das Kapitel „Pairing".

Positive und negative Verstärkung sind die Konsequenzen, die dazu führen, dass man ein Verhalten in der Zukunft mit erhöhter Wahrscheinlichkeit anwendet. Positive Verstärkung ist besonders geeignet, um gezielt angemessene Verhaltensweisen und Fähigkeiten aufzubauen, da sie die Beziehung zum Lehrer stärkt. Sie sollte daher bevorzugt genutzt werden.

Sowohl negative als auch positive Verstärkung sind jedoch effektiv, um Verhalten aufzubauen und neue Fähigkeiten zu entwickeln.

Übersicht	
Verstärkung (SR)	
SR+ positive Verstärkung (etwas Angenehmes zufügen)	SR- negative Verstärkung (etwas Unangenehmes entfernen)
Beides steigert die Anwendung eines Verhaltens	

Hier ein Beispiel kombinierter positiver und negativer Verstärkung

- Ein junges Schaf ist der Sommerhitze ausgesetzt. Im Schatten eines Baumes findet es zufällig kühles Gras und eine moderate Temperatur. Die Erfahrung einer Subtraktion der lästigen Sonneneinstrahlung (Entfernung des unangenehmen Reizes) ist eine Form negativer Verstärkung für das Verhalten des Schafs, sich in den Schatten eines Baumes zu stellen. Das Empfinden der angenehmen Kühle kann zugleich ein addierter angenehmer Reiz sein und ist daher als eine Form positiver Verstärkung anzusehen.

  Unter ähnlichen Bedingungen wird das Schaf in Zukunft nun viel wahrscheinlicher dieses Verhalten gezielt einsetzen und sich Schatten suchen, sobald ihm die Sonne lästig wird. Das Verhalten wurde sowohl positiv als auch negativ verstärkt.

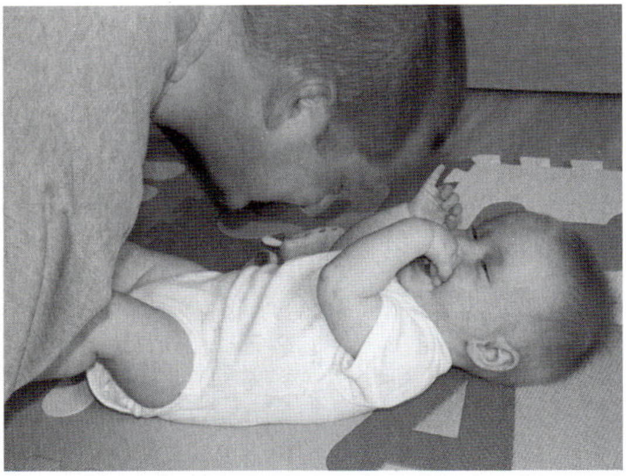

Papas Aufmerksamkeit und Zuwendung sind primäre Verstärker für Verhaltensweisen des Babys

Primäre Verstärker

Primäre Verstärker, auch unkonditionierte Verstärker oder ungelernte Verstärker genannt, sind die verstärkenden Reize, die unsere Grundbedürfnisse befriedigen. Diese Verstärker wurden in der Vergangenheit weder konditioniert noch erlernt, sind angeboren und haben verstärkenden Wert für alle Menschen und lebenden Organismen. Menschliche Grundbedürfnisse, die unser Überleben sichern, sind zum Beispiel Essen, Trinken, Atmen, Wärme, Unterschlupf, soziale Zuwendung und sexuelle Bedürfnisse. Wir alle setzen täglich eine Bandbreite an Verhaltensweisen ein, um diese Bedürfnisse zu befriedigen, also um Zugang zu diesen Verstärkern zu bekommen.

Sekundäre Verstärker

Für sekundäre Verstärker, auch konditionierte oder erlernte Verstärker genannt, haben wir meist kein angeborenes Bedürfnis. Diese Verstärker sind in der Vergangenheit mit anderen verstärkenden Reizen in Verbindung gebracht oder „gepaart" worden und erhielten so mit der Zeit selbst einen verstärkenden Wert. Es können Spielsachen sein, bestimmte Bücher, Fernsehserien, Autos und Smartphones, Mode, Komplimente und Lob, Smileys, Tokens (Gutscheine), Aktivitäten (mit Wasser spielen, Karussell fahren, Trampolin springen), Personen, Orte (der Park, der Kindergarten, Omas Küche, das Fensterbrett) oder auch Musik (Partington, 2008, S. 19-20; 42).

Geld ist das klassische Beispiel eines konditionierten und generalisierten Verstärkers. Letzteres bedeutet, dass ein Verstärker für eine Bandbreite verschiedener Verstärker steht. Geld hat keinen verstärkenden Wert für Menschen, wenn sie geboren werden. Nehmen wir z. B. ein zweijähriges Kind. Es ist nicht stärker an einem Hunderteuroschein interessiert als an jedem anderen bunten Zettel. Durch das beständige „Paaren" des Geldes mit einer scheinbar unendlichen Variation von Verstärkern entwickelt das Geld selbst einen verstärkenden Wert. Auch Eltern sind für die meisten Kinder generalisierte Verstärker, da sie im optimalen Fall von dem Kind mit vielen angenehmen Erlebnissen und Erinnerungen in Verbindung gebracht und als Brücke zu aller Art Verstärkung wahrgenommen werden.

Beispiel, wie ein Therapeut zu einem generalisierten Verstärker werden kann

- Für den sechsjährigen Stefan mit ASD ist die Ergotherapeutin Mira zunächst eine neutrale Person, wenn beide sich zum ersten Mal begegnen. Die erste Therapieeinheit kann für intensives Pairing (Beziehungsaufbau) genutzt werden. Mira informiert sich zuvor über Stefans Interessen (schaukeln, Trampolin springen, das Bällebad, Kreisel, Wassersäulen, Popcorn, Züge und Knete) und bietet ihm in der ersten Therapieeinheit eine Variation von verstärkenden Reizen an. Sie bringt sich in diese Aktivitäten auf eine Weise mit ein, dass Stefan mehr Freude an der Situation mit Mira zusammen hat als allein. So stellt sie sicher, dass der Junge sie bei der nächsten Begegnung mit all diesen positiven Reizen assoziieren wird. Mira wird nun in der Lernerfahrung des Kindes ein konditionierter Verstärker.

> **Die beste therapeutische Grundlage ist gegeben, wenn das Kind auf seinen Therapeuten zuläuft, wenn es ihn sieht. Rennt ein Kind vor ihm weg, hat er sich wahrscheinlich in der Vergangenheit mit zu viel Anforderungen in Verbindung gebracht und zu wenig mit Verstärkern.**

Wann immer wir einer neuen Person zum ersten Mal begegnen, werden wir sie als „neutral" empfinden. Die Erfahrungen, die wir mit dieser Person über die Zeit in Verbindung bringen, sorgen dafür, ob wir eine Person als unangenehm empfinden oder als positiv verstärkend.

Individuelle Verstärker

Jeder Mensch empfindet andere Dinge, Situationen und Aktivitäten als verstärkend (Maurice, 1996, S. 186; Vail et al., 2002, S. 7). Alles, was ein Kind gerne tut, isst, hält, anschaut, hört, fühlt und riecht, kann ein Verstärker sein, der auch gezielt von uns kontrolliert und zum Unterrichten eingesetzt werden kann.
Einige Kinder mit ASD haben Verstärker, die für uns seltsam erscheinen: Schneebesen und Grillzangen, die sie herumtragen, das Aufreihen von Spielzeugen, sich oder Gegenstände im Kreis zu drehen, das Anschauen der Waschmaschine in Aktion, einen Bürostuhl durch die Wohnung zu schieben oder die Knöpfe einer Haushaltsmaschine zu drücken (Maurice, 1993, S. 245; Lynch Barbera, 2007, S. 60). Verstärkung ist alles, wofür eine Person bereit ist, bestimmte Verhaltensweisen einzusetzen, um es zu bekommen. Solange solche Verstärker das Kind nicht motivieren, den Kontakt mit anderen Personen zu vermeiden, können und sollten sie zum Unterrichten angemessener Verhaltensweisen genutzt werden, auch wenn sie sehr stereotyp erscheinen. Das Melody Learning Center veröffentlichte 2010 eine ins Deutsche übersetzte Studie darüber, wie man Stereotypien (stimming = selbststimulierendes Verhalten) gezielt als Verstärker zum Unterrichten einsetzen kann. In einem verhaltensanalytischen Programm werden zu Beginn die individuellen Verstärker des Kindes auf einer Liste notiert, dann wird überlegt, was man gezielt einsetzen kann, um erwünschte Verhaltensweisen aufzubauen. Für jedes Kind sollte man also eine individuelle variationsreiche Palette an Verstärkern identifizieren.

> **Verstärkung ist all das, wofür ein Mensch in einem bestimmten Moment motiviert ist, bestimmte Verhaltensweisen einzusetzen, um diesen Reiz zu erlangen.**

Nicht jedes Kind freut sich über Smileys, eine Umarmung oder einen Lolli. Einige Kinder reagieren scheinbar allergisch auf Lob und verhalten sich immer dann besonders unangemessen, nachdem sie gelobt wurden. Individuelle Vorlieben und Abneigungen eines Menschen genau zu kennen, ist also die wichtigste Grundlage eines erfolgreichen Lernprogramms.

Beispiel einer Verstärkerliste eines 4-jährigen Jungen mit ASD	
Primärverstärker (Essen und Trinken)	**Sekundärverstärker**
Essen	■ Schneebesen
■ Nudeln	■ Hüpfen (Trampolin)
■ Weingummi	■ Huckepack tragen
■ Salami	■ Fangenspiel mit Decke
■ Oliven	■ Steine ins Wasser werfen
■ Kuchen	■ Papier und Folie reißen
■ Joghurt	■ Schaukeln in der Decke
■ Pudding	■ Bällebecken
■ Popcorn machen und essen	■ Kitzeln
■ Esspapier	■ Spiel mit dem Wasserschlauch
Trinken	■ Seifenblasen
■ Cola	■ Knete
	■ Leuchtspielzeug
	■ Musikspielzeug
	■ DVDs (Thomas die Lokomotive)
	■ Staubsauger

Auf dieser Liste sind keine Dinge vermerkt, von denen wir gerne möchten, dass das Kind sie mag. Sie enthält nur Dinge, für die das Kind zum aktuellen Zeitpunkt wirkliches Interesse zeigt. Eine solche Liste sollte immer weiter aktualisiert und ausgedehnt werden.

Alle Verstärker werden nun kontrolliert, damit sie für das Kind nicht mehr frei verfügbar sind. Nur wenn das Kind keinen freien Zugang zu diesen Verstärkern hat, können sie gezielt zum Aufbau von angemessenem Verhalten oder zum Unterricht anderer Fähigkeiten eingesetzt werden.

Das Kind mag vielleicht einige Dinge, von denen die Eltern gar nicht begeistert sind. Darf der Vierjährige zum Beispiel üblicherweise keine Cola trinken, sollte dies natürlich berücksichtigt werden. Solange jedoch sehr motivierende Verstärker in kleinen, kontrollierten Mengen gegeben werden, die die Gesundheit des Kindes nicht gefährden, sollte zusammen mit den Eltern überlegt werden, ob man diese Verstärker für besondere Fähigkeiten einsetzen möchte, wie für das Toilettentraining oder für die Entwicklung gesprochener Sprache.

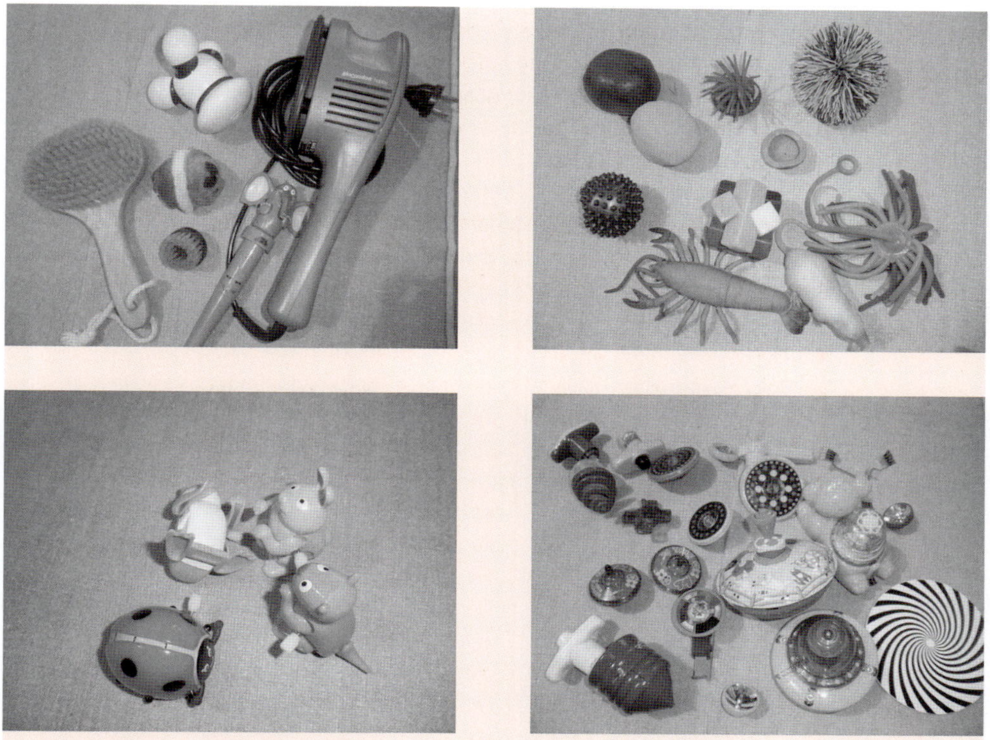

Mögliche Verstärker

Es kann eine weitere Liste mit all den Gegenständen angelegt werden, die das Kind in seiner Freizeit zur freien Verfügung haben kann. Diese Gegenstände sind nicht zu sehr verstärkend, jedoch interessant genug, damit es sich allein angemessen beschäftigen kann und möchte. Es ist sehr wichtig, dass sich das Kind angemessen beschäftigen kann, wenn man sich nicht 1:1 mit ihm beschäftigen kann, damit es nicht in Stereotypien verfällt oder aus Langeweile unangemessene Verhaltensweisen zeigt.

Beispiele für Freizeitangebote, die dem Kind angeboten werden, wenn es alleine spielt:
▪ Radio
▪ Keyboard
▪ Bauernhof mit Tasten (macht Geräusche)
▪ Ballkiste
▪ Autos
▪ Hängematte/Sitzschaukel
▪ Bobbycar
▪ Bausteine
▪ Murmelbahn

Gezielte Verstärkung

Verstärkung kann ganz natürlich durch die Erfahrung mit unserer Umwelt stattfinden, wie unser Beispiel mit dem Schaf zeigt. Sie kann aber auch gezielt durch andere Personen eingesetzt werden, zum Beispiel wenn die intrinsische Motivation eines Kindes zu gering ist, um es zu befähigen, neue Lernerfahrungen zu machen und angemessenere Verhaltensweisen auf natürliche Weise zu entwickeln. Viele Kinder mit ASD empfinden einfach nicht den gleichen „Spaß" am Erlernen neuer Fähigkeiten wie typisch entwickelte Kinder. Viele empfinden auch nicht die Form von Stolz, wenn sie zum ersten Mal etwas alleine geschafft haben, wie typisch entwickelte Kinder.

Das Belohnungssystem arbeitet bei typisch entwickelten Kindern so verlässlich, dass man ihnen nicht etwa beibringen muss zu laufen, zu imitieren oder zu sprechen: Sie lernen es wie von selbst! Wenn also diese innere Motivation (inner drive) verringert ist oder fehlt, wie bei Kindern mit ASD oder AD(H)S, kann man gezielt Motivation von außen (extrinsisch) aufbauen (A), um ein Kind zu motivieren, ein Verhalten in einer Situation zu zeigen (B).

Nachdem das Kind ein gewünschtes Verhalten zeigt, kann man für Verstärkung von außen (C) sorgen, die bewirkt, dass es dieses Verhalten nicht nur dieses Mal, sondern auch in Zukunft anwenden möchte.

Merke

Das Ziel ist immer das Ersetzen extrinsischer Motivation (von außen) durch intrinsische Motivation (von innen).

Kinder mit ASD können oft nicht erkennen, ob ein Verhalten angemessen ist oder nicht. Viele unangemessene Verhaltensweisen sind aus Sicht der Kinder sehr sinnvoll, wenn diese Verhaltensweisen effektiv sind, um Bedürfnisse zu befriedigen. Durch gezielte Verstärkung alternativer angemessener Verhaltensweisen können wir Kindern mit ASD zeigen, dass sich alternatives Verhalten mehr lohnt. Diese Strategie, alternative Verhaltensweisen durch Verstärkung aufzubauen, wird auch „Differential Reinforcement of Other Behaviors" (DRO) genannt.

Gleichzeitig paaren wir unsere Anwesenheit mit dem verstärkenden Wert der Lieblingsgegenstände und -aktivitäten des Kindes und werden so selbst zum Verstärker. Generell kann und sollte man bei Kindern mit ASD jedes Verhalten verstärken, das man in Zukunft wieder oder öfter sehen möchte. Sei es das selbstständigere Anziehen der Schuhe, das Begrüßen der Mitschüler, das Spielen mit einem neuen (angemessenen) Spielzeug, das Akzeptieren eines „Nein", angemessenes Warten oder der Einsatz spontaner, angemessener Sprache.

Die meisten Kinder mit ASD zeigen täglich eine Bandbreite angemessener Verhaltensweisen. Man muss das Kind dabei nur „erwischen" und das Verhalten verstärken. Dieses Feedback ist umso wichtiger bei Kindern, die sich in unangemessenen Verhaltensweisen verlieren, da sie darauf die meisten und aus ihrer Perspektive „besten" Reaktionen erhalten. Wir unterstreichen angemessenes Verhalten also sinnbildlich mit einem „dicken grünen Stift", damit das Kind erkennen kann, dass sich dieses Verhalten lohnt.

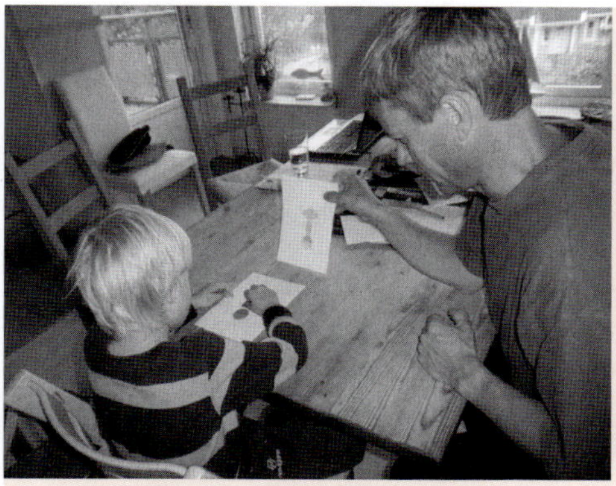

Ein Kind löst nach Aufforderung eine Aufgabe

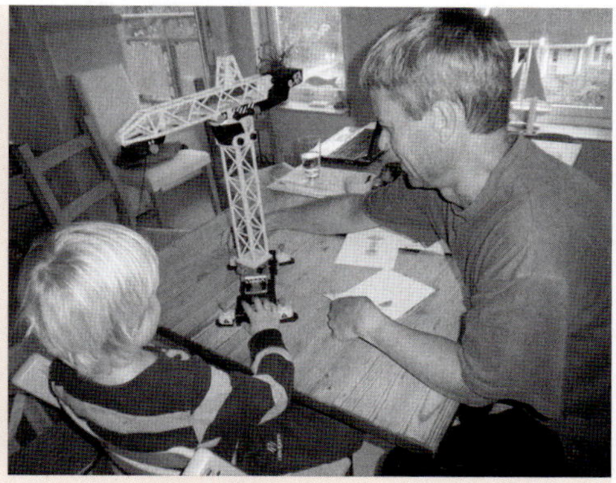

Sein Papa verstärkt das Lösen der Aufgabe gezielt mit dem aktuellen Lieblingsspielzeug

In seiner vergangenen Lernerfahrung hat ein Kind mit ASD meist gelernt, dass unangemessenes Verhalten der schnellste und einfachste Weg zur Verstärkung ist. Wenn wir nun doppelt so häufig spontane angemessene Verhaltensweisen gezielt verstärken und mit einem „dicken grünen Stift" unterstreichen, drehen wir den Spieß um. Wir unterbrechen die Spirale der unangemessenen Lernerfahrungen und unterrichten das Kind in die Richtung „typischen" Verhaltens. Bei einem Großteil der Kinder ist es möglich, nur durch den Einsatz gezielter Verstärkung angemessenes Verhalten so aufzubauen, dass auf den Einsatz von Löschung und Bestrafung verzichtet werden kann.

Merke

Der Faktor Sättigung (Satiation) und Entzug (Deprivation) muss beim Einsatz von Verstärkern beachtet werden. Auch ein geliebter Verstärker wird an Wert verlieren, wenn er zu oft oder zu lange eingesetzt wird.

Differenzierte Verstärkung

Differenzierte Verstärkung bedeutet, angemessenes Verhalten durch immer wechselnde Verstärker zu verstärken, sehr gute Verhaltensentscheidungen viel intensiver zu verstärken und unangemessene Verhaltensweisen gar nicht zu verstärken. Das Kind soll also durch dieses Feedback lernen zu differenzieren, also zu unterscheiden, welches Verhalten angemessen ist (oder sich lohnt) und welches nicht. Wichtig ist dabei, die Menge, Kombination, Dauer und den Wert der Verstärkung zu beachten. Schwierige Anforderungen sollten deutlich länger oder mit deutlich wertvolleren Verstärkern bedacht werden (Schramm, 2007; Partington, 2008, S. 28). Wenn wir eine Liste der Verstärker für ein Kind anlegen und die unterschiedlichen Verstärker kontrolliert haben, können wir sie bunt gemischt als Verstärker für angemessenes Verhalten einsetzen. Wir nutzen mehrere und bessere Verstärker für bessere Verhaltensentscheidungen und wenn ein Kind gewünschte Verhaltensweisen mit weniger Hilfestellung einsetzt.

Eigeninitiative, Sozialverhalten, Spontanität, Generalisierung von erworbenen Fähigkeiten auf neue Situationen, Personen, Materialien und Orte, Flexibilität und Kreativität sollten bei den meisten Kindern mit ASD besonders verstärkt werden. Weniger Verstärkung oder weniger wertvolle Verstärker werden eingesetzt, wenn das Kind langsamer reagiert oder mehr Hilfestellung benötigt. Man sollte alle verfügbaren Verstärker unvorhersehbar variieren und kombinieren. Das Kind sollte zudem nicht vorher wissen, was es bekommt, es soll nur darauf vertrauen, dass es etwas Gutes erfahren wird. Variation und Unvorhersehbarkeit beim Einsatz von Verstärkung sind extrem wichtig, um Verhandlungen und rigide Verstärkungsmuster zu vermeiden.

Merke

Die Vernachlässigung von Variation und Unvorhersehbarkeit ist ein Fehler, der beim Einsatz von Verstärkung sehr häufig gemacht wird.

Variable Verstärkung

Sobald ein Verhalten durch Verstärkung effektiv vermittelt werden konnte, ist eine allmähliche Ausdünnung der Frequenz von Verstärkung extrem wichtig (Danne, 2009, S. 39). Man sollte zu Beginn, wenn man ein neues Verhalten aufbauen möchte, jeden einzelnen Versuch differenziert verstärken. Sobald das Verhalten regelmäßig genug und spontan eingesetzt wird, sollte man Verstärkung allmählich immer undurchsichtiger und sporadischer einsetzen.

Wenn wir zum Beispiel Lennart (7 Jahre) ein Zeichen für „Schaukeln" vermittelt haben und er es die ersten Male spontan zeigt, verstärken wir zunächst jedes einzelne Mal mit Schaukeln. Bald verstärken wir mit einem Variable Ratio von drei (VR = 3). Dies bedeutet, dass wir mal nach drei, mal nach vier Malen verstärken und manchmal auch zweimal direkt hintereinander, wenn Lennart das Zeichen einsetzt. Im Durchschnitt verstärken wir aber nach drei Malen. In der Abbildung sehen Sie ein Beispiel einer variablen Verstärkungsfrequenz von VR=3. Das VR wird immer weiter ausgedehnt (VR = 4, VR = 5 usw.), solange Lennart das Zeichen immer noch angemessen oft und spontan anwendet. Zum Schluss verstärken wir nur noch zwei oder drei Mal am Tag, wenn wir entscheiden, dass wir nur so oft mit Lennart schaukeln gehen möchten oder können. Ein ausgedehntes VR sorgt dafür, dass ein Verhalten auf Dauer in angemessener Häufigkeit eingesetzt und dabei nicht verlernt wird.

Die Unvorhersehbarkeit der Verstärkung ist essenziell dafür, dass das erlernte Verhalten nicht eingestellt wird, obwohl es nicht mehr jedes einzelne Mal verstärkt wird.

Im Kapitel „Unterrichtskontrolle" finden Sie weitere Ergänzungen zum Thema „Variable Verstärkung".

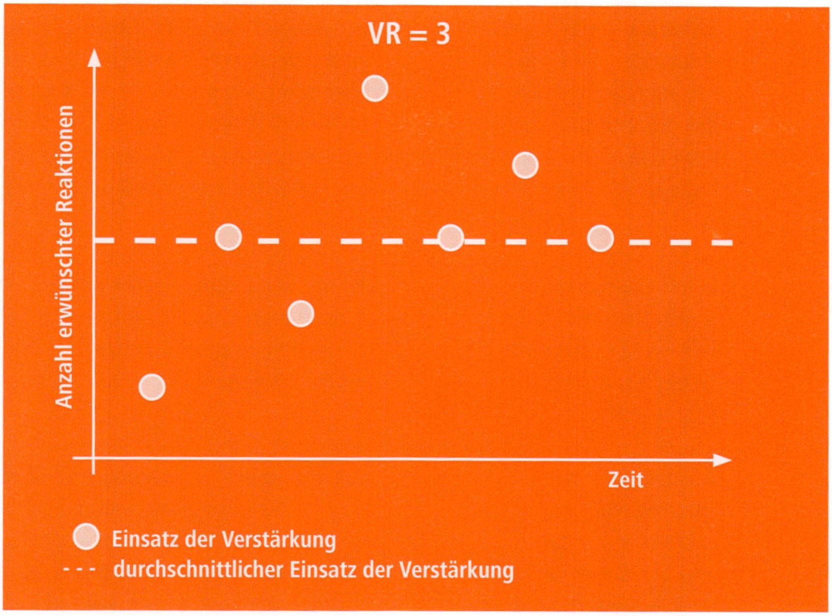

VR = 3

Verstärkerkontrolle

Robert Schramm (2007, Kapitel 7) beschreibt in seinem Buch ausführlich die Verstärkerkontrolle als ersten Schritt seiner *Sieben Schritte zur Unterrichtskontrolle.* Verstärkerkontrolle ist also eine wichtige vorbereitende Strategie, um die Kooperation eines Kindes zu gewinnen. Damit keine Sättigung für bestimmte Verstärker eintritt, müssen Verstärker variiert werden. Genutzte Verstärker sollten konsequent für eine Zeit kontrolliert (weggeschlossen) werden, bevor sie erneut zum Einsatz kommen. Das Seltene ist besonders (Schramm, 2007, S. 170).

- Hat Lennart zum Beispiel gerade zwei Stunden lang mit seinen Power Rangers gespielt, werden diese keine ausreichende Verstärkung für ein neues spontanes Verhalten darstellen, das wir in Zukunft gerne wieder sehen möchten. Wenn wir aber die Power Rangers für zwei Tage in eine Kiste schließen, zu der Lennart keinen Zugang hat, wird er sich am dritten Tag umso mehr über seine Spielfiguren freuen, wenn wir sie ihm überreichen.

Beispiel

Dinge, die für das Kind frei verfügbar zugänglich sind, können nicht gezielt als Verstärker eingesetzt werden. Wenn ein Kind also den gesamten Tag Zugang zu einem Videospiel hat, kann man es nicht als Verstärker nutzen. Das Kind kann sich selbst mit dem Zugang zum Videospiel verstärken, wann immer es will, auch nach unangemessenem Verhalten.

In einer ergotherapeutischen Praxis muss es also möglich sein, die Gegenstände, Spiele und Aktivitäten zu kontrollieren, die man als Verstärker für ein bestimmtes Kind einsetzen möchte. Ist zum Beispiel das Bällebecken ein Verstärker für ein bestimmtes Kind, könnte man die Stufe, die zum Hineinklettern nötig ist, zur Seite schieben, bevor das Kind die Praxis betritt, das Becken mit einer dicken Matte abdecken, die das Kind nicht selbst bewegen kann, oder die Tür zum Raum vorher abschließen.

Arbeitet man mit einem Kind in der Familie, muss mit den Eltern ein Plan entwickelt werden, wie sich Verstärkerkontrolle zu Hause realisieren lässt. Viele Lieblingsgegenstände können in Kisten aufbewahrt werden, manche in abschließbaren Schränken und Räumen. Schaukeln und Hängematten können abgenommen oder an der Decke befestigt werden.

Das Kind sollte dabei nie die Erfahrung machen, dass es durch unsere Kontrolle über seine Verstärker weniger Zugang zu Verstärkern hat. Ganz im Gegenteil! Es sollte sogar am Ende mehr Verstärker erhalten als zuvor, mit dem einzigen Unterschied, dass es nun die Verstärker direkt aus unserer Hand bekommt und immer direkt nach angemessenen Verhaltensentscheidungen. Wenn man Verstärker zwar kontrolliert, aber nicht ausreichend häufig einsetzt, kann es geschehen, dass das Kind frustriert wird, uns als ein Hindernis zu seinen Verstärkern erlebt oder aus Mangel an Stimulation mehr Selbststimulationen zeigt und sich zunehmend zurückzieht.

In einem intensiven ABA/VB-Programm ist eine ausgedehnte Verstärkerkontrolle bei den meisten Kindern nur für die ersten Wochen notwendig. Setzt man Verstärkung oft und variationsreich ein, wird das Kind uns Erwachsene immer mehr als die Geber von und eine Brücke zur Verstärkung erleben und nicht als ein Hindernis. Das Kind soll also nach einer Weile Lernerfahrung genau wissen, dass es von uns Erwachsenen Aufmerksamkeit und Zuwendung, Spiele, Aktivitäten, seine Lieblingsgegenstände und Essensverstärker erwarten kann, solange es sich an gewisse Regeln hält, sich angemessen verhält, ein erwünschtes Maß an Kooperation zeigt und angemessene Kommunikation einsetzt. Das klingt zunächst vielleicht streng, aber genau dies sollte auch für typisch entwickelte Kinder der Fall sein. Die gleichen Regeln gelten auch für uns Erwachsene.

Wir müssen uns darüber bewusst sein, dass unangemessenes Verhalten aus Versehen immerzu verstärkt werden kann, wenn ein Kind uneingeschränkten Zugang zur Verstärkung hat. Wenn es fernsehen darf, nachdem es jemanden geschlagen hat, einen Keks isst, nachdem es geschrien hat, oder mit einem Spielzeug spielt, wenn es sich eigentlich die Schuhe anziehen soll, lernt es allein aus der Verstärkung, die es in seiner Umwelt vorfindet, dass unangemessenes Verhalten sich lohnt.

Beispiel

Praktisches Beispiel zur Verstärkerkontrolle

- Matthias (4 Jahre) kommt bereits zum vierten Mal zu Ihnen in die ergotherapeutische Praxis. Matthias hat Schwierigkeiten Regeln zu akzeptieren und zeigt eine Bandbreite unangemessenen Verhaltens. Er hat die Diagnose ASD, spricht und versteht Vieles. Er beschäftigt sich meist exzessiv mit immer gleichen Aktivitäten, verweigert alle anderen Spiele und Aktivitäten, die ihm angeboten werden, und möchte immer bestimmen, was gemacht wird. Sobald er in die Praxis kommt, rennt er sofort, ohne sich die Schuhe auszuziehen in den Therapieraum mit der Vogelnestschaukel und verbringt dort mindestens 30 Minuten, bevor Sie ihn dazu bewegen können, herauszukommen. Matthias scheint die komplette Kontrolle über das Geschehen zu haben. Versuchen Sie ihn aus der Schaukel zu lotsen, beginnt er Sie zu schlagen und schreit. Die einzigen Male, in denen es Ihnen gelang, ihn aus der Schaukel zu bewegen, waren, als Sie ihm eine gute Alternative angeboten haben, wie das Bällebecken (also durch Locken und Verhandeln). Am Ende der Einheit mussten Sie Matthias stets gemeinsam mit seiner Mutter gegen seinen Willen aus dem Raum „ziehen".

Matthias zeigt also keinerlei freiwillige Kooperation. Ihr therapeutisches Ziel ist das „Akzeptieren von Regeln". Sie setzen sich als erste Teilziele, dass Matthias zu Beginn der Therapieeinheit „Hallo" zu Ihnen sagt und sich die Schuhe auszieht. Nun präparieren Sie die Praxis im Sinne der Verstärkerkontrolle: Sie befestigen eine Kette an der Wand, mit der Sie die Vogelnestschaukel festschnallen können, sodass es nicht möglich ist, damit zu schaukeln. Kontrollieren Sie auch alle anderen Schaukeln. Schließen Sie Schränke mit Unterrichtsmaterial ab und verwahren Sie alle Gegenstände und Spielsachen, die interessant sein könnten, in abschließbaren Kisten. Achten Sie darauf, dass beispielsweise nichts in Regalen herumliegt oder auf Fensterbänken steht, was einen verstärkenden Wert haben könnte. Die Räume werden abgeschlossen, bevor Matthias die Praxis betritt.

Nun kommt Matthias zu Ihnen in die Praxis und findet die Türen verschlossen vor. Wahrscheinlich wird er protestieren (siehe Löschungstrotz im Kapitel „Löschung"). Er beginnt zu schreien und ruft: „Lass mich da rein!" Haben Sie jedoch sichergestellt, dass er keine Gegenstände zerstören kann und sich nicht gefährden kann, können Sie ruhig und gelassen abwarten, bis er etwas ruhiger wird. Erklären Sie ihm: „Ja, wir können reingehen, aber zuerst sagen wir ‚Hallo'!"
Wenn Matthias dieser Aufforderung folgt, können Sie entscheiden, ob Sie dies sofort verstärken, indem Sie den Zugang zum Therapieraum gestatten, oder ihm noch eine zweite Anforderung auferlegen: „Erst musst du noch deine Schuhe ausziehen!"
Sobald Matthias seine Schuhe ausgezogen hat, darf er sofort in den Therapieraum und schaukeln.

Matthias lernt auf diese Weise, dass Sie meinen, was Sie sagen. Er wird verstehen, dass der einzige Weg, der zu seinem Verstärker führt, das Befolgen von einfachen Instruktionen ist. Dass Kooperation sich lohnt, sollte er nun in mehr und mehr Therapieeinheiten erfahren.

Matthias hat sich nun bereits daran gewöhnt, seine Schuhe vor jeder Therapieeinheit auszuziehen und ‚Hallo' zu sagen. Er sitzt nun in seiner Schaukel, die Sie als Verstärker für die ersten Teilziele eingesetzt haben, doch er ist nicht motiviert, sie zu verlassen. Sie können Matthias, um ihm den Übergang zur nächsten Situation zu erleichtern, einige Male ankündigen: „Gleich gehen wir in den anderen Raum!" oder „Gleich gehen wir ins Bällebecken!" Hierbei ist es wichtig, am Gesagten festzuhalten. Das Ziel sollte hier sein, dass nicht Matthias bestimmen darf, was er tun möchte, sondern Sie die Regel klar definieren, nach der sich Matthias richten muss. Denken Sie daran: Sie sind fair zu Matthias. Ihre Anforderung ist leicht und klar verständlich für ihn. Nun ist der Moment gekommen, in dem Sie zu Matthias sagen: „So, jetzt machen wir Pause mit Schaukeln und gehen ins Bällebecken!" Diese Instruktion ist sehr leicht zu befolgen, da es sich dabei um eine angenehme Aktivität handelt. Dennoch ist die Chance hoch, dass Matthias sie verweigert und protestiert. Bleiben Sie ruhig und halten Sie an Ihrer Anforderung fest, auch wenn Matthias laut wird.

Beginnen Sie mit leichten Instruktionen, wie das Hinübergehen zum Bällebad, um Matthias zu zeigen, dass es sich immer lohnt, Ihren Aufforderungen zu folgen. Möchte Matthias die Schaukel nicht verlassen, befestigen Sie sofort die Schaukel an der Wand (Verstärkerkontrolle), sodass Matthias nun nicht mehr schaukeln kann. In der Vergangenheit hat Matthias oft erfahren, dass er durch das Ignorieren solcher Anforderungen genau das bekommt, was er will und dass er durch unangemessenes Verhalten seinen Willen durchsetzen und Anforderungen vermeiden kann. Der Ausfall der Verstärkung durch das Kontrollieren der Schaukel stellt eine Löschung für das unangemessene Verhalten dar. Matthias soll nun erfahren, dass seinem Verweigerungsverhalten keine Verstärkung mehr folgt. Wahrscheinlich wird er erneut Löschungstrotzverhalten zeigen und Ihnen auf verschiedene Art deutlich machen, dass er weiterschaukeln möchte.

Bleiben Sie ruhig und erinnern Sie ihn an Ihre aufgestellte Regel. Sie können ihm sagen, dass er gerne weiterschaukeln darf, nachdem er mit Ihnen ins Bällebecken gegangen ist. Versuchen Sie nicht zu sehr auf ihn einzureden, während er unangemessenes Verhalten zeigt, erklären Sie ihm ruhig und freundlich die Regel in Momenten, in denen er ruhiger ist. Haben Sie zuvor alle möglichen Spielsachen und Aktivitäten im Raum kontrolliert, wird Matthias schnell Langeweile bekommen und es ist wahrscheinlich, dass er früher oder später die Entscheidung trifft, mit Ihnen zum Bällebecken zu gehen. Ist er erst einmal im Bällebecken, loben Sie ihn ausgiebig und sagen ihm: „Du bist so toll mitgekommen! Wenn du möchtest, kannst du jetzt auch wieder schaukeln!" Nun darf Matthias entscheiden, ob er lieber schaukeln möchte oder doch lieber etwas Zeit im Bällebecken verbringen will. Er hat eine gute Verhaltensentscheidung getroffen, indem er auf Ihre Anforderung reagierte, nun sollte er seinen Verstärker wählen dürfen.

Schnelligkeit und Timing

Gerade für Kinder, die zeitliche Zusammenhänge noch nicht gut verstehen können oder sehr wenig Kooperation zeigen, die sehr sprunghaft und impulsiv sind, ist es extrem wichtig, zu Beginn eines Lernprogramms innerhalb von zwei bis drei Sekunden nach einem erwünschten Verhalten zu verstärken.

- Matthias zieht sich in Vorraum Ihrer ET-Praxis zum ersten Mal nach Aufforderung die Schuhe aus. Verstärken Sie sofort, sobald er sich die Schuhe ausgezogen hat, öffnen Sie die Tür innerhalb von zwei bis drei Sekunden, noch bevor er die Tür erreicht. Für ein impulsives Kind wie Matthias wäre es nicht sinnvoll, ihm erst noch zu erklären: „Weil du dir so schön die Schuhe ausgezogen hast, mache ich jetzt die Tür auf!" Denn während Sie dies erklären, ist es wahrscheinlich, dass er zu schubsen, zu quengeln oder gegen die Tür zu klopfen beginnt. Würden Sie daraufhin die Tür öffnen, hätten Sie nicht das Zielverhalten verstärkt (sich die Schuhe auszuziehen), sondern das Schubsen, Quengeln oder Klopfen. Es wird immer das Verhalten verstärkt, das als Letztes vor der Präsentation eines Verstärkers eingesetzt wurde (Richman, 2004, S. 29; Danne, 2009, S. 16; Schramm, 2007, S. 169).
  Matthias soll jedoch einen klaren Zusammenhang erkennen können zwischen seinem kooperativen Verhalten (Schuhe ausziehen) und dem Zugang zur Verstärkung (Tür wird geöffnet). Sobald er in der Schaukel sitzt, können Sie ihm immer noch in Ruhe die Zusammenhänge erklären: „Als du gekommen bist, da war die Tür zu. Ich hab dich gebeten, dass du deine Schuhe ausziehst. Als du deine Schuhe ausgezogen hast, habe ich sofort die Tür aufgemacht und nun können wir spielen! Das hast du super gemacht!"
  Beschreiben Sie die Zusammenhänge so, dass er versteht, dass er selbst eine gewisse Kontrolle über die Situation hat. Matthias hat selbst entschieden, sich die Schuhe auszuziehen und dadurch hat er bewirkt, dass die Tür aufgeschlossen wurde.

Verstärkung ist also nur dann effektiv, wenn sie im richtigen Moment eingesetzt wird. Das richtige „Timing" zu finden setzt auch voraus, dass Sie als Therapeut das Zielverhalten genau definiert haben.

- Lennart kann bereits spontan das Wort „auken" für schaukeln einsetzen. Nun stoppen Sie die Schaukel und warten auf Lennarts Reaktion. Er sagt „aken" und Sie zögern: War die Reaktion gut genug, um sie nun zu verstärken? Sie sollten nun innerhalb von zwei Sekunden entscheiden, ob Sie diese Reaktion verstärken möchten oder ob Sie Lennart zutrauen, dass er sein Bedürfnis noch besser durch das Wort „auken" ausdrücken kann. Auf keinen Fall sollten Sie mehrere Sekunden zögern und danach doch noch entscheiden, dass „aken" gut genug war. Verstärken Sie entweder sofort oder geben Sie Hilfestellung für eine bessere Reaktion, wenn das Kind auf diese Hilfestellung angewiesen ist. Sie müssen also ein klares Ziel haben und auch genau wissen, was Sie dem Kind zutrauen können, um im richtigen Moment zu verstärken. Wenn Sie also wissen, dass Lennart bereits das Wort „auken" spontan einsetzen kann, sollten Sie entscheiden, weder zu prompten noch Lennart Zugang zur Schaukel zu gewähren. Es ist sehr wahrscheinlich, dass er sich keine richtige Mühe gibt, da er gar nicht so dringend schaukeln möchte, also seine Motivation nicht hoch genug ist. Es kann auch sein, dass er nicht versucht deutlicher zu sprechen, weil er sich zu sehr auf Ihre Hilfestellung verlässt. Man könnte also einige Minuten warten und später wieder zur Schaukel zurückkommen, wenn Lennarts Motivation zu schaukeln höher ist. Wenn er dann „auken“ sagt, sollte man sofort ausgiebig verstärken.

Verpasst man den richtigen Moment, um zu verstärken, geschieht es oft, dass ein Kind selbst eine Aufgabe zu beenden versucht, um sich Zugang zur Verstärkung zu verschaffen.

Beispiel aus Lennarts Kindergarten

- Lennarts einziger Verstärker auf dem Spielplatz des Kindergartens ist es, mit Sand zu rieseln. Lennart würde dies stundenlang tun und freiwillig auf dem Hof nie eine andere Aktivität wählen. Seine Erzieherinnen tolerieren dieses stereotype Verhalten nur für kurze Zeit, bevor sie ihn von dem Sand wegziehen, damit er etwas Neues ausprobiert. Sie setzen Lennart dann zum Beispiel auf das Dreirad, manchmal rutschen sie mit ihm, setzen ihn in die Schaukel oder wollen ihn dazu bringen, einen Ball zu treten. Meist macht Lennart dies auch mit, jedoch halten die Erzieherinnen diese Anforderungen so lange aufrecht, bis sich Lennart aus der Situation herauswindet und schnell zum Sandkasten zurückrennt.

  Aus Lennarts Sicht sind die Erzieherinnen also für nervige Unterbrechungen seiner Lieblingsaktivität verantwortlich. Er geht zwar freiwillig mit ihnen mit, ist aber schnell gelangweilt von den neu angebotenen Aktivitäten und verlässt die aufgetragenen Situationen immer mit dem Wunsch zu flüchten. Er ist stets derjenige, der entscheidet, wie lange er die neue Situation mitmacht, und er ist auch derjenige, der sich danach freien Zugang zum Sandkasten verschafft. In dieser Situation werden die Erzieherinnen wahrscheinlich nicht Lennarts Kooperation zum Mitmachen fördern, sondern sich zunehmend mit aversiven Reizen in Verbindung bringen und ihn dazu motivieren, in der Zukunft vermehrt Fluchtverhalten zu zeigen.

  Lennarts Erzieherinnen sollten die Kontrolle über den Sandkasten haben, da er Lennarts größter Verstärker auf dem Hof ist. Sie sollten ihre Anforderungen jedoch zeitlich so kurz halten, dass Lennart nicht frustriert. Sie sollten auch diejenigen sein, die mit ihm zurück zum Sandkasten gehen und ihm den Zugang zum Sand gezielt ermöglichen.

  Wissen die Erzieherinnen also, dass Lennart keine Minute auf dem Dreirad sitzen bleiben wird, sollten sie ihn nach einer halben Minute vom Dreirad nehmen, ihn loben und seine Kooperation verstärken, indem sie ihn zum Sandkasten geleiten mit den Worten: „Super, du bist Dreirad gefahren, jetzt darfst du auch in den Sandkasten!“

Im richtigen Moment zu verstärken sorgt dafür, dass ein Kind die Verbindung zwischen dem angemessenen Verhalten und der Verstärkung erkennen kann. Durch das richtige Timing können die besten Verhaltensweisen differenziert verstärkt und Fluchtverhalten vermieden werden.

Verstärkung angemessenen Spielverhaltens

Gutes Timing bedeutet zu verstärken, bevor ein Kind sich unangemessen verhält. Dies gilt besonders für Situationen, in denen wir Spielverhalten aufbauen möchten. Soll ein Kind zum Beispiel lernen, auch einmal alleine zu spielen, wenn es sich für gewöhnlich gar nicht alleine beschäftigt, dann müssen wir verstärken, bevor es frustriert. Stellen Sie sich vor, dass ein Kind Ihnen auf Schritt und Tritt folgt und sich nicht eine Minute allein beschäftigen mag. Man könnte mit dem Kind zunächst spielen, dann aufstehen und ihm erklären: „Ich bin gleich wieder da. Spiel bitte kurz allein!" (SD). Man entfernt sich dann ein Stück, sollte aber bereit sein, zu verstärken, bevor das Kind zum Erwachsenen kommt und nicht mehr alleine spielen möchte. Immer wenn man das Kind verlässt, wird sein Bedürfnis nach Aufmerksamkeit (MO) ansteigen. Befriedigt man das Bedürfnis nach Aufmerksamkeit und kommt zurück zu dem Kind (SR+), nachdem es sich kurz allein beschäftigt hat, wird angemessenes Spielverhalten verstärkt und es wird vermieden, dass das Bedürfnis nach Aufmerksamkeit zu groß wird. Würde man zu lange mit der Verstärkung warten, kann das Bedürfnis nach Aufmerksamkeit (MO) so stark werden, dass die Frustrationsgrenze überschritten wird und sich das Kind entschließt, aufzustehen und Aufmerksamkeit einzufordern.

In der Abbildung sehen Sie eine Kurve, die das Bedürfnis nach Aufmerksamkeit und Stimulation symbolisiert. Wird dieses Bedürfnis zu stark und die Frustrationsgrenze überschritten, ist es wahrscheinlich, dass unangemessenes Verhalten eingesetzt und dann verstärkt wird, wie in der ersten Spitze der Grafik zu sehen ist. Würde nun

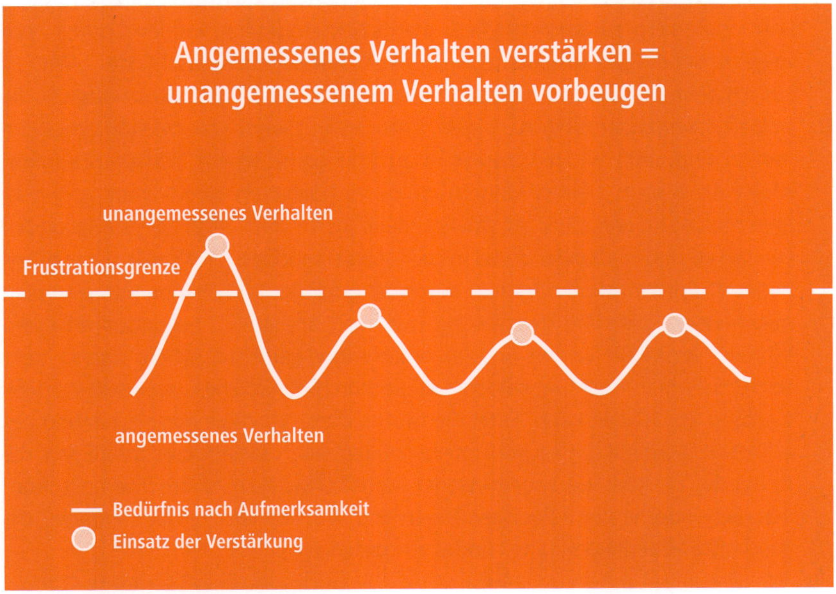

Angemessenes Verhalten verstärken

kein Plan vorhanden sein, um angemessenes Verhalten zu verstärken, bevor das Bedürfnis nach Aufmerksamkeit und Stimulation zu groß wird, wird das Kind wahrscheinlich immer schneller unangemessenes Verhalten einsetzen. Auf der Grafik ist zu erkennen, wie angemessenes Verhalten verstärkt wird, bevor die Frustrationsgrenze erreicht wird.

Es kann durchaus notwendig sein, dass man das Kind zunächst immer nur für 10–20 Sekunden verlässt, um dann das angemessene Spielverhalten zu verstärken. Man sollte es immer wieder loben, nachdem es sich kurz allein beschäftigt hat: „Toll, wie gut du alleine spielst!" Danach sollte man wieder zusammen mit dem Kind spielen und die Phasen, in denen man es verlässt, damit es alleine spielen kann, langsam aber kontinuierlich verlängern. Anforderungen sollten also immer nur kleinschrittig erhöht werden. Das Kind wird lernen, sich angemessen selbst zu beschäftigen, wenn es darauf vertrauen kann, dass der Erwachsene bald zurückkommen und dann wieder mit ihm spielen wird. Es sieht dann keine Notwendigkeit mehr, aufzuspringen und hinter den Erwachsenen herlaufen zu müssen. Das selbstständige Spielverhalten ist differenziert und variabel zu verstärken und der VR sollte langsam immer weiter ausgedehnt werden. Verpasst man zum Verstärken den rechten Moment, wird das Kind immer wieder zu uns kommen, noch bevor wir das gewünschte Verhalten verstärken können.

Beispiel

- Sie beraten eine Familie, in der zwei Geschwister nicht eine Minute miteinander spielen können, ohne dass es zu Handgreiflichkeiten und Geschrei kommt. Bevor man überlegt, wie man Konsequenzen für aggressives Verhalten einsetzen könnte, sollte man einige Tage ausschließlich intensiv angemessenes alternatives Verhalten verstärken! Sie könnten zusammen mit der Mutter eine Sammlung von Verstärkern zusammenstellen, die gezielt eingesetzt werden können, um angemessenes Spielverhalten zu verstärken. Auf die Frage der Mutter: „Wie oft soll ich denn verstärken?", stellen Sie die Gegenfrage: „Wie lange schaffen es die beiden miteinander ruhig zu spielen, bevor es laut wird?" Die Verstärkung sollte immer eingesetzt werden, *bevor* es zu unangemessenem Verhalten kommt. Meint die Mutter, beiden Kindern würde es höchstens eine Minute gelingen, angemessen miteinander zu spielen, dann sollte man nach 30–50 Sekunden verstärken und die Kinder dabei immer ausgiebig loben: „Ihr spielt super miteinander!" Spielen die Kinder nun regelmäßig für 30–50 Sekunden angemessen miteinander, sollte die Verstärkung nur noch alle 40–90 Sekunden erfolgen. Werden Verstärker variiert und unvorhersehbar gemischt, ist die Chance sehr hoch, dass man noch am selben Tag die durchschnittlichen Intervalle der Verstärkung ausdehnen kann. Setzt die Mutter diese Strategie korrekt ein und beachtet sie nicht nur das rechte Timing, sondern auch alle anderen Strategien, die es bei der Verstärkung angemessener Verhaltensweisen zu beachten gilt, können die Kinder in den folgenden Tagen und Wochen lernen, über längere Zeitabschnitte angemessen miteinander zu spielen.

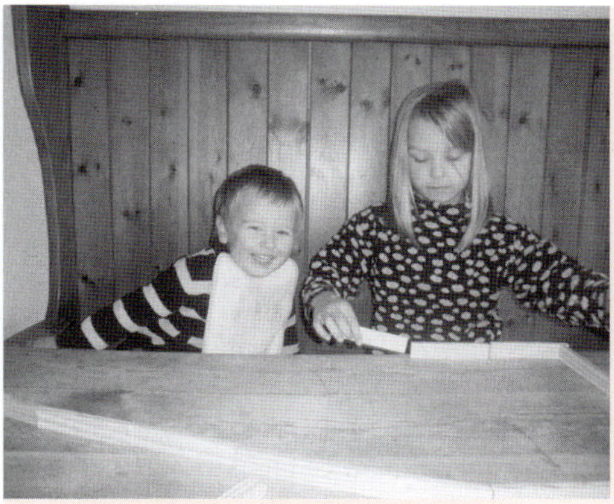

1

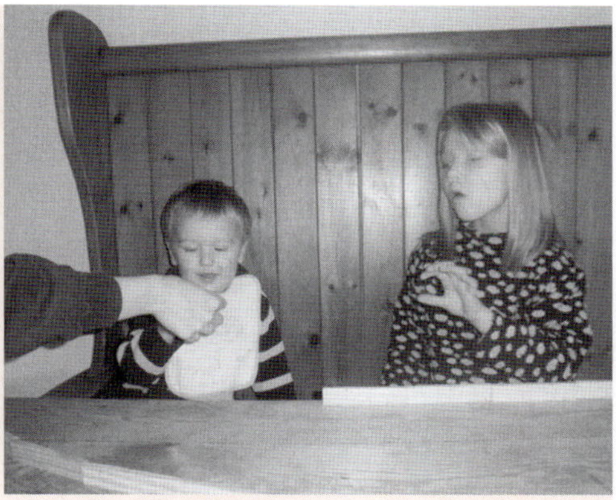

2

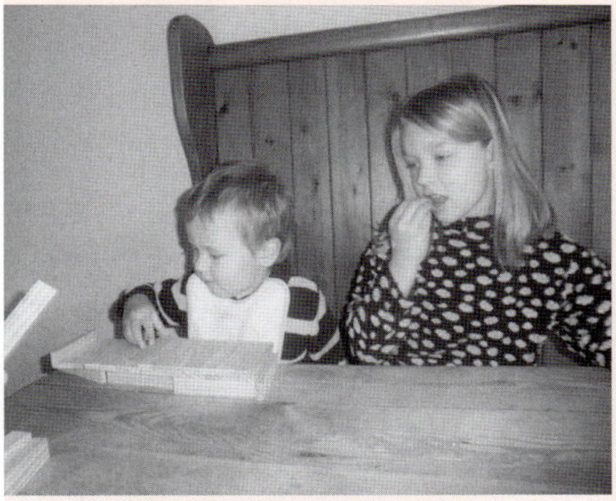

3

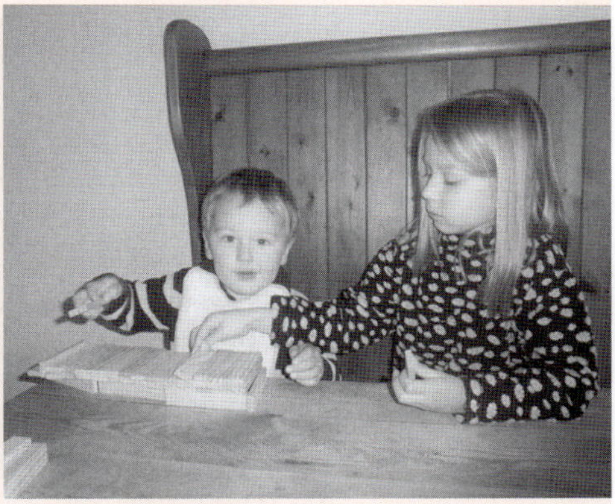

4

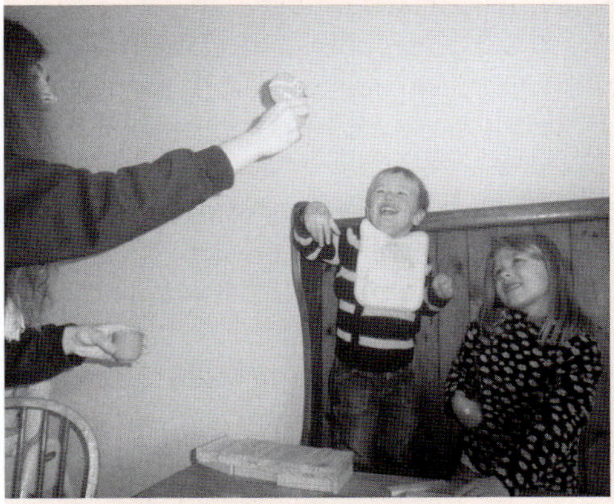

5

1 Die Geschwister spielen miteinander →
2 Das gemeinsame Spiel wird verstärkt →
3 + 4 Wieder spielen beide 30–50 Sekunden angemessen →
5 Mama verstärkt mit Seifenblasen

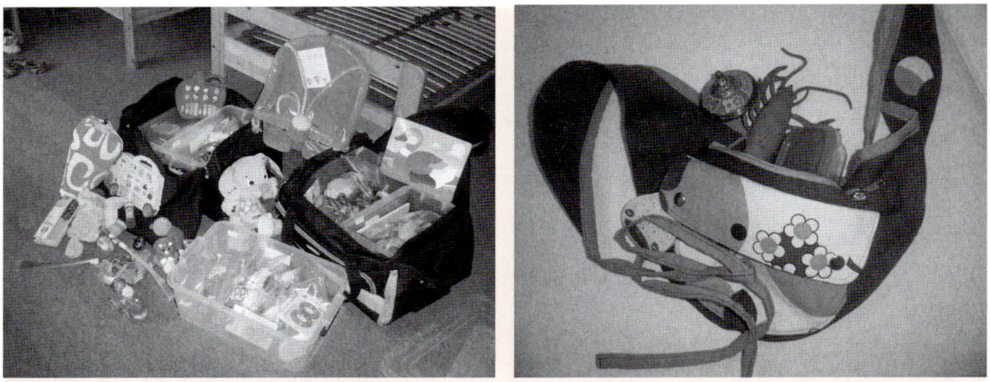

Verstärker als Arbeitsmaterial

Mit Verstärkern „bewaffnet" sein

Wenn man mit Kindern arbeitet, die auf sofortiges Feedback angewiesen sind, um effektiv lernen zu können, ist der Einsatz eines Rucksacks, einer Umhänge- oder Gürteltasche empfehlenswert, die täglich mit einer wechselnden Auswahl von Verstärkern bestückt wird.

- Matthias reagiert noch nicht auf Lob. Er ist zu schwer, um ihn auf den Arm zu nehmen und herumzuwirbeln und mag es nicht, gekitzelt zu werden. Zeigt er nun ein angemessenes Verhalten in Ihrer Praxis, das Sie gerne öfter sehen möchten, sollten Sie sofortige Verstärkung parat haben.
  Matthias erzählt freundlich und aufgeweckt: „Unser Hund heißt Bommel!" Dies ist für Matthias ein außerordentlich soziales und kommunikatives Verhalten, wie Sie es selten bei ihm erlebt haben. Während Sie natürlich freundlich auf das Gespräch eingehen, sollten Sie zusätzlich verstärken, denn Sie können nicht davon ausgehen, dass eine Aussage wie: „Oh, das ist bestimmt schön, einen Hund zu haben!" auf Matthias' Verhalten verstärkend wirkt! Wenn Sie dann zur Vogelnestschaukel eilen, um diese als Verstärkung aus der Wandhalterung zu befreien, könnte Matthias schon wieder ein unangemessenes Verhalten zeigen. Er schmeißt zum Beispiel einen Baustein gegen das Fenster und springt anschließend in die Vogelnestschaukel, die Sie nun vorbereitet haben. In diesem Fall würde Matthias' letztes Verhalten verstärkt.
  Mit einer mobilen Verstärkertasche hätten Sie ihm aber sofort nach seiner freundlichen Aussage einen seiner Verstärker übergeben können, z. B. einen Flummi, einen leuchtenden Kreisel oder etwas Popcorn.
- Wenn Sie mit Lennart außerhalb des Hauses unterwegs sind, und er sagt zum ersten Mal in seinem Leben laut und deutlich „Miau", als er eine Katze sieht, könnten Sie sofort mit Seifenblasen oder Power Rangers verstärken.

Eine Gürteltasche ist auch sehr praktisch, um differenziert verstärken zu können.

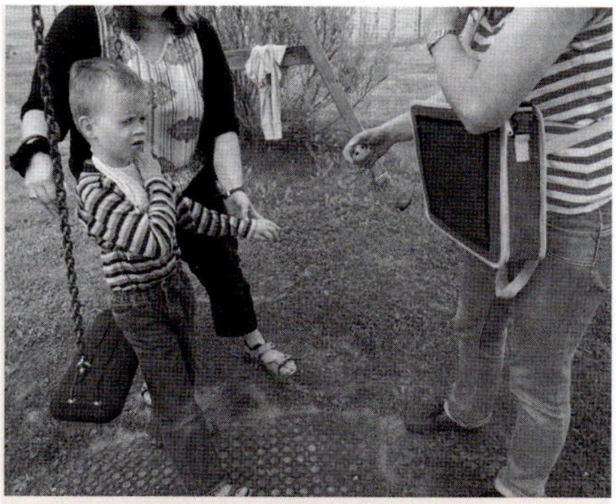
Zeichen für Schaukeln

Beispiel

- Lennart schaukelt mit Ihnen und Sie stoppen die Schaukel. Doch anstatt nur das Zeichen für Schaukeln einzusetzen, sagt er zum ersten Mal: „Auken". Würden Sie Lennart nun einfach nur weiter schaukeln, hätte er kein klares Feedback darüber bekommen, dass diese Reaktion viel besser war, als das Zeichen allein einzusetzen. Geben Sie ihm jedoch zusätzlich ein halbes Gummibärchen, wird er bemerken, dass es sich lohnt, zu sprechen.

Ist man auf essbare Verstärker angewiesen, kann man auch Trockenobst, Trauben oder andere Fruchtstücke, Cornflakes, Popcorn oder Esspapier als gesunde Alternativen anbieten, wenn das Kind diese Dinge mag.

Keine Verhandlungen

Um ein Kind zu motivieren, sollte man nicht einen interessanten Gegenstand vor dem Kind hochhalten und fragen „Möchtest du das haben?" Dies hat nichts mit Verstärkung zu tun. Verstärkung geschieht nach einem Verhalten und nicht davor! Wenn wir versuchen, ein Kind zu „ködern", gehört dies zu den Antezedenten (Auslösern) und ist nicht als Konsequenz = Verstärkung zu kategorisieren. Es wird also nicht dazu führen, dass ein Kind in der Zukunft ein Verhalten effektiv aufbauen kann. Es kann sein, dass es in diesem Moment tatsächlich das Verhalten zeigt, das wir sehen möchten, aber es wird keinen effektiven Lernerfolg haben.

Man sollte möglichst keine „Wenn-dann-Phrasen" nutzen, wenn man ein Kind dazu bringen möchte, ein erwünschtes Verhalten zu zeigen, damit Verstärkung nicht in Bestechung ausartet (Danne, 2009, S. 15; Schramm, 2007, S. 91). Dies würde zu Verhandlungen führen und es würde schwer werden, die Verstärkung abzubauen, da das Kind auf bestimmte festgelegte Verstärker bestehen würde, die es in einer Situation wiederholt erfahren hat. Ein Kind lernt durch „Bestechung" auch nicht, dauerhaft bessere Verhaltensentscheidungen bewusst zu treffen, was das Ziel einer jeden verhaltensanalytischen Intervention sein sollte. Es wäre nur zur Kooperation bereit, wenn es den angebotenen Verstärker als für „gut genug" befinden würde. Dies nähme den Erwachsenen die Kontrolle über die Lernsituation aus der Hand und das Kind wäre in der kontrollierenden Position (Vail, 2002, S. 5).

Nehmen wir an, eine Mutter sagt zu ihrem Kind: „Wenn du dir deine Schuhe anziehst, bekommst du einen Keks!" Das Kind könnte nun äußern: „Für einen Keks werde ich nicht mitmachen, aber für zwei vielleicht schon!"

In solchen Situationen kann es auch oft vorkommen, dass das Kind sagt: „Ich will keinen Keks!", und die Erwachsenen fahren daraufhin immer wertvollere Verstärkung auf: „Du kannst auch ein Eis haben!"
Durch solche Prozesse lernt es: „Umso mehr ich verweigere, desto besser und größer wird am Ende meine Belohnung ausfallen!" Das Kind könnte auch in Zukunft Ansprüche stellen: „Wenn ich mir die Schuhe anziehe, bekomme ich dann einen Keks?"

Wir würden dem Kind also beibringen zu verhandeln, wenn wir versuchen es mit Verstärkern zu „locken". Kooperation wird dadurch jedoch nicht dauerhaft aufgebaut. Sehr häufig wird Verstärkung mit dieser Form von Verhandlung verwechselt.

Es wird daher empfohlen, Verstärkung überraschend einzusetzen, wenn das Kind nicht damit rechnet und nicht davon spricht.
Die Mutter sollte lieber einige Überraschungsverstärker mit sich herumtragen. In einer Situation, in der das Kind spontan selbstständig seine Schuhe anzieht, sollte sie verstärken: „Super, du hast dir so toll die Schuhe angezogen!" und ihm einen nicht abgesprochenen Verstärker überreichen.

Man sollte ein Kind also nicht bestechen oder locken, sondern sein Augenmerk auf die Situationen richten, in denen es sich bereits angemessen verhält, um dann zu verstärken.

Nur wenn es bereits einen Wunsch von sich aus geäußert hat, z. B.: „Ich möchte schaukeln!", kann und sollte man diese spontane Motivation nutzen, um seine Kooperation ganz natürlich zu fördern. Man könnte ihm sagen: „Na klar kannst du schaukeln! Zieh aber bitte erst deine Schuhe an!" Beschwert sich das Kind nun, wäre dies eine Situation, in der man auch einmal „Wenn-dann" nutzen kann, da das Kind sich selbst zuvor seinen Verstärker ausgesucht hat: „Wenn du deine Schuhe angezogen hast, kannst du schaukeln!" Man sollte dann aber auch dabei bleiben, was man sagt: Zieht das Kind seine Schuhe nicht an, sollte es auch keinen Zugang zur Schaukel bekommen.

Überraschungsverstärker

Ein Kind sollte kein Verstärkungsmuster erkennen können und nicht vorhersagen können, wann wir ihm wie viel und welche Verstärker überreichen. Die Strategie der „Überraschungsverstärker" baut auch Vertrauen auf. Das Kind lernt, dass es sich immer auf seinen Lehrer verlassen kann und er immer für das Kind da ist mit etwas, das ihm wichtig ist, solange es mitmacht und Kooperation zeigt (Schramm, 2007). Wir zeigen dem Kind also, dass wir seine Vorlieben genau kennen und ihm geben möchten, was ihm wichtig ist.

Kein Verstärker sollte konsequent für ein bestimmtes Lernziel eingesetzt werden (z. B. Modellhubschrauber beim Toilettengang), um eine ungewollte Lernverknüpfung zu vermeiden. Das Kind könnte zum Beispiel denken: „Wenn ich meinen Hubschrauber möchte, gehe ich auf Toilette!" Verstärker sollten unvorhersehbar variiert und kombiniert werden.

Gezielte Verstärkung angemessener Verhaltensweisen kann dazu führen, dass man auf andere Konsequenzen verzichten kann. Man muss bei der Verstärkung jedoch eine Vielzahl wichtiger Regeln beachten, damit sie effektiv sein kann.

Verstärker wandeln sich

Verstärker ändern ihren Wert in jeder Situation, zu jeder Zeit bei jeder Person.

Beispiele für Verstärker mit Punktesystem

- Frau Müller sammelt Bonuspunkte einer Kaufhauskette auf einer kleinen Plastikchipkarte. Die MOs für das Sammeln der Punkte sind sowohl Frau Müllers knappes Haushaltsbudget als auch ihr altes Bügeleisen, das nicht mehr verlässlich funktioniert. Frau Müller sammelt so lange Punkte, bis sie nach einigen Monaten dafür ein neues Bügeleisen eintauschen kann. Dies hat den Effekt, dass sie bevorzugt in den Geschäften einkauft, in denen sie Bonuspunkte verdienen kann. Auf Herrn Müller hat diese Art „Tokensystem" jedoch keinen verstärkenden Effekt, da er sich Sorgen um die Sicherheit seiner persönlichen Daten macht. Seine Sorge um mögliche Sicherheitslücken ist ein MO, der für ihn den Wert der Punkte herabsetzt.

Beispiele für Verstärker, die ihren verstärkenden Wert verlieren

- Herr Klein blätterte früher jeden Morgen alle Reklamehefte durch, um die Coupons auszuschneiden, für die man üblicherweise Gratisproben in den Geschäften erhält. Seine MOs waren seine kleine Rente sowie eine Menge Zeit, die er täglich zur Verfügung hatte. Er tat es 20 Jahre lang. Nun hat Herr Müller Gicht und er hat Mühe, die Schere zu bedienen. Auftretende Schmerzen in seinen Gelenken sind damit ein MO, der den Wert der Gratisproben herabsetzt.

- Jan sammelt Fußballbilder und gibt dafür sein ganzes Taschengeld aus. Sobald die WM vorbei ist, er alle Sticker hat und in der Schule nun andere Themen aktuell sind, verlieren auch die Bilder ihren Wert. Es ist also eine Sättigung eingetreten. Dieser MO führt dazu, dass Jan immer weniger und zum Schluss gar kein Geld mehr für Fußballbilder ausgibt.

Nicht für alle Kinder sind Lob, Punkte, Smileys, gute Schulnoten und die Zufriedenheit der Erwachsenen verstärkend genug, um im Unterricht und während der Therapieeinheit motiviert mitzumachen oder angemessenes Verhalten zu zeigen. Für diese Kinder muss individuelle Verstärkung gezielt eingesetzt werden.

- Herr Klein bittet Jan, sein Auto zu waschen und gibt ihm dafür fünf Euro. Die fünf Euro sind für Jan so verstärkend, dass er sich entschließt, alle Leute in seiner Straße zu fragen, ob sie nicht eine Autowäsche benötigen. Jan bekommt fünf Euro Taschengeld in der Woche und kann damit innerhalb einer Stunde seinen Wochensatz verdoppeln. Einen Monat später ist Jan im Urlaub und Herr Klein bittet Herrn Müller, sein Auto zu waschen. Auch ihm bietet Herr Klein fünf Euro dafür. Da Herr Müller eine gut bezahlte Stellung hat, haben fünf Euro für ihn keinen verstärkenden Wert.

Kritik an gezielter Verstärkung

Die Bereitschaft zur Kooperation kann bei vielen Kindern mit ASD nicht vorausgesetzt werden. Wenn meine Zufriedenheit momentan keinen verstärkenden Wert für ein Kind hat (vielleicht aufgrund einer mangelnden Theory of Mind), dann muss dies zunächst akzeptiert werden und es müssen andere Verstärker eingesetzt werden, bis das Kind eines Tages besser auf soziale Verstärkung reagiert.

Viele Fachleute möchten auf greifbare extrinsische Verstärker verzichten und argumentieren: „Das Kind soll Aufforderungen nachkommen, weil wir es möchten und nicht weil es dann etwas bekommt!" oder: „Das ist ja wie Hundetraining!" Dass ein Kind etwas für Menschen tut und nicht für greifbare Verstärker, ist das ausgesprochene Ziel. Nur deswegen werden Verstärker unvorhersehbar variiert eingesetzt und kontinuierlich in ihrer Frequenz abgebaut. Bestechung und Verhandlung sind nicht im Sinne der Verstärkung. Es bringt für den Lernerfolg eines Kindes nichts, darauf zu warten, bis es einen verstärkenden Wert darin sieht, anderen Menschen zu gefallen, denn dies könnte im schlimmsten Fall nie passieren. Kinder mit Autismus haben in den meisten Fällen eine mangelnde Theory of Mind und damit einen ausgeprägten Egozentrismus (Matzies, 2004). Es ist nicht die Schuld der Kinder und kein „schlechter" Charakterzug, sondern ein Phänomen, das mit ASD einhergeht. Wieso sollte ein Kind die Zufriedenheit des Gegenübers als Verstärker empfinden, wenn es sich nicht einmal bewusst darüber ist, dass das Gegenüber einen eigenen Willen und ein eigenes, vom Kind abweichendes Gefühlsleben hat? Das Gehirn eines Kindes mit ASD arbeitet anders als das eines typisch entwickelten Menschen und es muss daher auch andere Lernerfahrungen machen.

Viele Lehrer und Eltern argumentieren, dass ein Kind mit ASD sehr gut auf Lob reagiert und sich sichtlich darüber freut. Dies ist jedoch kein Indiz dafür, dass Lob in diesem Fall wirkliche Verstärkung darstellt, die bewirkt, dass ein Verhalten effektiv aufgebaut wird. Nutzt ein Kind ohne motorische, audiologische und neurologische Einschränkungen zum Beispiel im Alter von fünf Jahren nur vier Worte spontan, kann davon ausgegangen werden, dass Lob allein nicht ausreichend verstärkend wirkt, um Imitationsverhalten und Sprache zu fördern. Würde dieses Kind Lob und soziale Zuwendung als genauso verstärkend empfinden wie typisch entwickelte Kinder, würde es über einen typisch entwickelten Wortschatz verfügen, es sei denn, es wird viel weniger als typisch entwickelte Kinder gelobt.

Gerade zu Beginn, wenn Kinder beispielsweise noch keine zeitlichen Abstände überblicken können oder sehr auf essbare Verstärker fixiert sind, kann es befremdlich anmuten, dem Kind diese essbaren Verstärker gezielt nach angemessenem Verhalten zu überreichen. Man kann jedoch einem Kind systematisch beibringen, soziales Feedback als Verstärkung anzunehmen. Dieses geschieht jedoch nur über einen längeren Zeitraum. Man muss zunächst gezielt greifbare Verstärker einsetzen, sie aber immer mit Lob, Umarmungen, Lächeln und anderen Reaktionen zusammenbringen (paaren), die das Kind einmal als verstärkend empfinden soll. Bekannte Verstärker werden so lange mit nicht-verstärkender sozialer Zuwendung in Verbindung gebracht, bis sich der verstärkende Wert auf die sozialen Handlungen überträgt (konditionierte Verstärkung). Dieser Prozess wird „Pairing" genannt und noch ausführlich erläutert.

Merke

Typisch entwickelte Menschen lernen aus den Erfahrungen mit ihrer Umwelt in allen wachen Stunden. Sie haben zum Erlernen neuer Fähigkeiten ein eingebautes Belohnungssystem, das „natürliches" Lernen aus eigenem Antrieb ermöglicht. Menschen, die diese intrinsische Verstärkung nicht verspüren, sind darauf angewiesen, dass sie diese Verstärkung zunächst von außen bekommen.

Es muss in jedem Fall vermieden werden, ein Kind mit essbaren Verstärkern „vollzustopfen", wenn man auf essbare Verstärker zurückgreifen muss. Man sollte die Eltern fragen, wie viel Chips, Kekse oder sonstige essbare Verstärker das Kind gewöhnlich zu sich nimmt. Genau die gleiche Menge sollte beibehalten werden. Nur bekommt das Kind nun nicht mehr die Schüssel Chips mit einem Mal, sondern dosiert und gezielt nach angemessenen Verhaltensentscheidungen über den Tag verteilt.

Es sei aber noch einmal betont, dass essbare Verstärkung nur minimal zum Einsatz kommen sollte mit dem Ziel, die essbaren Verstärker durch greifbare oder soziale Verstärkung zu ersetzen.

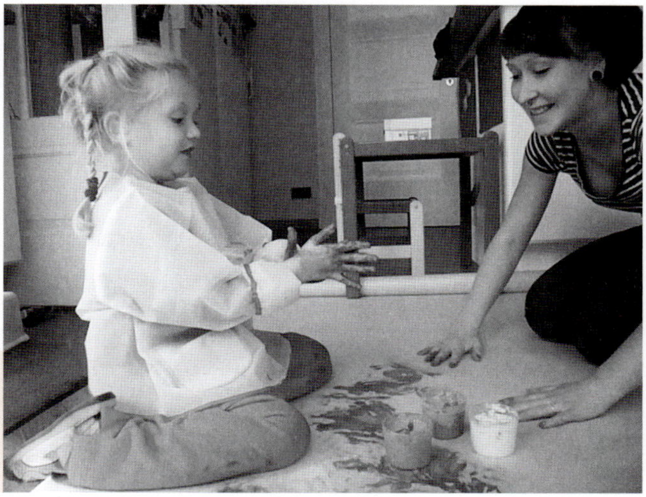

Auch sensorische Reize können in der Ergotherapie-Praxis hervorragend als Verstärker eingesetzt werden

Löschung

Löschung ist eine der effektivsten Strategien, um unangemessene Verhaltensweisen zu reduzieren und um Motivation und Kooperation zu fördern (Schramm, 2007). Löschung (extinction) bedeutet, dass ein Verhalten, das zuvor verstärkt wurde, nun nicht weiter verstärkt wird und es als Konsequenz zu einem verminderten Einsatz dieses Verhaltens in der Zukunft kommt.

Löschung ist also das *Fehlen* von Verstärkung, während bei Verstärkung und Bestrafung hingegen immer ein Stimulus entweder zugefügt oder entfernt wird. Jedes Verhalten, das nicht weiter verstärkt und damit auf Löschung gesetzt wird, verliert seine Funktion oder seinen Zweck und wird immer weniger eingesetzt, bis es schließlich gar nicht mehr zur Anwendung kommt.

Kein Organismus setzt dauerhaft Verhaltensweisen ein, die nicht zu einer Form von Verstärkung führen. Verhaltensweisen, die nicht erfolgreich sind, um einen bestimmten Zweck zu erfüllen, werden durch Verhaltensweisen ersetzt, die erfolgreicher sind, um den gleichen Zweck zu erfüllen.

Beispiele zur Löschung

- Sie rufen eine Informationshotline an und geraten wiederholt immer nur in die Warteschleife. Sie werden auch nach mehreren Versuchen nicht verbunden. Ihr Verhalten führt also nicht zur gewünschten Verstärkung. Damit ist wahrscheinlich, dass Sie es bald einstellen.
- Herr Müller hält sich in den Ferien auf einer kleinen Berghütte in Norwegen auf und spricht den Wirt an: „Kann ich bitte ein Würstchen bekommen?“ Dieses Verhalten (Manding) ist in der Vergangenheit oft genug verstärkt worden, sodass es nun ein erlerntes effektives Verhalten darstellt, um einen bestimmten Verstärker, in diesem Fall ein Würstchen, zu bekommen. Nun erhält Herr Müller jedoch zum ersten Mal keine verstärkende Reaktion auf dieses Verhalten. Der Wirt setzt das Verhalten (wenn auch unbeabsichtigt) auf Löschung und reagiert nicht wie gewünscht, da er kein Wort Deutsch versteht. Nach mehreren Versuchen ist Herr Müller überzeugt, dass dieses Verhalten in dieser Situation nicht zum Ziel führt. Er wird es weniger einsetzen, bis er es schließlich aufgibt, auf Deutsch auf den Wirt einzureden.

Löschungstrotz

Wenn ein Verhalten, das in der Vergangenheit erfolgreich war, nicht mehr zur erstrebten Verstärkung führt, wird dies aber zunächst einen sogenannten Löschungstrotz auslösen. Ein Löschungstrotz ist die Zeitspanne, in der ein Verhalten, das auf Löschung gesetzt wird, zunächst ansteigt, bevor es abnimmt (Schramm, 2007).

Löschungstrotz bedeutet also, dass man verschiedene Verhaltensweisen ausprobiert, bis man ein Verhalten einsetzt, das schließlich zur gewünschten Verstärkung führt. Führt jedoch keine der angewandten Verhaltensweisen zum Ziel, wird man bald ihren Einsatz aufgeben. Das Verhalten wird eingestellt.

Löschungstrotz und erwünschte Lernerfahrungen

- Bezogen auf die Situation in unserer Berghütte können wir annehmen, dass Herr Müller nach dem ersten Bestellversuch zusätzlich Gestik und Mimik einsetzen wird, um sich besser verständlich zu machen. Da er auch damit nicht erfolgreich ist, holt Herr Müller seinen Minireiseführer mit einem Reisewörterbuch aus dem Rucksack.
  Er liest laut vor: „Kan jeg få en pølse, takk!" Sofort serviert ihm der norwegische Wirt ein heißes Würstchen und verstärkt damit Herrn Müllers neues Verhalten. Herr Müller ist damit für die Zukunft motivierter, sein Reisewörterbuch zu nutzen und sogar einige wichtige Sätze auf Norwegisch auswendig zu lernen.
  Sowohl die Nutzung von Gestik und Mimik als auch die Nutzung des Wörterbuches sind neue Verhaltensweisen, die durch einen Löschungstrotz ausgelöst wurden.

Ein Löschungstrotz kann also zu positiven Lernerfahrungen führen.

- Im Herbst können Sie Elstern beim Versuch Walnüsse zu knacken beobachten. Zunächst versuchen sie die Walnuss mit dem Schnabel zu öffnen (Verhalten Nummer eins), da dies oft ein erfolgreiches Verhalten ist, um Zugang zu essbarer Verstärkung zu erhalten. Wenn nun das Verhalten nicht dazu führt, die Nuss zu öffnen, ist dieses Verhalten in dieser Situation auf Löschung gesetzt.
  Die Elster wird nun neue Verhaltensweisen einsetzen, um den gleichen Zweck zu erfüllen. Der Löschungstrotz macht sie erfinderisch, neue Verhaltensweisen auszuprobieren. Sie fliegt mit der Nuss im Schnabel einige Meter hoch in die Luft und lässt die Nuss auf den Asphalt fallen (Verhalten Nummer zwei). Dieses Verhalten führt in vielen Fällen zur Verstärkung. Aus diesem Grund kann man auf der ganzen Welt Elstern bei diesem Verhalten beobachten.
  Einigen bleibt Verstärkung jedoch auch durch das zweite Verhalten verwehrt und sie entwickeln weitere Verhaltensweisen. Sie platzieren die Nüsse zum Beispiel so auf einer befahrenen Straße, dass vorbeifahrende Autos die Nüsse überfahren und knacken (Verhalten Nummer drei). Ist dieses Verhalten aus der individuellen Lernerfahrung einer Elster das effektivste, um Zugang zum Verstärker Walnuss zu erhalten, wird sie in Zukunft bereitwillig Verhalten Nummer eins und zwei überspringen, um schnellen und einfachen Zugang zu Walnusskernen zu erhalten.

Hier hat ein Löschungstrotz ganz natürlich einen Lernprozess hervorgerufen, jedoch kann er genauso unangemessenes Verhalten auslösen (Schramm, 2007).

Löschungstrotz und unerwünschte Lernerfahrungen

Wenn zum Beispiel ein Kind erfährt, dass ein Verhalten, das zuvor verstärkt wurde, nun nicht mehr zur Verstärkung führt, ist es wahrscheinlich, dass es während des Löschungstrotzes neue Verhaltensweisen einsetzt, um das gleiche Bedürfnis zu befriedigen. Folgendes Beispiel zeigt, wie Anne, ein typisch entwickeltes Mädchen, lernt, unangemessenes Verhalten einzusetzen, um ein bestimmtes Ziel zu erreichen.

- In den meisten Supermärkten befinden sich an den Kassen Regale mit Süßigkeiten. Dieses Areal wird passenderweise als „Quengelzone" bezeichnet. Anne fragt ihre Mutter in der angemessenen Weise, wie sie es gelernt hat: „Mama, darf ich bitte so eine Schokolade haben?" (Verhalten Nummer eins). Die Mutter antwortet: „Nein, heute leider nicht!" Dies ist also eine Löschung für ein Verhalten, das in der Vergangenheit verstärkt wurde. Nun, da das angemessene Fragen nicht verstärkt wurde, zeigt Anne neue Verhaltensweisen (Löschungstrotz), um dasselbe Bedürfnis zu befriedigen. Zunächst wimmert sie und klagt: „Bitte, Mama! Warum denn nicht?" (Verhalten Nummer zwei). Da auch dieses Verhalten nicht erfolgreich ist, beginnt sie laut zu weinen (Verhalten Nummer drei). Die Mutter bleibt bei ihrem Entschluss. Schließlich wirft sich das Mädchen schreiend auf die Erde und schlägt mit den Fäusten auf den Boden (Verhalten Nummer vier).

  Es ist der Mutter natürlich äußerst unangenehm, dass andere Kunden ihr anklagende Blicke zuwerfen, tuscheln und mit dem Kopf schütteln. Da Annes Verhalten für die Mutter einen aversiven Stimulus darstellt, steigt ihr MO, ein Verhalten einzusetzen, das Anne zur Ruhe bringt, also den aversiven Stimulus beendet. Es ist also viel wahrscheinlicher, dass die Mutter Anne die Schokolade gibt, je lauter das Kind schreit.

  Anne bekommt nun ihre Schokolade und hört auf zu wüten. Dies wäre zunächst einmal eine negative Verstärkung für das Verhalten der Mutter, ihrer Tochter die Schokolade zu geben.

  Wenn Anne nun aber die Schokolade, also den Verstärker genau dann bekommt, nachdem sie auf der Erde gewütet hat, wird es eine positive Verstärkung für ihr wütendes Verhalten (Nummer vier) sein. Anne wird beim nächsten Einkauf wahrscheinlich die zuerst beschriebenen Verhaltensweisen (eins bis drei) schneller überspringen und früher das neu erlernte erfolgreiche Verhalten (vier) einsetzen.

Verstärkt man ein Löschungstrotzverhalten, wird es im entsprechenden Moment wahrscheinlich sofort aufhören, in der Zukunft wird dieses Verhalten jedoch mit erhöhter Wahrscheinlichkeit auftreten.

  Da Annes Mutter gelernt hat, dass ihre Tochter sofort aufhört zu schreien, wenn sie ihr Schokolade gibt, ist es beim nächsten Mal auch wahrscheinlicher, dass sie die Schokolade gibt, sobald Anne lauter wird. Denn Annes Mutter nutzt aufgrund ihrer eigenen Lernerfahrung Verhaltensweisen, die einen sofortigen Effekt haben, nicht solche, die einen langfristigen Lerneffekt bewirken. Die Mutter ist ganz natürlich dazu geneigt, Wutanfälle zu vermeiden und verstärkt deshalb unbeabsichtigt unangemessenes Verhalten.

Verhaltensanalytisch betrachtet gibt es kein „Ablenken" oder „Beruhigen", wenn sich ein Kind unangemessen verhält. Alles, was man einsetzt, um ein Kind abzulenken oder zu beruhigen, dient lediglich der Verstärkung unangemessener Verhaltensweisen, da das Kind lernt, dass unangemessenes Verhalten zu angenehmen Situationen führt. Das Kind ist dadurch geneigt, unangemessene Verhaltensweisen häufiger zu zeigen. Zum Beispiel werden die meisten Kinder, die viel weinen, auch häufig für Weinen verstärkt.

Merke

Löschung baut nicht nur Verhaltensweisen ab, sie lässt auch neue entstehen. Ein Löschungstrotz ruft neue Verhaltensweisen hervor, um das vorhandene Bedürfnis zu befriedigen. Es werden neue Verhaltensweisen entwickelt. Es kann dadurch zu positiven Lernerfahrungen kommen. Aber es können so auch neue unangemessene Verhaltensweisen gelernt werden.

In unserem Beispiel hat der Löschungstrotz sowohl bei Anne als auch bei ihrer Mutter Lernprozesse ausgelöst, jedoch aus unserer Sicht ganz eindeutig im unvorteilhaften Sinne.

Wäre Annes Mutter konsequent geblieben und hätte den Löschungstrotz ihrer Tochter ausgehalten, hätte Anne kein unangemessenes Verhalten erlernt, sondern sie hätte gelernt, dass ein Wutanfall (Verhalten zwei bis vier) nicht geeignet ist, um an Schokolade zu gelangen.

Wenn ihre Mutter nun zu anderen Gelegenheiten angemessenes Fragen regelmäßig genug verstärkt, jedoch konsequent bleibt, wenn sie „Nein!" sagt, wird Anne lernen, dass die Mutter immer genau das meint, was sie sagt.

Löschungstrotz bei Kindern mit ASD

Kinder mit Autismus machen viel schneller unangemessene Lernerfahrungen als typisch entwickelte Kinder. Oft liegt der Grund hierfür in der verzögerten Sprachentwicklung. Wenn ein Kind mit ASD seine Wünsche nicht klar ausdrücken kann, zeigt es meist Frustrationen. Dazu haben Kinder mit ASD einen starken Willen und sind bereit, weit zu gehen, wenn sie etwas haben möchten. Oftmals sind ihnen unangemessene Verhaltensweisen weniger peinlich als typisch entwickelten Kindern, weil ihnen meist kaum bewusst ist, dass andere Menschen über ihr Verhalten urteilen (mangelnde Theory of Mind). Die Eltern reagieren dann aus ganz natürlichem Instinkt und versuchen herauszufinden, was dem Kind fehlt, bis sie gefunden haben, was es möchte. So werden unangemessene Verhaltensweisen zunehmend verstärkt, erlernt, gefestigt und vom Kind als Kommunikationsmittel eingesetzt, um Aufmerksamkeit, Gegenstände oder Essen zu erlangen, um Zugang zu Orten oder Aktivitäten zu erhalten und um Anforderungen aus dem Weg zu gehen.

Da Kinder mit ASD jeden Tag Lernerfahrungen durch die Reaktionen ihrer Umwelt machen, bedeutet dies, dass sie genauso viel angemessene Lernerfahrungen machen könnten, wenn man nur die Reaktionen der Umwelt im täglichen Leben gezielt kontrolliert und verändert.

Eltern benötigen Hilfestellung und Anleitung, um ihre Kinder durch einen Löschungstrotz zu leiten, ohne unangemessenes Verhalten aus Versehen zu verstärken. Dies sollte immer unter der Anleitung eines Therapeuten geschehen, der Erfahrung damit hat, wie Kinder in Löschungssituationen reagieren können.

Merke

Kinder mit ASD werden wahrscheinlicher unangemessene Verhaltensweisen einsetzen, um ihre Bedürfnisse zu befriedigen, als typisch entwickelte Kinder.

Während eines Löschungstrotzes muss immer sichergestellt werden:

- dass ein Kind sich niemals selbst gefährden kann.
- dass ein Kind niemals andere gefährden kann.
- dass es keine Dinge beschädigen oder zerstören kann.
- dass es während dieser Zeit keinen Zugang zu Verstärkung erhält.

Im Leben eines jeden Kindes gibt es Situationen, in denen es einmal nicht haben kann, was es möchte, und ein „Nein" akzeptieren muss. Genauso oft gibt es Situationen, in denen ein Kind etwas nicht möchte, wie z. B. einer täglichen Anforderung nachzukommen.

Ein Kind mit ASD ist oft gewillt und ausdauernd darin, lange und intensiv seinen Protest gegen ungeliebte Anforderungen zu demonstrieren. In den meisten Fällen zeigt es während des Löschungstrotzes ein Verhalten, das seine Eltern nicht tolerieren oder ertragen können. Oft geben die Eltern nach und geben ihm, was es will.

Möchte man unangemessene Verhaltensweisen wirklich auf Löschung setzen, also sicherstellen, dass diese Verhaltensweisen keine Verstärkung nach sich ziehen, sollte man sich immer auf das schlimmste Löschungstrotzverhalten einstellen. Das Kind könnte sogar Verhaltensweisen zeigen, die es vorher noch nie gezeigt hat. In vielen Fällen zeigen Kinder nur für einige Minuten Löschungstrotzverhalten und sind dann schnell wieder kooperativ. Löschungstrotzverhalten kann jedoch extrem schwierig zu ertragen sein, besonders für Eltern. Setzt man Löschung ein, muss man immer sehr gut vorbereitet, auf alle Eventualitäten eingestellt und bereit sein, den Löschungstrotz durchzuziehen, bis er ausgestanden ist. Daher ist unter keinen Umständen zu empfehlen, durch Löschung einen Löschungstrotz auszulösen, wenn man keine Erfahrung mit solchen Verhaltensweisen hat. Fehlt einem Therapeuten die Erfahrung mit Löschungstrotzverhalten, wäre die Durchführung einer Löschung experimentell. Es ist aber auf keinen Fall zu verantworten, mit Kindern zu experimentieren!

Das Kind könnte, um sein Bedürfnis zu befriedigen, zum Beispiel damit drohen, etwas zu zerbrechen oder dies sogar wirklich tun. Viele Kinder schlagen gegen Fenster, gegen Fernseher oder bestimmte wertvolle Gegenstände, da sie gelernt haben, dass die Erwachsenen darauf reagieren. Das Kind könnte schreien oder weinen, kratzen, beißen, an den Haaren ziehen, autoaggressive Verhaltensweisen zeigen, wie sich kratzen, beißen oder seinen Kopf gegen die Wand schlagen. Es könnte sich ausziehen, einnässen, sich übergeben, sich stark stereotyp verhalten, andere Personen komplett ignorieren oder lachen.

Kinder mit ASD haben in vielen Fällen Lernerfahrungen gemacht, solche Verhaltensweisen effektiv einzusetzen. Sie wissen, dass diese Verhaltensweisen effektiv sind, um die Verhaltensweisen der Erwachsenen zu „bestrafen" und die eigenen Wünsche durchzusetzen.

Kinder mit ASD lernen durch solche unbeabsichtigten Verknüpfungen nicht selten, die komplette Kontrolle über das eigene Heim zu übernehmen, bekommen alles, was sie wollen, da sie gelernt haben, die notwendigen „Mittel" dazu einzusetzen.

Auch außerhalb des Hauses finden sie Strategien, um ihre Bedürfnisse durchzusetzen. Eltern sind oftmals hilflos, wenn sie sich durch das eigene Kind „unter Druck gesetzt" fühlen. Sicher haben Sie auf der Autobahn schon einmal einen Kinderschuh gesehen und sich gefragt, wie dieser dorthin gelangt sein könnte. In den meisten Fällen wird es ein unzufriedenes Kind gewesen sein, das während eines Löschungstrotzes seinen Schuh eigenhändig aus dem Fenster warf. Welche Eltern können da noch die Fassung bewahren? Verbal geübte Kinder setzen außerhalb des Hauses nicht selten Sätze ein, wie: „Papa, ich sag allen, dass du geweint hast!", schreien an der Hand ihrer Mutter laut „Mama, ich will meine Mama!", rufen „Aua!" „Hilfe!" oder gar „Du bist die schlimmste Mutter der Welt!", obwohl man ihnen lediglich die Schokolade vorenthalten hat. Im Nachhinein sind solche Anekdoten meist amüsant, aber in der Situation ist den meisten Eltern sicherlich zum Weinen zumute. Viele Kinder nutzen gezielt Verhaltensweisen, die anderen Menschen peinlich sind, greifen weiblichen Personen zum Beispiel an die Brust, um Reaktionen zu provozieren.

Merke

Eltern von Kindern mit ASD und Verhaltensauffälligkeiten erziehen ihre Kinder in den meisten Fällen nach gesundem Menschenverstand und setzen Konsequenzen ein, die bei typisch entwickelten Kindern auch den erwünschten erzieherischen Effekt zeigen. Doch bei Kindern mit ASD haben diese Konsequenzen häufig einen gegenteiligen Effekt. Dies beruht auf dem andersartigen Lernverhalten dieser Kinder.

Oft geschieht es, dass Eltern und andere Bezugspersonen innerhalb eines Löschungstrotzes durch entsprechende Reaktionen verstärken, wenn das Kind deutlich unangemessenere Verhaltensweisen zeigt als zuvor (Schramm, 2007). Noch einmal soll hier betont werden, dass diese Kinder weder boshaft noch ungezogen sind, sondern lediglich eine entsprechende Lernerfahrung gemacht haben und ein Verhalten einsetzen, das wahrscheinlich effektiv darin ist, um an Verstärkung zu gelangen.

Neigt ein Kind dazu, aggressives oder autoaggressives Verhalten zu zeigen oder Gegenstände zu zerstören, wenn man sein Verhalten nicht verstärkt, sollte auf jeden Fall ein ABA/VB-Consultant hinzugezogen werden, um ein professionelles verhaltensanalytisches Programm auszuarbeiten und das Team des Kindes anzuleiten.

Nutzt man Löschung gezielt, um unangemessene Verhaltensweisen abzubauen, müssen zuvor immer Strategien eingesetzt werden, um alternatives angemessenes Verhalten zu verstärken!

Beispiele für Löschung			
Grund/Zweck/ Funktion für Verhalten	**Aufmerksamkeit/ Kontrolle**	**Flucht**	**Sensorische Stimulation**
Entsprechende Löschung	Kind bekommt keine Aufmerksamkeit, keine verbale oder emotionale Reaktion (Ignorieren)	Kind wird nicht gestattet, der Anforderung zu entfliehen, sie zu erleichtern oder die Aufgabe herauszuzögern	Der verstärkende Reiz tritt nicht ein, wird dem Kind nicht gegeben

Praktisches Beispiel zum Löschungstrotz

- Erinnern Sie sich an den vierjährigen Matthias, der in Ihrer Praxis lernen soll, sich an Regeln zu halten (Kapitel „Verstärkung")? Vor der therapeutischen Einheit rufen Sie Matthias' Mutter an und erfragen bei ihr Informationen über Matthias' potenzielle Verstärker, aber auch über unangemessene Verhaltensweisen, die er, wenn auch selten, zeigt. Sie sprechen mit der Mutter telefonisch ab, dass die Therapieeinheit in dem Moment beginnen wird, in dem Matthias die Praxis betritt. Sie sollten die Mutter natürlich über Ihren Plan genau aufklären und auch mit ihr besprechen, ob sie die Praxis schnell verlassen oder die ganze Zeit dabei sein sollte. Sie informieren sich auch darüber, welche unangemessenen Verhaltensweisen Matthias zeigen könnte, wenn er frustriert ist und seinen Willen durchsetzen möchte. Die Mutter erklärt Ihnen, dass Matthias extrem laut schreit, wenn er nicht das bekommt, was er möchte, dass er auch andere Personen treten oder schlagen könnte, sich jedoch nie selbst verletzen würde. Hin und wieder hat er zu Hause zerbrechliche Gegenstände auf die Erde geworfen, um seinen Willen durchzusetzen.

  Sie erklären der Mutter nun, dass es Ihr Ziel ist, dass Matthias sie begrüßt, also „Hallo" sagt. Sie führen aus, dass Sie sehr konsequent sein werden und damit rechnen, dass Matthias wahrscheinlich unangemessenes Verhalten (Löschungstrotz) zeigen wird. Erklären Sie der Mutter, dass Sie nicht auf unangemessene Verhaltensweisen eingehen werden, damit Matthias lernen kann, dass unangemessenes Verhalten nicht zur Verstärkung führt. Matthias' Mutter muss verstehen, dass er sofort Zugang zur Verstärkung erlangen wird, sobald er kooperativ „Hallo" sagt. Dies ist keineswegs unfair, da er dieses Verhalten beherrscht, bisher nur einfach keine Bereitschaft zur Kooperation gezeigt hat.

  Sie haben im Sinne der Verstärkerkontrolle die Türen zu den Therapieräumen verschlossen, damit Matthias keinen Zugang zu Verstärkung erlangt, bis er be-

reit ist, „Hallo" zu sagen. Sie haben auch die Blumenvasen von dem Tresen geräumt, das Bonbonglas auf ein für Matthias unerreichbares Regal gestellt und den Spiegel im Werkraum eingeschlossen. Durch diese Vorbereitung vermeiden Sie, dass er während eines Löschungstrotzes damit drohen könnte, diese Gegenstände zu zerstören.
Sie sind ebenfalls darauf vorbereitet, dass er aggressives Verhalten zeigen könnte. Aus den Berichten der Mutter könnte man annehmen, dass emotionale und verbale Reaktionen diese Verhaltensweisen noch verstärken. Daher nehmen Sie sich vor, die Zähne zusammenzubeißen und nicht zu reagieren, sollte Matthias Sie schlagen oder treten.

Sie sind also vorbereitet und erwarten Matthias. Sie haben folgende Möglichkeiten Ihre Therapieeinheit zu gestalten:
Matthias wird vermutlich voller Vorfreude Ihre Praxis betreten, in Erwartung, dass er sofort auf die Schaukel springen kann. Sie fangen ihn bereits an der Eingangstür ab, begrüßen ihn und geben ihm schnell einen klaren SD (Instruktion): „Sag: Hallo!"
Matthias schiebt sich gekonnt an Ihnen vorbei und bedient eine Sekunde später energisch die Türklinke der abgeschlossenen Tür. Er demonstriert also ganz eindeutig eine hohe Motivation für einen Verstärker (Schaukel) und beginnt nun hierfür Verhaltensweisen einzusetzen (Bedienen der Türklinke = Verhalten Nummer eins).

Dies ist ein guter Zeitpunkt, den SD erneut zu präsentieren: „Sag: Hallo!" Matthias versteht Sie zwar, hat jedoch in seiner Vergangenheit gelernt, dass es sich lohnt, solche Aufforderungen zu ignorieren. Er ruft: „Lass mich da rein!", und beginnt kräftig an der Tür zu rütteln (Verhalten Nummer zwei). Sie erwidern mit ruhiger, freundlicher Stimme: „Ja, wir können reingehen, aber zuerst sagst du mir Hallo!"

Um das Beispiel eines Löschungstrotzes etwas anspruchsvoller zu gestalten, nehmen wir nun an, dass Matthias jetzt gegen Ihr Schienbein tritt und dann gegen die Tür (Verhalten drei und vier). Ohne emotionale Regung gehen Sie ruhig einen Schritt weg von der Tür und zeigen ihm so, dass er sich nicht auf dem richtigen Weg befindet, um an den Verstärker zu gelangen (Minikonsequenz). Es ist empfehlenswert hier weder „Aua!" noch „Nein!" zu sagen, da all diese Reaktionen das unangemessene Verhalten durch Aufmerksamkeit verstärken könnten. Matthias ruft wütend: „Mach die Tür auf!", und Sie erwidern wieder ganz ruhig: „Das mach ich! Aber sag zuerst Hallo!" Matthias ist weiterhin hoch motiviert und versucht es nun mit einem neuen Verhalten, er sagt „Hallo!" (Verhalten Nummer fünf = Zielverhalten). Sofort verstärken Sie, indem Sie die Tür öffnen und ihn loben: „Super! Du hast Hallo gesagt! Jetzt kannst du schaukeln!"

Verstärken Sie nun differenziert! Hat Matthias das „Hallo" mehr geschrien als gesagt, dabei mit den Füßen gestampft oder an der Tür gerüttelt, sollte nicht zusätzlich verstärkt werden. Sagt Matthias aber ein sehr angemessenes „Hallo!", schaut Sie dabei an oder gibt Ihnen sogar noch zusätzlich die Hand zur Begrüßung, verstärken Sie zusätzlich! Zum Beispiel könnten Sie ihm, während er schaukelt, eine kleine Dose Popcorn reichen und ihm noch einmal erklären: „Du hast so toll Hallo gesagt und mir auch noch die Hand gegeben! Dafür darfst du etwas von meinem Popcorn haben!" Matthias wird diese Konsequenz vermutlich als sehr verstärkend empfinden. Somit ist die Chance erhöht, dass er bei der nächsten Einheit schneller das Zielverhalten zeigt.

Sie haben Matthias in diesem Beispiel weder gelockt, noch bestochen, sondern seine natürliche Motivation genutzt, um ihn anzuspornen, sich an Ihre aufgestellte Regel zu halten. In der Zukunft sollten Sie konsequent genauso vorgehen, damit Matthias lernt, dass Sie meinen, was Sie sagen.

In diesem Beispiel hat der Löschungstrotz schließlich zum erwünschten Zielverhalten geführt. Dies ist nur durch entsprechende Vorbereitung möglich gewesen.

Merke

Löschung bedeutet nicht immer, ein Verhalten zu ignorieren. Es bedeutet, dass das Verhalten nicht mehr seinen Zweck erfüllt und nicht mehr zu einem bestimmten Verstärker führt.

Bestrafung

Die wissenschaftliche Definition von Bestrafung besagt: Bestrafung ist ein Zustand in der Umwelt, der sich nach einem Verhalten einer Person verändert und dazu führt, dass das Verhalten in Zukunft seltener auftritt (Schramm, 2007, S. 126).

Auch hier hängt es von der jeweiligen Person ab, was als bestrafend empfunden wird. Ein Kind mag es als Strafe empfinden, beim Sport auf die Bank geschickt zu werden, für ein anderes Kind kann die gleiche Konsequenz verstärkend sein.

In einem guten ABA/VB-Programm wird der Fokus auf Verstärkung gelegt, um angemessenes Verhalten aufzubauen. Das hat zur Folge, dass oft auf Bestrafungsprozeduren verzichtet werden kann. Robert Schramm (2007) beschreibt, dass der ausgiebige Einsatz positiver Verstärkungsprozeduren wie *differential reinforcement of other behaviors (DRO)* aversive Techniken früher ABA-Programme abgelöst hat.

Wir wollen also Bestrafungsprozeduren so weit es geht vermeiden, müssen aber die theoretischen Grundlagen kennen, um uns bewusst zu werden, dass jeder von uns Bestrafung ausgesetzt ist und sie auch selbst einsetzt.

Überall da, wo ein Lebewesen in Kontakt zu seiner Umwelt tritt, kommen die Konsequenzen *Verstärkung, Löschung und Bestrafung* vor. Jede Reaktion, die wir erhalten, aber auch jede Reaktion, die wir einer anderen Person geben (oder nicht geben), ist einer dieser Kategorien zuzuordnen. Es ist also nicht möglich, nicht zu bestrafen!
Es ist wichtig, zu verstehen, dass man Bestrafung nicht einfach als etwas Unangenehmes definiert, sondern daran misst, ob sie dazu führt, dass ein Verhalten in der Zukunft weniger Anwendung findet. Wenn etwas Unangenehmes zur Umwelt eines Kindes hinzugefügt wird oder etwas Angenehmes weggenommen wird und dies nicht zu einer reduzierten Anwendung des Verhaltens führt, war die Konsequenz keine Bestrafung für das Verhalten dieses Kind in dieser Situation.

Bestrafungsprozeduren, die einem Menschen Schmerz, Angst oder Übelkeit zufügen, schränken das Recht zur Selbstbestimmung ein und sind damit generell abzulehnen.

Wir alle reduzieren Verhaltensweisen, die einer Form von Bestrafung ausgesetzt sind.

Positive Bestrafung bedeutet etwas *Unangenehmes* der Umgebung *hinzuzufügen,* was die Anwendung eines Verhaltens in der Zukunft reduziert. Gewöhnlich ist es ein unangenehmer (aversiver) Reiz in der Umwelt einer Person, den sie lieber vermeiden möchte.
Positive Bestrafung sollte nur in Ausnahmefällen eingesetzt werden, wenn es sich um aggressives oder selbst verletzendes Verhalten handelt. Sie sollte immer mit dem Aufbau alternativer angemessener Verhaltensweisen durch Verstärkung einhergehen (Richman, 2004, S. 64; 81). Positive Bestrafung sollte auch erst dann eingesetzt

werden, wenn Löschung sich zuvor als unwirksam erwiesen hat, um das entsprechende Verhalten abzubauen. Setzt man gezielt positive Bestrafung ein, sollten ethisch vertretbare Varianten, wie beispielsweise Zusatzaufgaben, gewählt werden.

Beispiele für positive Bestrafung

- Jan hat sich in der Schule heimlich eine Zigarette angezündet und wurde dabei erwischt. Er muss die Schulordnung abschreiben. Führt diese Konsequenz dazu, dass er das Rauchen reduziert oder gar aufgibt, ist sie als positive Bestrafung einzustufen. Raucht er weiterhin in der Schule, war die Konsequenz keine effektive Bestrafung.

Bestrafung kann auch ganz natürlich durch den Kontakt mit unserer Umwelt auftreten, ohne dass eine andere Person involviert ist, die Bestrafung einsetzt.

- Herr Müller hat zu lange in der Sonne gelegen und sich einen schmerzhaften Sonnenbrand zugezogen. Führt diese schmerzhafte Erfahrung dazu, dass er sich in Zukunft weniger lange der Sonne aussetzt, ist die Konsequenz Sonnenbrand eine Form positiver Bestrafung für zu langes Sonnenbaden.
- Jan fährt zu schnell mit seinem Fahrrad einen Abhang herunter und stürzt. Er kommt mit dem Schrecken und einem aufgeschürften Knie davon. Diese Erfahrung kann eine positive Bestrafung für leichtsinniges Fahren sein, wenn sie dazu führt, dass Jan in Zukunft vorsichtiger fährt.

Negative Bestrafung bedeutet einen *angenehmen Reiz* zu *entfernen,* was dazu führt, die Anwendung eines Verhaltens zu reduzieren.

Beispiele für negative Bestrafung

- Eine Geldbuße für falsches Parken oder zu schnelles Fahren sind Formen negativer Bestrafung, da etwas Wertvolles, in diesem Falle Geld, einer Person nach unangemessenem Verhalten weggenommen wird.
- Jemand, der ins Gefängnis gehen muss, erfährt eine Form negativer Bestrafung für kriminelles Verhalten, da wertvolle Dinge, wie Freiheit, Kontakt zu Freunden, Familie und sozialen Aktivitäten für diese Person nicht mehr zugänglich sind.
- Auch Nachsitzen ist eine Form negativer Bestrafung, da einem Schulkind dadurch seine Freizeit vorenthalten wird.
- Lässt ein Wolf seine gerissene Beute aus den Augen, die dann von einem Vielfraß verzehrt wird, bedeutet dies eine negative Bestrafung für das Verhalten des Wolfs, seine Beute nicht gut genug bewacht zu haben.
- Eine Form negativer Bestrafung erfährt auch eine Person, die eine Menge Geld beim Glücksspiel verliert. Es ist jedoch wichtig, sich zu erinnern, dass Geldverlust nur als Bestrafung definiert werden kann, wenn er dazu führt, dass sich die Person weniger häufig dem Glücksspiel widmet (Lynch Barbera, 2007, S. 40). Oft ist die kleine Summe Geld, die man beim Glücksspiel ab und zu gewinnt, ein enorm effektiver Verstärker im Vergleich zu dem wenig bestrafenden Effekt, den eine Person erfährt, wenn sie doppelt so viel Geld durch das Glücksspiel verliert. Dies ist nur ein Beispiel dafür, wie stark Menschen auf Verstärkung reagieren. Wenn das gleiche Verhalten, hier Glücksspiel, einhundert Mal negativ bestraft wird,

indem man das eingesetzte Geld verliert, und nur ein einziges Mal durch eine winzige Gewinnsumme verstärkt wird, kann das Verhalten, um Geld zu spielen, immer noch so effektiv verstärkt sein, dass eine Person dieses Verhalten nicht nur fortsetzt, sondern auch süchtig danach werden kann.

Formen gezielter negativer Bestrafung

Negative Bestrafung bedeutet, einen angenehmen Reiz aus der Umwelt einer Person zu entfernen oder eine Person aus der verstärkenden Umgebung zu entfernen. Um unangemessene Verhaltensweisen gezielt abzubauen, könnte man einem Kind kommentarlos sein Spielzeug aus der Hand nehmen, wenn es sich unangemessen verhält. Oder man könnte die Musik oder DVD abstellen, die Schaukel oder eine andere verstärkende Aktivität anhalten sowie den Pudding zurück in den Kühlschrank stellen. Auch wenn ich mich von einer Person abwende, ist dies eine Form von negativer Bestrafung, sofern die Person meine Aufmerksamkeit als angenehm empfindet.

Minikonsequenzen sind ebenfalls eine Form negativer Bestrafung und werden in einem verhaltensanalytischen Programm angewendet. Sie zeigen einem Kind durch Gestik und Bewegungen, ob es sich auf dem Weg zur Verstärkung bewegt oder sich davon entfernt. Möchte Philipp zum Beispiel einen Keks und seine Mutter bittet ihn, sich zuerst die Hände zu waschen, kann sie Minikonsequenzen einsetzen, um ihm bei jeder Verhaltensentscheidung sofort klares Feedback zu geben.

- Nehmen wir an, die Keksdose steht bereits auf dem Tisch, als Philipp danach fragt. Klettert Philipp jetzt sofort auf den Küchenhocker, um sich an der Spüle die Hände zu waschen, macht seine Mutter den Deckel auf. Trocknet er sich die Hände ab, überreicht sie ihm den Keks. Beginnt er jedoch nach dem SD der Mutter zu weinen, nimmt sie die Keksdose hoch, schreit er weiter, stellt sie die Keksdose in den Schrank zurück. Sobald er ruhiger ist, stellt sie die Dose wieder auf den Tisch, um ihm zu signalisieren, dass ihn angemessenes Verhalten näher zur Verstärkung bringt.

Negative Bestrafung kann jedoch auch bedeuten, eine Person aus einer verstärkenden Umgebung zu entfernen.
Wenn man ein Kind aus einer verstärkenden Situation herausnimmt und es zügig, aber ohne ihm Aufmerksamkeit zu schenken an einen neutralen Platz bringt, wird dies Entfernungsprozedur (removal procedure) genannt (Schramm, 2007). Der Weg zurück zur verstärkenden Situation muss dabei für das Kind frei sein.

- Matthias schlägt ein Kind, um mit ihm in Kontakt zu treten. Die Erzieherin konnte nicht schnell genug reagieren, um ihm Prompts für alternatives Verhalten zu geben. Nun greift sie ihm ruhig aber bestimmt von hinten unter die Achseln und schiebt ihn schnell in den Flur abseits von seiner Gruppe. Sie spricht dabei nicht mit ihm und bleibt emotional gelassen.

Schnell geht sie zurück in die Gruppe und schenkt jenem Kind Aufmerksamkeit, das geschlagen wurde. So bekommt Matthias das Gegenteil von dem, was er durch sein Verhalten bezweckte. Er wollte Kontakt aufnehmen, hat ihn jedoch durch das Schlagen kurzfristig verloren. Nun muss er einige Meter zurück in die Gruppe gehen. Die Erzieherin ist bereit, ihm schnell Hilfestellung zu geben, sobald er wieder Kontakt aufnehmen möchte. Diese Prozedur ist nur möglich, wenn es einen neutralen Ort in der Nähe gibt, an dem das Kind nichts Verstärkendes finden und sicher den Weg zurück finden kann.

Eine Entfernungsprozedur kann man bereits bei Kleinkindern anwenden.

- Miriam (10 Monate) fühlt sich von Steckdosen magisch angezogen und steckt ihre Finger hinein. Schnell findet sie heraus, dass sie sofort mit Aufmerksamkeit überschüttet wird, wenn sie dieses Verhalten zeigt, da im optimalen Fall bis zu vier Erwachsene gleichzeitig auf sie zustürzen und sie in die Luft heben. Bald schaut Miriam ihren Eltern gezielt ins Gesicht, beginnt zu lachen und krabbelt auf die Steckdose zu, um eine erneute Runde dieses „Spiels" einzuläuten. Ihre Mutter sieht ein, dass das Baby ein „Nein" nicht als Konsequenz ansieht, und beginnt Miriam in diesen Situationen nun zügig, jedoch ohne ein Wort zu sagen und ohne sie anzuschauen, in den Flur zu setzen. Von hier muss sie bis zu sieben Meter um eine Ecke krabbeln, bis sie ihre Mutter wieder sieht. Miriam beabsichtigte also ursprünglich die Erregung von Aufmerksamkeit durch ihr Verhalten und erfährt nun durch die Entfernungsprozedur das Gegenteil.

Bei kleinen Kindern muss man jedoch sehr darauf achten, dass es nicht zu verstärkend für das Kind ist, hochgehoben und getragen zu werden. Durchläuft das Baby gerade eine Phase, in der es äußerst ängstlich auf Trennung reagiert, kann eine solche Konsequenz wiederum traumatisch sein. Auch hier müssen, wie bei allen verhaltensanalytischen Vorgehensweisen, individuelle Bedürfnisse und Besonderheiten berücksichtigt werden.
Eine weitere Form negativer Bestrafung ist *Time Out.* Dies wird im nächsten Kapitel noch genauer beschrieben.

Gezielter Einsatz von Konsequenzen

Merke

Positive Verstärkung dient zum Aufbau angemessener Verhaltensweisen, Löschung und negative Bestrafung zum Abbau unangemessener Verhaltensweisen.

In einem ABA-Programm möchten wir, dass das Kind mit Spaß und Freude lernt, dass es seinen Lehrer als verstärkend empfindet und immer gerne in der Lernsituation sein möchte. Aus diesem Grund ist positive Verstärkung der wichtigste Baustein eines effektiven verhaltensanalytischen Programms. Reicht Verstärkung jedoch nicht aus, um angemessene alternative Verhaltensweisen so effektiv aufzubauen, dass diese unangemessene Verhaltensweisen ersetzen, müssen wir Konsequenzen für unangemessenes Verhalten einsetzen. Löschung ist sehr effektiv, um Verhaltensweisen zu reduzieren, jedoch sind auch negative Bestrafungsprozeduren ethisch vertretbar, da sie, wie bereits beschrieben, darauf beruhen, einen angenehmen Reiz zu entfernen und nicht etwas Unangenehmes zuzufügen.

Übersicht	
Bestrafung	
+ positive Bestrafung (etwas Unangenehmes zufügen)	– negative Bestrafung (etwas Angenehmes entfernen)
Sollte so gut es geht vermieden werden Möglich: Zusatzaufgaben	Möglich: 1. Gegenstände wegnehmen/ Aktivitäten stoppen 2. Minikonsequenzen 3. Entfernungsprozedur 4. Time Out
= reduziert die Anwendung eines Verhaltens	

Nicht nachtragend sein

Kinder mit Verhaltensauffälligkeiten reagieren effektiv auf sofortige Konsequenzen. Verstärkung, Löschung sowie ethische Bestrafungsprozeduren sollten innerhalb weniger Sekunden nach entsprechendem Verhalten eingesetzt werden, da ansonsten der Zusammenhang von Verhalten und Konsequenz für das Kind nicht mehr nachvollziehbar ist.
Zu vermeiden sind Konsequenzen für unangemessene Verhaltensweisen, die in die darauf folgenden Tage reichen. Ausnahmen können bei wenigen Kindern gemacht werden, die über ein ausgesprochen gutes Sprachverständnis und über ein fortgeschrittenes Verständnis zeitlicher Zusammenhänge verfügen.

- Philipp (5 Jahre) schlägt während des Fernsehens seine Schwester und bekommt dafür ein sofortiges Fernsehverbot. Dies könnte eine angemessene Form negativer Bestrafung für das unangemessene Verhalten darstellen.
  Verhängt die Mutter jedoch ein dreitägiges Fernsehverbot, wird Philipp diese Konsequenz spätestens am folgenden Tag nicht mehr mit seinem unangemessenen Verhalten in Verbindung bringen können, auch nicht, wenn seine Mutter ihm wiederholt erklärt, warum er an den folgenden Tagen kein Fernsehen schauen darf.
  Nehmen wir nun an, Philipp verhält sich am folgenden Tag seiner Schwester gegenüber ausgesprochen angemessen. Für diese Verhaltensweisen sollte er ausgiebig verstärkt werden und sich nicht den Kopf darüber zerbrechen müssen, warum er immer noch kein Fernsehen schauen darf.

Beispiel

Ein einmal verhängtes Verbot sollte außerdem nicht aufgehoben werden. Denn dadurch würde man dem Kind suggerieren, dass die Worte seiner Eltern keine Bedeutung haben und Verbote nicht ernst genommen werden müssen. Man sollte immer genau das sagen, was man auch meint. Sprechen Sie daher keine leichtfertigen Verbote aus, die Sie eventuell nicht einhalten können oder die das Verständnis des Kindes überfordern.

Beispiel

- Philipp fährt mit seiner Familie jede Woche zum Schwimmen. Nun zeigt er ein unangemessenes Verhalten, schubst seine kleine Schwester ins Wasser. Eine angemessene Konsequenz wäre es nun, das Schwimmen für Philipp sofort zu beenden oder aber sich mit ihm für einen Moment (eine bis fünfzehn Minuten) in eine Ruhezone zu setzen, damit er eine Weile nicht mitplantschen kann (negative Bestrafung). Auch hier sollte man erst wieder zum Schwimmbecken zurückgehen, wenn sich Philipp ruhig und angemessen verhält.
  Sein Verhalten sollte jedoch nicht dazu führen, dass er in der darauf folgenden Woche vom Schwimmen ausgeschlossen wird. Ganz im Gegenteil! Der nächste Ausflug zum Schwimmbad sollte genutzt werden, um gezielt alternative angemessene Verhaltensweisen zu prompten und zu verstärken.

Auch innerhalb eines Tages sollte man nicht nachtragend sein, wenn sich ein Kind unangemessen verhalten hat, auch und besonders wenn ein Kind täglich eine Vielzahl unangemessener Verhaltensweisen zeigt. Vielmehr sollten die Eltern einen klaren Plan haben, wann sie Löschung oder eine Form von negativer Bestrafung, wie zum Beispiel Time Out, einsetzen.

Merke

Ein gutes ABA/VB-Programm fokussiert sich auf positive Verstärkung angemessener Verhaltensweisen, was oft dazu führt, dass Bestrafungsprozeduren überflüssig werden. Positive Bestrafung bedeutet, dass ein Individuum einem unangenehmen Reiz ausgesetzt wird. Sie sollte nur in Ausnahmefällen eingesetzt werden. Negative Bestrafung ist die Beendigung eines angenehmen Zustandes. Sie ist eine ethische und effektive Alternative zur positiven Bestrafung.

Ist die Konsequenz auf das Verhalten erfolgt, sollte man mit dem Kind so umgehen, als sei nichts geschehen. Das Verhalten ist vergangen, die Konsequenz dafür wurde eingesetzt: Damit ist die Situation erledigt!
Nach jeder Konsequenz erhält das Kind wieder Zugang zu allen Formen von Verstärkung, zu Spiel und angenehmen Interaktionen, solange es sich angemessen verhält.

Übersicht	
	Gezielt einsetzbare Konsequenzen
Konsequenzen, die in einem ABA-Programm bevorzugt eingesetzt werden (empfehlenswert)	▪ Positive Verstärkung ▪ Negative Bestrafung ▪ Löschung
Konsequenzen, die in einem ABA-Programm vermieden werden (nicht empfehlenswert)	▪ Negative Verstärkung ▪ Positive Bestrafung

Time Out und Verhaltensvertrag

Time Out als eine Form negativer Bestrafung

Cooper, Heron und Heward (2007) definieren Time Out als eine Situation, in der für eine bestimmte Zeitspanne keine Möglichkeit für positive Verstärkung besteht. Time Out bedeutet nicht einfach eine Person an einen bestimmten Ort zu bringen. Drei Aspekte machen ein Time Out aus:

- Es gibt einen spürbaren Unterschied zwischen einer Time In- und einer Time Out-Umgebung.
- Das Vorenthalten von Verstärkung ist abhängig von bestimmten Verhaltensweisen.
- Als Resultat zum Time Out nimmt die Frequenz eines Verhaltens ab (Cooper et al., 2007, S. 357).

Ein Time Out entzieht also nach einem bestimmten Verhalten verstärkende Reize für eine gewisse Zeit aus der Umgebung mit dem Effekt, dass ein Verhalten in der Zukunft verringert eingesetzt wird. Ein Time Out kann bedeuten, eine Person aus einer verstärkenden Umgebung zu entfernen oder aber verstärkende Reize aus der Nähe der Person zu entfernen. Nimmt ein Verhalten durch den Einsatz einer Time Out-Strategie nicht ab, dann handelt es sich bei der eingesetzten Strategie verhaltensanalytisch betrachtet nicht um ein Time Out.

Wie bereits erwähnt, gibt es entgegengesetzt zum Time Out auch ein Time In. Das Time In ist die Zeitspanne, in der eine Person uneingeschränkten Zugang zur Verstärkung hat. Es kann also nur ein Time Out stattfinden, wenn eine Person sich zuvor in einer verstärkenden Umgebung (Time In) befunden hat. Ist eine Umgebung wie zum Beispiel ein Klassenraum für eine individuelle Person nicht verstärkend, dann kann das Entfernen dieser Person aus der Klasse also nicht als Time Out betrachtet werden. Wie man einen Klassenraum für ein Kind mit ASD als verstärkende Umgebung gestalten kann, wird im Kapitel „Tokensysteme" eingehender erläutert. Ein Time Out ist umso effektiver, je angenehmer und verstärkender ein Time In von einer Person wahrgenommen wird. Nur wenn ein Kind motiviert ist, in der Klasse zu bleiben, wird ein Time Out als Maßnahme effektiv sein, wenn es aus der Klasse entfernt wird. Funktioniert ein Time Out nicht, oder zeigt ein Kind auch nach zwei Wochen keine Abnahme unangemessener Verhaltensweisen, muss immer zuerst überlegt werden, wie man die Time In-Situation mit mehr Verstärkung anreichern kann, bevor man überlegt, die Time Out-Strategie auszuweiten.

Time Out soll in diesem Kapitel ausführlich erläutert werden, da im Umgang damit sehr häufig wichtige verhaltensanalytische Erkenntnisse außer Acht gelassen werden bzw. Time Out zu oft ohne strukturierten Plan eingesetzt wird.

Time Out sollte niemals die erste Wahl sein, um unangemessene Verhaltensweisen zu adressieren, sondern nur dann in Betracht gezogen werden, wenn andere Strategien wie Verstärkung angemessener alternativer Verhaltensweisen ausgeschöpft sind (Cooper et al., 2007, S. 363).

Ein Time Out ist eine Form negativer Bestrafung, da der Zugang zur Verstärkung beendet wird. Eine negative Bestrafung setzt also voraus, dass zuvor Zugang zur Verstärkung bestanden hat. Hingegen wird bei einer Löschung als Konsequenz ein Verhalten nicht verstärkt, das in der Vergangenheit verstärkt wurde (zum Unterschied zwischen Löschung und negativer Bestrafung siehe das Kapitel „ABC-Paradigma").

Auch eine negative Bestrafung wie ein Time Out kann Trotzverhalten auslösen, und das Kind kann Verhaltensweisen einsetzen, die es zuvor nicht zeigte und die schwer zu ertragen sind. Es müssen kontrollierte Bedingungen geschaffen werden, die es uns ermöglichen, den Trotz eines Kindes auszuhalten, ohne neue unangemessene Verhaltensweisen zu verstärken. Es muss sichergestellt werden, dass das Kind andere Personen nicht stört (wie im Unterricht), sich selbst oder andere nicht gefährden kann, während des Trotzes keinen Zugang zur Verstärkung hat und nichts beschädigen oder zerstören kann.

Die Eltern werden so informiert, dass sie ein grundlegendes Verständnis verhaltensanalytischer Prinzipien erwerben und fähig und willens sind, die Konsequenzen einzusetzen, die das Kind benötigt, um angemessenes Verhalten entwickeln zu können. Ein Time Out ist immer so zu wählen, dass es die Umwelt des Kindes am wenigsten einschränkt, dabei jedoch immer noch effektiv ist.

Einsatz von Time Out

Time Out-Prozeduren sollten nur eingesetzt werden, wenn bereits Erfahrungen mit der Umsetzung dieser Prinzipien gemacht wurden. Im **Erstgespräch** werden die Eltern eines Kindes mit ASD oder PDD über die Diagnose des Kindes und das damit zusammenhängende Lernverhalten aufgeklärt. Je besser Sie ein Störungsbild erklären können, desto besser haben Sie es selbst verstanden.

Beispiel

- Philipp (5 Jahre) kommt mit seiner Mutter in die Therapie, da sie mit dem Trotzverhalten ihres Sohnes nicht mehr zurechtkommt.
  Durch das ABC-Paradigma versuchen Sie die Situationen herauszufinden, die bei Philipp Trotzverhalten auslösen. Kann die Mutter im Interview keine genauen Angaben machen, geben Sie ihr ein ABC-Dokumentationsblatt mit und bitten Sie sie, eine Woche lang Philipps Wutausbrüche zu dokumentieren. Wichtig ist, dass sie notiert, was vor dem unangemessenen Verhalten geschah (A), wie genau sich das Problemverhalten zeigte (B) und was nach dem Verhalten geschah (C).
  Eine Woche später ist aus dem Dokumentationsblatt zu erkennen, dass Philipp immer dann Wutausbrüche bekommt, wenn er nicht das erhält, was er möchte, also ein „Nein" akzeptieren muss. Er mag es auch nicht, wenn seine Schwester seine Verstärker in Beschlag nehmen oder teilen möchte. Auch wenn kleine Anforderungen an ihn gestellt werden, frustriert Philipp schnell.

Sie erklären Philipps Mutter nun, dass die Konsequenzen, die Philipp gewöhnlich durch seine Wutausbrüche erfährt, hauptsächlich Verstärkung für sein Verhalten darstellen, auch wenn er das Schimpfen seiner Mutter als unangenehm empfindet. Denn er geht nach einem Wutausbruch spielen oder bekommt, was er haben wollte.

Erklären Sie Philipps Mutter, dass sie ganz natürlich mit mütterlichem Instinkt reagiert hat. Auf keinen Fall sollte sie durch Ihre Auswertung das Gefühl bekommen, sie wäre eine schlechte Mutter oder sie würde alles falsch machen. Keine Mutter kann es gut ertragen, wenn das eigene Kind wütend wird, und jede Mutter ist schnell geneigt, den Wutanfall ihres Kindes zu beenden. Ergreifen Sie weder Partei für die Mutter noch für das Kind, sondern zeigen Sie Verständnis für beide. Erklären Sie Philipps Mutter, dass Philipp mehr unangemessene Lernerfahrungen macht als andere Kinder. Die erzieherischen Maßnahmen, die bei Philipps Schwester zum erwünschten Erfolg führen, können bei ihm möglicherweise das Gegenteil bewirken, da er die Reaktionen seiner Umwelt nicht in gleicher Weise als Verstärkung oder Bestrafung empfindet wie seine Schwester.
Ist Philipps Mutter mit Ihrer Analyse nicht einverstanden und nicht der Meinung, dass ihre Konsequenzen Philipps Verhalten auf diese Weise beeinflussen, sollten Sie sie entweder noch besser über verhaltensanalytische Erkenntnisse aufklären oder die Entscheidung treffen, keine ABA-Grundlagen bei der Arbeit mit dieser Familie hinzuzuziehen.
Ist Philipps Mutter jedoch einig mit Ihnen, sollten Sie einen Termin bei Philipps Familie zu Hause vereinbaren.

Merke

Eine verhaltensanalytische Intervention ist nur dann sinnvoll, wenn sie von den betroffenen Personen verstanden und unterstützt wird und diese sich bewusst entscheiden, danach zu arbeiten.

Beispiel eines ABC-Dokumentationsblattes			
	A	**B**	**C**
Datum	**Antezedent Was geschah vor dem Verhalten?**	**Verhalten Wie äußerte sich das Problemverhalten?**	**Konsequenz Was geschah nach dem Problemverhalten?**
01/02/12	P. durfte keinen Keks mehr haben	P. hat geweint, geschrien, Blumen von Fensterbank gestoßen, Mama geschlagen	Mama hat ihn ausgeschimpft, dann ins Zimmer geschickt
01/02/12	P. Schwester wollte andere DVD schauen	P. hat seine Schwester geschlagen	Mama hat ihn ausgeschimpft
01/02/12	Mama hat ihn ausgeschimpft	P. hat gegen den Fernseher geschlagen	Mama hat ihn ausgeschimpft, dann ins Zimmer geschickt
02/02/12	P. wollte Keks haben, sollte sich aber die Hände waschen	Geweint, geschrien, hat Mama getreten	Mama hat geschimpft. P. wurde ruhig und hat Keks bekommen

Verstärkung

Bevor Sie daran denken, Strategien einzusetzen, um unangemessenes Verhalten zu reduzieren, denken Sie zuerst an die Möglichkeit, alternatives angemessenes Verhalten durch Verstärkung aufzubauen!

- Schreiben Sie eine Liste mit Verstärkern, die von Philipps Mutter im Sinne der Verstärkerkontrolle kontrolliert werden können. Es sollten Dinge und Aktivitäten sein, die für Philipp nicht frei verfügbar sind, sondern zu denen er nur dann Zugang hat, wenn seine Mutter dies entscheidet. Nur wenn die Verstärker zuvor kontrolliert wurden, kann die Mutter sie gezielt überreichen, wann immer Philipp angemessene Verhaltensentscheidungen trifft. Philipps Mutter sollte verstärken, wenn er zum Beispiel ruhig bleibt, nachdem seine Mutter einmal ein „Nein!" ausgesprochen hat, wenn er seine Spielsachen teilt, ohne sich zu beschweren, und wenn er in den Situationen ruhig bleibt, die gewöhnlich bei ihm Wutausbrüche hervorrufen.
  Üben Sie praktisch mit Philipps Mutter, sein angemessenes Verhalten gezielt und differenziert zu loben und zu verstärken. Sie tun dies am besten bei Philipps Familie zu Hause in ganz natürlichen Situationen, in denen Philipp mit seiner Schwester spielt.

Viele Eltern benötigen Anleitung und Übung darin, einen Blick dafür zu entwickeln, wie, wann und wie oft sich ihr Kind angemessen verhält. Eltern gewinnen auch einen viel positiveren Blick auf ihr Kind, wenn sie erfahren, wie viele angemessene Verhaltensweisen es tagtäglich zeigt und wie viel davon man verstärken kann.

Denkanstöße

- Finden Sie heraus, ob ein Verstärkungsplan ausreicht, um angemessenes Verhalten aufzubauen, sodass eventuell auf ein Time Out-Programm verzichtet werden kann. Vielleicht genügt es auch, unangemessene Verhaltensweisen zu ignorieren und einfach nur sicherzustellen, dass Philipp nach unangemessenem Verhalten nicht in sein Zimmer gehen kann, um mit seinen Spielsachen zu spielen. Sie sollten zunächst über zwei Wochen mit Verstärkung arbeiten, bevor Sie in Erwägung ziehen, ein Time Out-Programm zu entwerfen.

Man kann in jedem Haushalt eine gewisse Verstärkerkontrolle einsetzen. Ist dies jedoch nicht realisierbar oder treten bei zu vielen Konflikten physische Rangeleien auf, ist ein Time Out eine Möglichkeit, den Eltern eine Strategie an die Hand zu geben, die physische Auseinandersetzungen vermeiden kann und dennoch als ethisch vertretbare Konsequenz dazu führt, dass unangemessenes Verhalten abgebaut werden kann. Vor allem Eltern, die schnell emotional werden, gestresst oder gereizt auf unangemessenes Verhalten ihrer Kinder reagieren, bekommen durch ein strukturiertes Time Out-Programm mehr Gelassenheit und Stabilität, da sie sich nicht mehr hilflos dem Verhalten des Kindes ausgesetzt fühlen.

Entscheiden Sie sich zusammen mit den Eltern des Kindes dafür, ein Time Out-Programm einzusetzen, ist Ihre direkte Anleitung bei der Durchführung unerlässlich. Zusätzlich empfiehlt es sich, den Eltern eine schriftliche Anleitung auszuhändigen.

Möglichkeit eines Time Out

Es können grundlegend zwei Arten von Time Out unterschieden werden:

1. ohne örtliche Restriktion (non-exclusion)
2. mit örtlicher Restriktion (exclusion).

1. Time Out (ohne örtliche Restriktion)

Wann immer möglich, sollte die am wenigsten einschränkende Variante genutzt werden. Nutzt man ein Time Out ohne örtliche Restriktion, wird eine Person nicht oder nur zum Teil physisch aus der Time In-Situation herausgeführt. Die Position der Person in der Time In-Umgebung kann sich ändern, jedoch bleibt die Person in der Umgebung. Es handelt sich dennoch um ein Time Out, wenn sichergestellt ist, dass für eine Zeitspanne der Zugang zur Verstärkung verwehrt wird.

Beispiel

- Philipps Schwester Ronja (3 Jahre) spielt mit ihren Spaghetti, verteilt die Soße absichtlich in ihrem Gesicht und schmiert sie an ihre Kleidung. Ihre Mutter hat gelernt, dass Ronja besonders auf Aufmerksamkeit und verbale Zuwendung mit lautem Lachen reagiert. Ronjas Mutter möchte dieses Verhalten also nicht verstärken, zieht deswegen den Teller mit den Spaghetti aus Ronjas Reichweite und schenkt ihr eine halbe Minute weder Blickkontakt noch verbale Zuwendung. Nach Ronjas Verhalten wurde also der Zugang zur Verstärkung für eine Zeitspanne verwehrt. Sorgt diese Konsequenz nun dafür, dass Ronja in Zukunft weniger mit ihren Spaghetti spielt, dann war diese Konsequenz eine Form von Time Out ohne örtliche Restriktion.
- Matthias (4 Jahre) möchte gerne auf dem Spielplatz rutschen. Es stehen bereits fünf andere Kinder an der Rutsche an. Matthias zerrt ein anderes Kind so von der Leiter, dass es auf die Erde fällt und weint. Matthias Mutter nimmt Matthias an die Hand und stellt sich mit ihm neben die Rutsche, um erst einmal alle anderen Kinder vorzulassen. Matthias muss also als Konsequenz warten und sehen, wie alle anderen Kinder vor ihm rutschen dürfen. Auch dies kann eine Form von Time Out ohne örtliche Restriktion sein, da sich die Mutter nicht mit Matthias vom Spielplatz entfernt hat, ihm aber der Zugang zur Verstärkung verwehrt wurde.

2. Time Out zweiter Wahl (mit örtlicher Restriktion)

Wenn Konsequenzen ohne räumliche Restriktion auch nach zwei Wochen konsistenter Anwendung zu keiner Verringerung unangemessener Verhaltensweisen führen, ist der nächste Schritt der Einsatz von Time Out Strategien mit örtlicher Restriktion.

Es muss ein Platz im Haus gefunden werden, der sich als Time Out-Zone eignet. Es muss ein Ort sein, in dem das Kind sich und andere nicht verletzen kann, keinen Zugang zur Verstärkung findet und nichts zerstören kann.

Ein gutes Time Out-Programm führt meist dazu, dass man eine Time Out-Zone nach einigen Wochen nicht mehr einsetzen muss und auf ein nicht-restriktives Time Out als Konsequenz zurückgreifen kann. Es ist extrem wichtig, fortlaufend zu protokollieren, wann, warum und wie oft man ein Time Out einsetzt. Hat sich das adressierte unangemessene Verhalten zwei Wochen nach Einführung des Time Out-Programms noch nicht verringert, muss das Time Out-Programm überarbeitet werden, da es für dieses Kind nicht effektiv ist, um unangemessenes Verhalten zu reduzieren.

Man muss den Eltern genau erklären, dass ein Time Out dazu führen kann, dass das Kind aufgrund der neuen Konsequenz zunächst beginnen wird zu weinen, zu schreien oder andere stärkere unangemessene Verhaltensweisen und Trotzreaktionen zu zeigen. Klären Sie die Eltern zuvor über alle möglichen Verhaltensweisen auf, die ein Kind während des Time Out-Einsatzes zeigen könnte.
Lehnen die Eltern es ab, ihr Kind weinen zu lassen, ohne ihm dabei Aufmerksamkeit zu schenken, werden sie ein Time Out nicht erfolgreich einsetzen können, um unangemessenes Verhalten abzubauen. Ertragen Eltern das Schreien ihres Kindes nicht und schenken ihm dafür Aufmerksamkeit, kann ein Time Out dazu führen, dass unangemessene Verhaltensweisen sogar noch verstärkt werden. In einem solchen Fall sollten Sie sich von Anfang an gegen ein Time Out mit örtlicher Restriktion entscheiden.
Die Eltern müssen also genau wissen, was geschehen kann, und sie müssen eine bewusste Entscheidung treffen, ob sie bereit sind, den Löschungstrotz des Kindes abzuwarten, bis es sich wieder beruhigt hat.

Wenn ein Kind sich weh tut oder Angst hat, sollte man es natürlich immer in den Arm nehmen und trösten. Weint es, wenn es als Konsequenz für unangemessenes Verhalten ins Time Out geschickt wird, hat es sich weder weh getan noch hat es Angst. Das Kind trotzt der Konsequenz. Würde man es nun trösten oder „ablenken", würde man das Trotzverhalten verstärken.

Erwägen Sie immer ein strukturiertes Time Out, wenn Eltern dazu neigen, in Stresssituationen auf das unangemessene Verhalten des Kindes mit einem „Klaps" zu reagieren. Ein strukturiertes Time Out einzusetzen und das Weinen eines Kindes abzuwarten, bis es sich beruhigt, ist in jedem Fall der Bestrafung durch Schläge vorzuziehen. Fragen Sie bitte diskret nach, ob den Eltern hin und wieder „die Hand ausrutscht", damit Sie hier eine erzieherische ethische Alternative anbieten können.

Oft schlagen Eltern ihr Kind aus Verzweiflung, weil sie sich nicht anders zu helfen wissen. Die wenigsten Eltern sprechen dies direkt an, viele Eltern antworten jedoch ehrlich, wenn Sie vertrauensvoll nachfragen, um alternative Lösungen anbieten zu können.

Bieten Sie ihnen an, Sie anzurufen, wenn sie in einer schwierigen Situation sind, sodass Sie spontan helfen können.

Es wird nun eine Time Out-Hierarchie beschrieben, die von wenig bis hin zu starker örtlicher Einschränkung reicht. Begonnen wird immer mit der Restriktion, die am wenigsten die Freiheit des Kindes einschränkt. Time Out mit einer stärkeren Restriktion wird möglichst bald von Time Out mit einer geringen Restriktion abgelöst.

Nutzt man Time Out mit örtlicher Restriktion in der Ergotherapie, im Kindergarten oder in der Schule, muss dies auf jeden Fall zuvor mit den Erziehungsberechtigten des Kindes detailliert abgesprochen werden.

Kein Time Out mit örtlicher Restriktion ohne ausdrückliche Zustimmung der Eltern! Nur ein Therapeut mit Erfahrungen in Time Out sollte mit Eltern ein Time Out-Programm ausarbeiten.

2a. Möglichkeit eines Time Out (geringste örtliche Restriktion)

Ist ein Kind kooperativ genug, um sich nach Anforderung hinzusetzen und einige Minuten zu warten, ist ein Stuhl, Sofa, Teppich oder eine Treppe die beste Möglichkeit für ein Time Out. Nach unangemessenem Verhalten führt man das Kind ruhig aber bestimmt zu dem ausgewählten Platz und erklärt: „Setze dich bitte und warte. Ich sage dir, wann du wieder aufstehen darfst!" Dann entfernt man sich einige Meter und schenkt ihm keine Aufmerksamkeit. Das Kind sollte nun keinen Zugang zu Spielsachen oder anderen Verstärkern haben. Bei ausreichendem Sprachverständnis sollte man es zuvor darauf hinweisen, dass es zu diesem ausgewählten Platz geschickt würde, sobald es sich unangemessen verhält. Es dürfe erst dann wieder aufstehen, wenn es ruhig ist und einen Moment wartet (siehe weiter unten: „Verhaltensvertrag"). Schreit oder weint das Kind, während es sitzt, sollte man dieses Verhalten ignorieren. Sobald es ruhig ist, fragt man: „Bist du wieder ruhig?" Sagt oder nickt das Kind „Ja", antwortet man ihm, ohne es zu sehr zu loben: „O.K. Dann können wir wieder spielen!" Ist ein Kind nonverbal, wartet man einfach, bis es einige Sekunden wirklich ruhig ist, und signalisiert ihm dann, dass es wieder zum Spielen (Time In) kommen darf.

Man sollte nicht zu sehr loben, wenn sich das Kind beruhigt hat, da viele Kinder lernen, dass sie nach einem Time Out besonders viel Zuwendung bekommen. Ist das Time Out für ein Kind zu Beginn besonders schwer zu ertragen, sollte man danach natürlich loben: „Ich bin so stolz auf dich, dass du wieder ruhig bist! Nun können wir spielen!" Jedoch ist darauf zu achten, eine Time Out-Situation ohne zu viel Verstärkung zu verlassen.

Wenn ein solches Time Out im Schulunterricht zu störend für andere Kinder ist, sollte dafür ein ruhiger Raum oder der Gang genutzt werden. Wichtig ist jedoch, dass das Kind nicht isoliert oder eingesperrt ist und keinen Zugang zu interessanten Dingen hat. Nach einem Time Out außerhalb der Klasse muss immer wieder sichergestellt werden, dass die Situation in der Klasse so verstärkend wie nur möglich gestaltet wird, damit das Kind motiviert ist, in der Klasse zu bleiben. Man sollte angemessene Verhaltensweisen mindestens drei Mal so häufig verstärken, als man nach unangemessenen Verhaltensweisen ein Time Out einsetzt.

2b. Möglichkeit eines Time Out (örtliche Restriktion mit zusätzlicher Wartezeit)

Nun kann es geschehen, dass ein Kind das Time Out als Spiel ansieht und erkennt, dass es nur sitzen muss, bis es ruhig ist und danach sofort wieder aufstehen darf. Einige Kinder zeigen dann zum Beispiel ein unangemessenes Verhalten, indem sie freiwillig sofort zum Time Out gehen, sich setzen und verkünden: „Ich bin ruhig!" Hier hat das Kind die Kontrolle übernommen und bestimmt, wann es ins Time Out geht und wann es aufstehen darf. Das Time Out scheint für dieses Kind als Konsequenz nicht mehr effektiv zu sein, um unangemessenes Verhalten zu reduzieren.

In diesem Fall wird eine zusätzliche Regel eingeführt. Sobald das Kind ruhig ist, wird eine Eieruhr oder ein sogenannter „Time Timer" eingestellt. Das Kind soll nun einige Minuten ruhig sitzend warten, bis es wieder aufstehen darf.

Es sollte höchstens so viele Minuten warten, wie es Jahre alt ist. Allerdings variiert diese Zeit bei jedem Time Out minimal. Es ist jedoch aus verhaltensanalytischer Sicht nicht sinnvoll, sich stur an diese Vorgabe zu halten, vielmehr gilt es zu berücksichtigen, wie sich das Kind im Time Out verhält. Cooper et al. (2007, S. 362) beschreiben, dass eine Zeitspanne von zwei bis zehn Minuten in der Regel ausreichend ist und Zeitspannen über 15 Minuten meist ineffektiv sind.

Wird das Time Out nach Ablauf der Zeit beendet, während das Kind noch tobt, hätte man unangemessenes Verhalten verstärkt! Man sollte auf keinen Fall ein Time Out in einem Moment beenden, in dem sich ein Kind unangemessen verhält, sondern warten, bis es das unangemessene Verhalten einstellt. Es dient also dem Lerneffekt, zuerst zu warten, bis das Kind wieder angemessenes Verhalten zeigt – also ruhig ist –, und erst dann die Wartezeit einzusetzen.

Beispiel

- Philipp schlägt seine Schwester, setzt sich unaufgefordert auf seinen Stuhl und ruft: „Mama, ich bin ruhig!" Die Mutter stellt nun die Uhr auf ein bis fünf Minuten, wenn Philipp fünf Jahre alt ist, und erklärt ihm: „Warte bitte, bis es klingelt, dann darfst du aufstehen!" Sie geht nun außer Sichtweite. Sie sollte Philipp nicht zugewandt sein, um zu vermeiden, ihm Aufmerksamkeit zu schenken. Sie sollte aber im Blick haben, ob er eventuell aufsteht. Sollte er vor Ablauf der Zeit aufstehen, wird die Uhr erneut auf die ursprüngliche Zeit zurückgestellt und neu gestartet. Philipp hätte dann durch seinen „Fluchtversuch" seine Time Out-Zeit verlängert.

Time Out ist erst dann effektiv, wenn es für das Kind wirklich eine langweilige, ungeliebte und verstärkerfreie Pause darstellt. Eine Time Out-Strategie muss immer angemessen, fair und effektiv sein. Auf keinen Fall sollte sie bei einem Kind Angstgefühle oder physisches Unwohlsein hervorrufen.

Kinder, die auf die Frage: „Bist du wieder ruhig?" nicht mit „Ja!" antworten können, sollten auf andere Weise zeigen, dass sie wieder bereit sind, kooperativ zu sein. Zum Beispiel könnte man ihnen ein Zeichen für „Spielen" beibringen, das sie einsetzen sollen, bevor sie aufstehen und spielen dürfen.

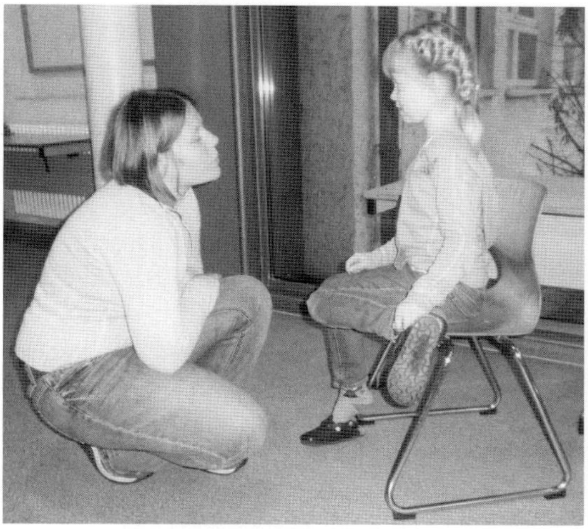

Nach der Wartezeit soll dieses Mädchen ein paar „Quizfragen" beantworten

Man könnte ihnen auch eine kleine Aufgabe geben, die sie mit Leichtigkeit beherrschen, um zu testen, ob sie nun wirklich wieder kooperativ sind. So kann man dem Kind zeigen, dass es sich durch Kooperation den Weg zurück zur Verstärkung verdient. Man baut ihm also eine Brücke zur Verstärkung durch ein angemessenes Verhalten, das eine Alternative zu einem gesprochenen Wort darstellt.

Ist das Kind ruhig und möchte aufstehen, könnte man sagen: „O.K. Wir können spielen. Mach bitte das Puzzle!" Setzt es die bekannten Puzzlestücke ein, lädt man es zum Spielen (Time In) ein. Das Time Out ist nun beendet. Durch eine zusätzliche Wartezeit oder eine kleine Aufgabe kann man also sicherstellen, dass das Kind zunächst seine Kooperation zeigt, bevor es wieder spielen gehen darf. Mögliche Aufgaben könnten sein: einen Gegenstand aufzuräumen, ihn auf einen Tisch oder ins Regal zu legen, ein Bild einem passenden Bild oder Gegenstand zuzuordnen, eine Socke anzuziehen, eine Bewegung zu imitieren oder einen Baustein in eine Formenbox zu stecken.

Die zwei zuletzt beschriebenen Time Out-Formen mit örtlicher Restriktion werden nur für Kinder realisierbar sein, die bereits eine gute Kooperation (Unterrichtskontrolle) zeigen und bereit sind, freiwillig nach Aufforderung ins Time Out zu gehen und sich zu setzen.

Ist es möglich, eine der drei zuvor beschriebenen Prozeduren einzusetzen, kann ein solches Time Out auch unterwegs, außerhalb des Hauses eingesetzt werden.

2c. Möglichkeit eines Time Out (örtliche Restriktion mit drei Wänden)

Springt das Kind ständig auf und versucht wegzulaufen oder ist es erst gar nicht bereit, sich freiwillig zu setzen, sollte man eine Ecke oder einen Raum im Haus suchen, die oder der von drei Seiten geschlossen ist. Das Kind darf nicht eingesperrt werden, von daher nutzt man eine Ecke, vor die man sich selbst als vierte Wand stellen kann. Dies kann auch der Eingang zu einem Raum sein. Nutzt man das Kinderzimmer als Time Out-Zone, muss zuvor sichergestellt sein, dass alle Spielsachen und Gegenstände, die interessant sein könnten, in Schränken und in hoch angebrachten Regalen aufbewahrt sind, sodass das Kind sie nicht erreichen kann (Verstärkerkontrolle). Das Gleiche gilt für einen Time Out-Raum neben dem Klassenzimmer. Wenn man sich zum Beispiel für die Gästetoilette als Time Out-Zone entscheidet, ist es bei einigen Kindern notwendig, das Wasser abzustellen und die Toilette mit Klebeband zuzukleben, solange man den Raum für ein Time Out nutzen möchte. Entfernen Sie auch Seife, Toilettenbürste, Eimer und andere Gegenstände, die das Kind erreichen kann, da es sonst viele Gelegenheiten hat, um effektiv zu protestieren, zu spielen und sich selbst zu stimulieren, also zu verstärken.

Zeigt das Kind ein unangemessenes Verhalten, das zuvor klar definiert wurde (siehe unten: „Klare Regeln formulieren"), sollte man es schnell, aber ruhig, bestimmt und geradezu freundlich zur Time Out-Zone führen. Dabei sollte man niemals ruppig, gehässig, genervt, überlegen, gestresst, wütend, enttäuscht oder anklagend reagieren.

Es ist wichtig, dass das Kind uns sehen kann und sich nicht allein gelassen fühlt, wenn wir ein solches Time Out einsetzen. Es ist ratsam, sich mit dem Rücken zum Kind zu stellen und somit den Eingang zur Time Out-Zone zu blockieren. Anschließend wird wieder gewartet, bis das Kind ruhig ist. Schiebt, tritt oder schlägt es, wird dieses Verhalten ignoriert.

Ist das Kind wieder ruhig, setzt man, wie bereits zuvor beschrieben, eine Wartezeit oder eine Kooperationsaufgabe ein. Es ist daher sinnvoll, einen Hocker oder Stuhl neben die Time Out-Zone zu stellen.
Das Sitzen und Warten hat hier noch einen zusätzlichen Effekt: Nutzt man die Time Out-Ecke immer so, dass das Kind sich zuerst auf den Stuhl setzen und kurz warten muss, bevor es wieder spielen gehen kann, wird es schnell lernen, dass das Sitzen auf dem Stuhl die Brücke darstellt, die es überqueren muss, um wieder freien Zugang zur Verstärkung (Time In) zu erhalten.

Die konsequente und regelmäßige Durchführung des Time Out führt dazu, dass Kinder, sobald sie zur Time Out-Ecke geleitet werden, bald entscheiden, sich sofort zu beruhigen und auf den Stuhl zu setzen, sodass die Ecke bald nicht mehr benötigt wird und das Time Out, wie in den vorherigen Schritten beschrieben, eingesetzt werden kann.

Sobald das Time Out beendet ist, sollte das Kind freien Zugang zu seinen Freizeitaktivitäten bekommen. Bei einem Time Out im Kinderzimmer bedeutet dies, dass Sie dem Kind sofort seine Spielsachen zurückgeben, die zuvor auf dem Regal oder im Schrank abgestellt wurden. Warten Sie nicht, bis das Kind sie einfordert, sondern geben Sie von sich aus den Zugang zu diesen Verstärkern frei, sobald das Time Out beendet ist. Begleiten Sie dies immer mit einer Erklärung: „Jetzt bist du wieder ruhig und darfst wieder spielen!"

Was tun bei aggressivem Verhalten?

Zeigt das Kind während eines Time Out aggressive Verhaltensweisen, die man nicht ignorieren kann, schlägt, kneift, beißt oder tritt es, sodass man nicht ruhig bleiben kann, sollte man immer einen Verhaltensanalytiker hinzuziehen, da physische Auseinandersetzungen auf jeden Fall vermieden werden müssen. Kinder sollten niemals die Erfahrung machen, dass Aggressionen dazu führen, Situationen kontrollieren zu können. Das Kind sollte keine Wege finden, um Erwachsene positiv zu bestrafen, also physisch anzugreifen. Eine Tür zu schließen, stellt jedoch eine Verletzung der Menschenwürde dar und muss daher vermieden werden.

Klare Regeln formulieren

Es ist schwierig zu formulieren, was unangemessenes Verhalten genau ist. Noch schwieriger ist es, in einer Situation schnell zu entscheiden: „War dieses Verhalten so unangemessen, dass ich ein Time Out einsetzen sollte?" Formuliert man zuvor keine klaren Regeln, nach welchen Verhaltensweisen man Time Out als Konsequenz einsetzt, kann es schnell geschehen, dass sich das Kind ungerecht behandelt und der Willkür der Erwachsenen ausgesetzt fühlt. Stellt man hier keine klaren Regeln auf, würde dies dazu führen, dass verschiedene Erwachsene in der Umwelt des Kindes für verschiedene Verhaltensweisen Time Out einsetzen würden. Das Kind muss die Chance haben, sich genau die Verhaltensweisen einprägen zu können, die unerwünscht sind. Nur so hat es die Möglichkeit, sich bewusst gegen das unangemessene Verhalten – und damit gegen das Time Out – zu entscheiden.
Der willkürliche Einsatz eines Time Out führt in der Regel nicht zu einem Lerneffekt und wäre damit kontraproduktiv. Zusammen mit den Eltern wird eine überschaubare Liste klar definierter unangemessener Verhaltensweisen aufgesetzt, die zum Time Out führen. Sie umfasst zunächst die Verhaltensweisen, die das tägliche Miteinander besonders stark belasten.
Besprechen Sie diese Liste, so weit möglich, mit dem Kind, damit es vorbereitet ist und versteht, was geschehen wird, wenn es bestimmte Verhaltensweisen zeigt, und daraufhin auch eine Entscheidung gegen oder für diese Verhaltensweisen treffen kann.

Diese Liste muss überschaubar sein, also nicht zu viele Verhaltensweisen auf einmal beinhalten, klare Handlungsvorgaben geben und Willkür vermeiden. Nur auf der Liste aufgeführtes unangemessenes Verhalten führt zum Time Out. Für anderes unangemessenes Verhalten werden Löschung und Minikonsequenzen eingesetzt.

Beispiel
Verhaltensweisen von Philipp, die zum Time Out führen:

- Personen schlagen
- Gegen Gegenstände schlagen
- Gegenstände werfen
- Haare ziehen
- Kneifen
- Treten

Es ist möglich, hin und wieder ein neues Verhalten der Liste hinzuzufügen, jedoch sollte ein Time Out erst eingesetzt werden, nachdem diese neue Regel klar abgesprochen und aufgeschrieben wurde.

Durch die Auflistung wird für alle deutlich, welches Verhalten zum Time Out führt, die Umsetzung kann dadurch konsequent von allen durchgeführt werden. Auch kann so dokumentiert werden, welche Verhaltensweisen im Laufe der Zeit reduzierter auftreten und welche nicht.

Verhaltensvertrag

Nachdem die geeignete Time Out-Strategie für das Kind gewählt, ein geeigneter Ort dafür gefunden sowie konkrete Verhaltensweisen aufgelistet wurden, die adressiert werden sollen, wird ein Verhaltensvertrag geschrieben. Dieser Vertrag sollte durch Bilder oder Piktogramme ergänzt werden, die es dem Kind ermöglichen, die neuen Regeln so gut wie möglich zu verstehen.

Ein solcher Verhaltensvertrag gibt den neu aufgestellten Regeln eine gewisse Formalität und vermeidet, dass Kinder sich willkürlich beherrscht fühlen.

Vertrag zwischen Philipp, Ronja, Mama und Papa

1. Ich bleibe ruhig, wenn ich etwas nicht haben darf. Ich überlege zusammen mit den anderen, was ich stattdessen machen oder haben kann.
2. Wenn jemand mit meinem Spielzeug spielen möchte und ich das nicht will, sage ich: „Bitte such dir etwas anderes. Ich will alleine damit spielen!"
3. Schaffe ich es ruhig zu bleiben und gut zu spielen, loben mich die anderen und manchmal gibt es auch eine Überraschung.
4. Wenn ich schlage, trete, Haare ziehe oder Sachen werfe, muss ich ins Time Out gehen, bis ich mich beruhigt habe.
5. Wenn ich ruhig bin, setze ich mich kurz hin und warte, bis es klingelt. Dann darf ich wieder spielen gehen.

Wichtig ist auch der 3. Punkt im Vertrag (Verstärkeraspekt). Man sollte jedoch keine bestimmten Verstärker in Aussicht stellen, sondern Überraschungsverstärker variiert und differenziert einsetzen. Ist dieser Punkt auch vertraglich verankert, wird dies den Eltern helfen, sich darauf zu konzentrieren, das Kind bei angemessenem Verhalten zu „erwischen", zu loben und zu verstärken!

Die Punkte des Vertrages werden positiv formuliert und beinhalten Gebote anstatt Verbote. Es wird beschrieben, welches Verhalten zu bestimmten Konsequenzen führen wird. Formulierungen mit „Nein" und „Nicht" sollten generell vermieden werden. Das Wort „nicht" wird von uns überhört. Beispiel: Denken Sie nicht an einen rosa Elefanten! Beschreiben Sie vielmehr stets das gewünschte Verhalten. Anstatt zu sagen: „Ich darf nicht schlagen!", formulieren Sie: „Ich versuche, ruhig zu bleiben!"

Der Vertrag wird mit allen Familienmitgliedern genau besprochen. Es muss deutlich werden, dass dieser Vertrag für alle Familienmitglieder gilt und alle sich zu jeder Zeit danach richten müssen.

Stellen Sie sicher, dass das Kind diesen Vertrag so gut wie möglich versteht. Damit zeigen Sie ihm respektvoll, dass es nicht unserer Willkür ausgesetzt ist, sondern aktiv eine Wahl treffen kann.

Der Vertrag sollte (wenn möglich) von allen Beteiligten unterschrieben werden und dann eingerahmt oder laminiert an einem gut sichtbaren Platz in der Wohnung – zum Beispiel neben dem Esstisch – angebracht werden.

Damit sich das Kind, das häufig unangemessenes Verhalten zeigt, nicht als Verlierer dieser Abmachung fühlt, ist es oft ratsam, dass die anderen Familienmitglieder sich auch einmal ins Time Out setzen lassen. Dies bietet Kindern eine interessante Möglichkeit zum Beobachtungslernen an lebendigen Beispielen.

- Philipps Papa ist sauer und wirft eine Zeitung gegen die Wand: „Jetzt habe ich aber die Nase voll!" Der Vertrag sagt eindeutig, welche Konsequenz einem solchen Verhalten folgt. Die Mutter oder ein anderes Kind führt nun den Papa in die Time Out-Zone, wo er noch etwas weiter schimpft, bis er sich schließlich beruhigt. Nun wird die Uhr gestellt (erinnern Sie sich, wie viele Minuten?). Sobald Papa wieder aufstehen darf, hat er wieder Zugang zu allem, was Spaß macht (Time In). Er sollte natürlich erst einmal ausgiebig mit seinen Kindern spielen.

Die Kinder haben so die Möglichkeit, das Time Out an einem Beispiel zu beobachten, können den Inhalt des Verhaltensvertrages in Aktion sehen und somit besser verstehen.

Je nach Sprachverständnis und Kooperation des Kindes macht es Sinn, es täglich an die Regeln zu erinnern. Man könnte zum Beispiel jeden Morgen beim Frühstück die Punkte des Vertrages mit dem Kind durchsprechen und erklären. Kann ein Kind gut lesen, könnte man es bitten, die Regeln regelmäßig durch- oder vorzulesen.

Merke

Die Regeln eines Time Out werden immer in einem Verhaltensvertrag festgehalten, bevor das erste Time Out eingesetzt wird. Alle Punkte des Vertrags werden positiv formuliert.

Beispiel eines Time Out-Dokumentationsblattes

In einem Protokoll wird jedes Time Out genau dokumentiert. In der letzten Spalte wird die Dauer eingetragen, beginnend mit dem Moment, in dem das Time Out eingesetzt wird, bis zu dem Zeitpunkt, in dem sich das Kind beruhigt hat und wieder spielen gehen darf.

Zum Einstellen der Wartezeit steht eine Eieruhr oder ein „Time Timer" bereit. Als allgemeine Regel für die Wartezeit gilt: So viele Minuten wie Lebensjahre, allerdings wird die Wartezeit variabel eingesetzt.

Time Out-Protokoll 1		
Datum	**Verhalten, das zum Time Out geführt hat**	**Dauer des Time Out**
01.03.12	P hat Schwester geschlagen	10 min
01.03.12	Beim Umziehen Mama getreten	3 min
01.03.12	Gegen den Fernseher geschlagen	15 min
02.03.12	Schwester an den Haaren gezogen	2 min

Eine noch genauere Datenerhebung ermöglicht der folgende Plan. Er stellt zusätzlich dar, wie lange das Kind sich setzen und warten musste, nachdem es sich beruhigt hat.

Time Out-Protokoll 2			
Datum	**Verhalten, das zum Time Out geführt hat**	**Dauer des Trotzes**	**Sitzen und warten bis zum Klingeln**
01.03.12	P hat Schwester geschlagen	8 min	2 min
01.03.12	Beim Umziehen Mama getreten	2 min	1 min
01.03.12	Gegen den Fernseher geschlagen	13 min	2,5 min
02.03.12	Schwester an den Haaren gezogen	1,5 min	30 sec.

Für die Wartezeit, nachdem das Kind ruhig geworden ist, steht entweder eine Sitzgelegenheit bereit oder Sie legen stattdessen eine kleine Aufgabe zurecht, die das Kind lösen soll, bevor es wieder spielen darf.

Setzen Sie die besprochene Time Out-Strategie von nun an immer konsequent, ruhig und besonnen ein.

Beim ersten Mal sollten Sie als Therapeut beim Time Out dabei sein, um Eltern (oder Erziehern und Lehrern) direkte Anleitung und Hilfestellung zu geben. Das Time Out erfolgt ohne viele Worte. Um sicherzustellen, dass ein Kind auch immer die Verbindung zwischen seinem Verhalten und dem Time Out erkennt, ist jedoch ein Kommentar angemessen wie: „Du hast geworfen!", „Das war zu laut!" oder „Du hast deine Schwester gehauen!", wenn man das Kind zum Time Out führt. Diese Kommentare sollten aber in einem erklärenden, neutralen Tonfall erfolgen.

Merke

Stellen Sie innerhalb von zwei Wochen keine Reduzierung des Problemverhaltens fest, ist dieser Plan für dieses Kind nicht effektiv und muss geändert werden.

Lernen nach Aufforderung zu sitzen

Für viele Kinder kann es sehr schwierig sein, das Sitzen als zusätzliche Aufgabe beim Time Out zu befolgen, zum Beispiel wenn Kinder sehr sprunghaft sind, die Anweisung „Setz dich!" oder „Warte" noch nicht verstehen oder wenn es ihnen auch in anderen Situationen schwerfällt, einen Augenblick zu warten. In solchen Fällen macht es keinen Sinn, von einem Kind zu erwarten, dass es eine Minute sitzt und wartet, nachdem es sich beruhigt hat. Gehen Sie in kleinsten Schritten vor und nutzen Sie Prompts (Hilfestellungen), damit das Kind die Bedeutung von „Setz dich!" oder „Warte!" lernt.

Beispiel

- Alex hat seinen Trotz (Weinen, Schimpfen etc.) im Time Out überwunden und ist gerade für eine Weile (hier vier Sekunden) ruhig.
  Sie können sich sicher sein, dass er erneut laut werden würde, sobald Sie ihm die Aufgabe geben, sich für 30 Sekunden zu setzen, da er vielleicht gar nicht versteht, warum er sich setzen soll und auch nicht weiß, dass er danach wieder aufstehen darf.
  Um kein erneutes unangemessenes Verhalten zu provozieren und Frust beim Kind zu vermeiden, sagen Sie, solange das Kind noch ruhig ist, freundlich: „Setz dich!". Prompten Sie es physisch so schnell wie möglich, sich auf den bereitgestellten Stuhl oder Hocker zu setzen. Stellen Sie sicher, dass es für ein bis zwei Sekunden richtig sitzt und sich nicht wehrt. Nach ein bis zwei Sekunden nehmen Sie es vom Stuhl und sagen: „Gut hingesetzt, jetzt darfst du spielen gehen!" Bei einigen Kindern muss man sogar mit einer halben Sekunde beginnen.
  Wenn Sie diese Strategie bei den nächsten Malen Time Out wiederholen, wird das Kind schnell verstehen, dass es sich nach jedem Time Out und nachdem es die Worte „Setz dich!" hört, immer kurz hinsetzen muss und danach wieder spielen gehen darf.
  Die Zeitspanne von ein bis zwei Sekunden wird so lange beibehalten, bis sich das Kind nach dem Time Out schnell und bereitwillig setzt, ganz ohne Prompts. Ein Lernerfolg ist wahrscheinlich, da das Befolgen dieser Aufgabe immer sowohl negativ als auch positiv verstärkt wird: Nachdem das Kind sich kurz hingesetzt hat, darf es erstens die Time Out-Zone verlassen (negative Verstärkung) und sich zweitens seinen Spielsachen widmen (positive Verstärkung = Time In).

Kontrollverhalten beim Time Out

Viele Kinder mit ASD haben die kognitive Fähigkeit, Regeln und Verbote zu verstehen. Sie können jedoch oft nur eine bewusste Entscheidung für oder gegen ein Verhalten treffen, wenn sie genau einschätzen können, welches Verhalten sich subjektiv lohnt und welches sich nicht lohnt. Kinder mit ASD sollten also nicht nur Verhaltensregeln erklärt bekommen, sondern auch gute Gründe haben, damit sie sich bewusst für angemessenes Verhalten entscheiden. Nicht das theoretische Verständnis führt also in erster Linie zu angemessenem Verhalten, sondern die Reaktionen, die den Verhaltensweisen folgen.

Es geschieht sehr oft, dass Kinder sich ein Spiel aus dem Time Out machen. Einige gehen ruhig und gelassen zum Time Out und bleiben sogar für längere Zeit angemessen sitzen, ohne dass ihnen diese Konsequenz etwas auszumachen scheint. Einige lachen sogar dabei. Anschließend tritt das unangemessene Verhalten sofort wieder auf. Der Lerneffekt scheint also auch mit zusätzlicher Wartezeit nicht einzutreten.

Die Konsequenz wirkt in einem solchen Fall nicht als negative Bestrafung. Es ist sogar zu vermuten, dass irgendetwas während der Vorgehensweise einen verstärkenden Wert auf das Verhalten des Kindes hat. Einige Kinder scheinen es zum Beispiel zu genießen, dass ein Elternteil während des Time Out ganz eindeutig bestimmte Verhaltensweisen zeigt, weil sie diese Situation hervorgerufen haben. Viele Kinder nutzen Time Out, um Situationen zu kontrollieren. So kann ein Kind zum Beispiel absichtlich ein unangemessenes Verhalten zeigen, von dem es weiß, dass es ein Time Out zur Folge hat, wenn es die Aufmerksamkeit der Mutter erlangen will, oder um einer Anforderung zu entfliehen oder um diese hinauszuzögern. Das Kind zeigt also ein Verhalten, um einen bestimmten Zweck zu erzielen. Tritt nun genau das ein, was das Kind beabsichtigt hat, und die Mutter setzt wie geplant ein Time Out ein, wurde das unangemessene Verhalten verstärkt.

In diesen Situationen wäre das Time Out keine Bestrafung, sondern eine Form von Verstärkung. Kinder mit ASD spüren oftmals einen verstärkenden Wert darin, Situationen zu kontrollieren. Sie empfinden unsere Welt meist als chaotisch und unvorhersehbar. Sobald sie erkennen, dass es einen klaren Zusammenhang zwischen einem Verhalten und einer Konsequenz wie Time Out gibt, kommt es nicht selten vor, dass sie beginnen durch ihr Verhalten gewisse „Knöpfe zu drücken", um die Konsequenz zu ihrem eigenen Vorteil zu nutzen und durch die Vorhersehbarkeit der Situation Sicherheit zu gewinnen.

Natürlich erhält das Kind während des Time Out keine direkte Aufmerksamkeit von der Mutter, jedoch weiß es, dass es selbst veranlasst hat, dass die Mutter ein bestimmtes Verhalten zeigt und auch, dass die Mutter nur wegen des Kindes beim Time Out steht und wartet.

Kontrollverhalten ist der Verhaltensfunktion Aufmerksamkeit zuzuordnen. Um ein Verhalten zu reduzieren, das durch die Gabe von Aufmerksamkeit aufrechterhalten wird, sollte die Aufmerksamkeit nach entsprechendem Verhalten entzogen werden. Wir können und möchten jedoch während des Time Out nicht noch mehr Aufmerksamkeit entziehen, da wir das Kind sonst komplett allein lassen müssten. Jedoch haben wir die Möglichkeit, die Konsequenz so zu gestalten, dass das Time Out für das Kind wirklich langweilig und lästig wird. Hierdurch gewinnen wir die Kontrolle in dieser Situation zurück und stellen sicher, dass das Time Out auch wirklich eine effektive Konsequenz darstellt, um unangemessenes Verhalten abzubauen.
Time Out wird nur dann eine effektive Konsequenz darstellen, wenn das Kind motiviert ist, diese Situation zu vermeiden. Es muss also eine lästige (aversive), jedoch ethische Konsequenz sein.

Eine Möglichkeit, um ein scheinbar ineffektives Time Out für das Kind unangenehmer zu gestalten, kann die Verlängerung der Wartezeit sein. Man sollte zuerst immer warten, bis das Kind ruhig ist und das Time Out verlassen möchte. Man fordert es auf, sich hinzusetzen und zu warten, bis die eingestellte Zeit abgelaufen ist. Nehmen wir an, das Kind ist fünf Jahre alt und Sie stellen die Eieruhr bereits seit zwei Wochen konsequent auf fünf Minuten ein – also auf die volle empfohlene Zeit, ohne dass das Time Out eine Verringerung des unangemessenen Verhaltens verursacht. Nun setzen Sie beim nächsten Time Out sechs Minuten Wartezeit an. Verlängern Sie die Wartezeit bei den nächsten Malen um jeweils eine Minute, bis eine Wartezeit erreicht ist, die bei dem Kind wirklich Langeweile verursacht. Steht es zwischendurch auf, wird die Zeit erneut gestartet. Für einige Kinder wird diese Regel zusätzlich im Vertrag schriftlich festgehalten.

Grundsätzlich ist es angemessen, ein Kind nicht mehr Minuten sitzen und warten zu lassen, als es Jahre alt ist. Jedoch sollte man für jedes Kind individuell herausfinden, welche Wartezeit eine Konsequenz darstellt, die es vermeiden möchte. Ein Time Out verursacht nur dann einen effektiven Lernprozess, wenn das Kind motiviert ist, die Situation nicht zu wiederholen.

Ist die Frustrationsgrenze erreicht, in der das Kind die Situation nicht mehr als Spiel, sondern wirklich als störend erlebt, kann es sein, dass es im Time Out, nachdem es bereits ruhig gewartet hat, Trotzverhalten zeigt.

- Sie haben Philipps Wartezeit bereits auf zwölf Minuten angehoben, ohne dass es ihm irgendetwas auszumachen schien. Er saß stets entspannt auf seinem Stuhl, wartete, bis es klingelte, und ging wieder spielen, wie vereinbart. Diese Konsequenz schien keinen Einfluss auf sein unangemessenes Verhalten zu haben.
  Beim nächsten Time Out stellen Sie nun eine Dauer von 13 Minuten ein, sobald Philipp ruhig auf seinem Time Out-Stuhl sitzt.
  Kurz vor Ablauf der Zeit beginnt Philipp nun zu weinen oder wütend zu werden. Seien Sie auf diesen Löschungstrotz vorbereitet und bleiben Sie ruhig. Warten Sie, bis er sich wieder beruhigt. Es wird nun so verfahren, als würden wir gerade erst mit dem Time Out beginnen: Philipp muss ruhig werden, bekommt dann

noch einmal eine Wartezeit zum Sitzen, die dieses Mal ein bis fünf Minuten nicht übersteigen sollte, da er bereits gezeigt hat, dass die Konsequenz für ihn unangenehm ist.

Das Time Out soll also so gestaltet sein, dass das Kind diese Zeit als unangenehm genug empfindet, um sie in Zukunft vermeiden zu wollen. Erst dann sprechen wir von negativer Bestrafung. Ein Time Out soll für ein Kind niemals zur Qual, jedoch als lästig empfunden werden. Kindern wird hier weder Schmerz noch Angst zugefügt. Physische oder emotionale zwischenmenschliche Auseinandersetzungen werden komplett vermieden.

Merke

In keinem Fall darf mit Time Out experimentiert werden, wenn ein Kind autoaggressives Verhalten zeigt. Auch in solchen Fällen sollte auf jeden Fall ein Verhaltensanalytiker hinzugezogen werden.

Cooper et al. (2007) weisen darauf hin, dass ein Kind eine Toleranz für länger andauernde Time Out-Wartezeiten entwickeln kann und durch Zeitspannen von über 15 Minuten wahrscheinlich Stereotypien entwickeln wird, welche selbst verstärkend wirken (S. 362).

Längere Wartezeiten können also nicht empfohlen werden, da sie dazu führen können, dass ein Kind sich an das Time Out „gewöhnt". Zeigen Kinder ein ausgeprägtes Kontrollverhalten, bei dem auch eine Verdreifachung der empfohlenen Wartezeit keine Reduzierung unangemessenen Verhaltens bewirkt, sollte dringend ein Verhaltensanalytiker hinzugezogen werden.

Mündliche Verhaltensabsprache

Sobald das Sprachverständnis eines Kindes es ihm ermöglicht Absprachen zu verstehen, kann man auch mündliche Regeln besprechen, bevor diese in Kraft treten.

Beispiel

- Benno (7 Jahre) knirscht mit den Zähnen, besonders wenn er sich freut und angespannt ist. Während des Fernsehens und beim Spielen mit dem Computer knirscht er durchgehend. Zunächst werden Benno angemessene Alternativen wie Kaugummi kauen, ein Kauschlauch oder Chewy Tubes® zur oral-motorischen Stimulation angeboten. Es sollte ihm erlaubt werden, seine sensorischen Bedürfnisse auf eine angemessene Weise zu befriedigen, ohne dabei seine Zähne zu schädigen.

  Benno hat bereits eine hohe Bereitschaft zum Mitmachen gezeigt und hat erkannt, dass positive Verhaltensentscheidungen zur Verstärkung führen. Nun erklären wir ihm, dass er gerne Computer spielen darf, dass wir aber den Bildschirm für die Dauer einer Sanduhr (eine halbe Minute) ausschalten werden, sobald er mit den Zähnen knirscht. Das Ausschalten des Bildschirmes entspricht

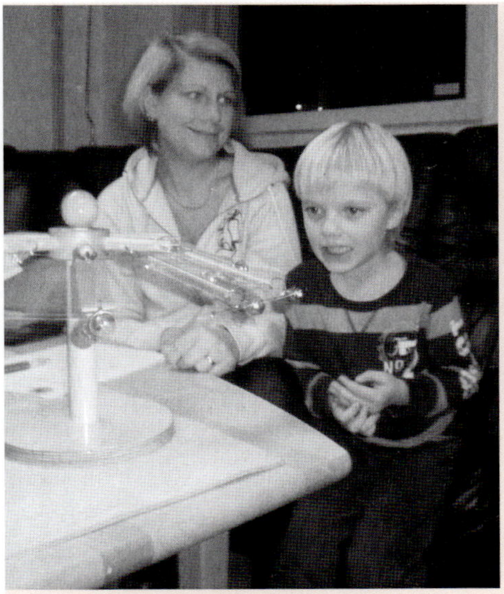

Kinder mit ASD sind bei Freude oft angespannt und knirschen mit den Zähnen

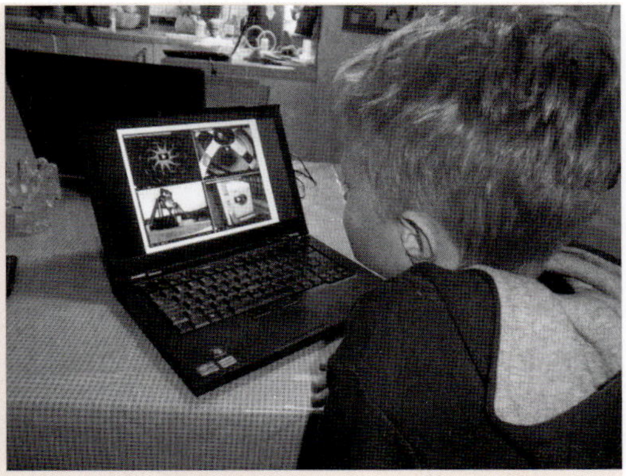

Während des Spielens muss sich Benno bemühen, nicht mit den Zähnen zu knirschen

einem Time Out, da es eine Zeitspanne ohne Verstärkung darstellt. Benno wird erklärt, dass wir den Bildschirm nach der halben Minute wieder anstellen, wenn er ruhig ist. Dies sind für Benno leicht zu verstehende Regeln. Wenn die Motivation für den Computer so hoch ist, dass er kleine Pausen als aversiv empfindet, dann wird ihm dieser mündliche Vertrag einen guten Grund geben, bewusst daran zu denken nicht mit den Zähnen zu knirschen.

Eine solche Strategie sollte auf keinen Fall eingesetzt werden, wenn das Kind über wenig Sprachverständnis verfügt oder noch nicht bewusst sein eigenes Verhalten mit den daraus folgenden Konsequenzen in Verbindung bringt.

Pairing

Nachdem in den letzten zwei Kapiteln ausführlich auf Konsequenzen der Kategorie Bestrafung eingegangen wurde, bezieht sich das folgende Kapitel besonders auf Verstärkung.

Pairing (Paaren) ist ein verhaltensanalytisches Prinzip. Es beschreibt, wie der wahrgenommene Wert eines Gegenstandes, einer Person oder einer Aktivität den Wert eines anderen Gegenstandes, einer Person oder Aktivität beeinflusst, wenn diese beiden Stimuli in Verbindung miteinander wahrgenommen werden (Schramm, 2007). Es ist also der Prozess, Reize so miteinander zu kombinieren, dass sich der verstärkende Wert eines Reizes auf den anderen Reiz überträgt.

Wir kennen Pairing aus dem täglichen Leben. Ein bestimmter Geruch erinnert an eine bestimmte Situation, Person oder an einen Ort. Es gibt Orte, die an sich neutral sind, an denen Sie sich aber besonders wohl oder unwohl fühlen, da Sie diesen Ort mit einer bestimmten Erfahrung in Verbindung bringen. Der Wert eines Stimulus wurde also auf den anderen übertragen. Diesen Prozess bezeichnet man als „Pairing". Unser Gehirn vollzieht diese Verbindungen jeden Tag. Orte, Lieder, Bilder, Gegenstände, Gerüche, Personen und Stimmen erzeugen Emotionen, die von Erfahrungen, die wir in der Vergangenheit machten, geprägt wurden. Wir können diese Verbindungen nicht willkürlich trennen.

Die Werbung versucht stets ein neues Produkt mit Verstärkung zu paaren, damit wir diese Produkte als wertvoller wahrnehmen. Wird ein Bier zum Beispiel von sportlichen Menschen auf einem Segelschiff genossen, sollen hier Assoziationen wie Natur, Abenteuer und Freiheit erzeugt werden. Autos werden häufig im Zusammenhang mit Naturgewalten, wie Gebirgen und Wasserfällen, präsentiert, um ein Gefühl der Stärke zu erzeugen. Bestimmte Motorräder verkaufen sich einfach besser, wenn sie mit viel nackter Haut beworben werden, um gezielt sexuelle Bedürfnisse anzusprechen. Softgetränke werden mit guter Laune und Geselligkeit gepaart und Sekt wird typischerweise von edel gekleideten Menschen präsentiert, die uns ein Gefühl von Luxus und Unbeschwertheit vermitteln sollen.

Auf die gleiche Art können auch unangenehme Assoziationen durch Pairing entstehen. Jeder Mensch, der einmal von einem Hund gebissen wurde, wird vermutlich Hunden gegenüber mehr Distanz halten, da er sie mit einer aversiven Erfahrung in Verbindung bringt.

Sich selbst mit Verstärkung „paaren"

Die meisten typisch entwickelten Kinder sehen ihre Eltern als generalisierte Verstärker an und zeigen täglich neue Verhaltensweisen und Fähigkeiten allein aufgrund der verstärkenden Interaktion mit ihren Eltern. Es ist diese Motivation, die es ihnen erlaubt, sich „typisch" zu entwickeln.

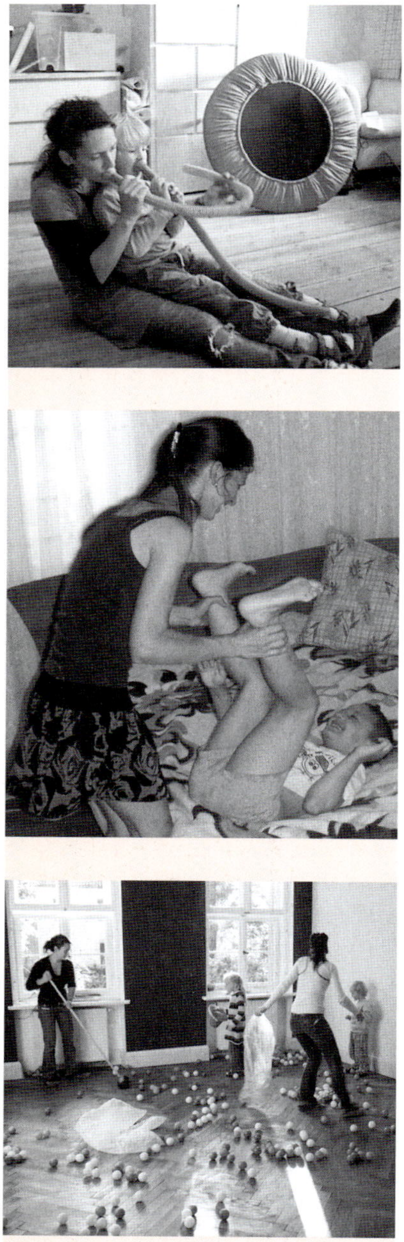

Aufbau einer vertrauensvollen Beziehung zu den Bezugspersonen

Die meisten Kinder mit ASD verspüren nicht diesen verstärkenden Wert in der Interaktion mit ihren Bezugspersonen (Schramm, 2007). Daher muss zunächst eine Beziehung zwischen Eltern und Kind aufgebaut werden, die es dem Kind erlaubt, seine Eltern als die Quelle guter Erfahrungen wahrzunehmen und nicht als eine Barriere zu den Dingen, die ihm so richtig Spaß machen.

Oft nehmen Kinder mit ASD ihre Bezugspersonen als die Menschen wahr, die immerzu Anforderungen stellen und die spaßigen Aktivitäten wiederholt unterbrechen. Daher beinhalten moderne ABA/VB-Programme 75 Prozent Pairing. Dies bedeutet praktisch, dass die Eltern, Therapeuten oder andere Bezugspersonen 75 Prozent der Zeit, die sie mit ihren Kindern verbringen, damit gestalten, sich selbst mit verstärkenden Aktivitäten und Gegenständen in Verbindung zu bringen, sodass der verstärkende Wert dieser Stimuli auf die Personen „abfärbt". Während des Pairings versuchen wir dem Kind zu zeigen, dass seine Lieblingsaktivitäten mit uns gemeinsam noch viel mehr Spaß machen als allein. Während einer Pairingphase werden keine Aufgaben oder Fragen gestellt, sondern nur erklärende Sprache genutzt. Das Kind soll uns signalisieren, dass es uns bei seinen geliebten Aktivitäten dabei haben möchte. Ziel ist also, dass es uns zu weiterer Interaktion einlädt und die Gemeinschaft dem Alleinsein immer vorzieht.

Pairing lässt sich besonders gut mit den Aktivitäten praktizieren, für die das Kind unsere Hilfe benötigt. Alleine zu schaukeln kann äußerst verstärkend sein, doch kann man das Kind so „anschubsen", dass es das Schaukeln als noch viel stimulierender erlebt. Man kann ihm beim Schaukeln in die Quere springen und dann im letzten Moment ausweichen, während des Schaukelns lustige Geräusche machen, singen, das Kind eindrehen und natürlich kräftig Anschwung geben.

Möchte ein Kind mit Kreiseln spielen, bietet dies eine gute Möglichkeit für Pairing, da es viele Kreisel gibt, die Kinder nur schwer selbst starten können. Wir können die Kreisel also für das Kind immer wieder starten und neue spannende Variationen entwickeln. Wir können Kreisel auf der eigenen Hand oder auf der Hand des Kindes starten, rotierende Kreisel auf Deckeln oder Tellern tanzen lassen oder sogar mehrere Kreisel übereinander starten, sodass ein rotierender Turm entsteht. Ist ein Kind stark an sich drehenden Objekten interessiert, lohnt es sich, nach besonderen Kreiseln zu suchen, die während der Rotation Licht- oder Geräuscheffekte erzeugen. Man kann Hula-Hoop-Reifen drehen lassen und auch neue Objekte für das Kind finden, die sich besonders gut in Rotation versetzen lassen.

Diese Aktivitäten sind hoch stimulierend und viele Fachleute sorgen sich, dass man das Kind dadurch zu mehr Selbststimulation verleitet. Verstärkende Gegenstände sollten Sie deshalb kontrollieren, damit das Kind keinen freien Zugang zu diesen Dingen in seiner Freizeit bekommt. So stellen Sie sicher, dass diese hoch stimulativen Reize immer mit der Anwesenheit einer anderen Person in Verbindung gebracht werden.

Pairing kann überall dort stattfinden, wo man die Möglichkeit hat, ein Kind zum Lachen zu bringen. Dreht sich die Aktivität um Gegenstände, sollte das Kind lernen, diese mit unserer Anwesenheit zu assoziieren. Pairing ganz ohne Gegenstände und Spielzeuge ist jedoch ganz besonders empfehlenswert, da es dabei allein um die Interaktion mit der anderen Person geht. Sie könnten ein Kind zum Beispiel in einen festen Griff nehmen, es bitten, an Ihrem Arm einen imaginären Knopf zu drücken und dann eine Rüttelmaschine simulieren! Sie könnten ein kleineres Kind auf Ihren Armen kräftig schaukeln, herumwirbeln, es huckepack nehmen, mit ihm Fangen spielen, es kitzeln, mit ihm toben, es auf den Kopf stellen, Grimassen schneiden oder lustige Tanzspiele erfinden.

Das Ziel von Pairing ist erreicht, wenn das Kind sich beim Anblick des „Lehrers" freut und weitere Interaktion einfordert. Immer wenn ein Kind dazu tendiert, vor seinem Lehrer zu flüchten, ihn ignoriert oder wegschicken will, sollten alle Lernziele zurückgestellt werden und eine Einheit pures Pairing eingesetzt werden. Ein produktiver Lernprozess kann bei einem Kind mit ASD nur dann stattfinden, wenn es gelernt hat, seinen Lehrer mit angenehmen Reizen zu assoziieren und von sich aus die Nähe dieser Person sucht.

Merke

Der Prozess Pairing in einem ABA/VB-Programm kann auch als Beziehungsaufbau beschrieben werden, in dem sich eine Person fortlaufend mit verstärkenden Aktivitäten und Dingen in Verbindung bringt, sodass das Kind die Anwesenheit einer Person mit verstärkenden Reizen assoziiert und die Person schließlich selbst zum Verstärker wird.

Es gibt einige wenige Kinder mit ASD, bei denen Pairing eine echte Herausforderung ist. Sie vermeiden den Kontakt mit anderen Personen, flüchten, sobald man in ihre Nähe kommt, oder zeigen ein so starkes stereotypes Verhalten, dass sie eine Person nicht einmal wahrzunehmen scheinen, wenn man sie auskitzelt.

Es ist wahrscheinlich, dass ein solches Kind Menschen als anstrengend und als Hindernis zur Verstärkung empfindet und in der Vergangenheit aus Erfahrungen gelernt hat, dass es sich mehr lohnt, Menschen aus dem Weg zu gehen. In einem solchen Fall sollte man eine Liste der Gegenstände und Essensverstärker anfertigen, die das Kind als stimulierend empfindet. Diese Liste kann sich täglich ändern. Nun sollte man alle ein bis fünf Minuten zu dem Kind gehen, ihm einen Gegenstand überreichen und sich sofort wieder zurückziehen, noch bevor es flüchten kann. Durch diese Strategie lernt das Kind, dass eine sich nähernde Person ein Zeichen (ein SD) dafür sein kann, dass Verstärkung auf dem Weg ist. Wird das Kind wiederholt erfahren, dass Menschen sich nähern, um ihm etwas Verstärkendes zu überreichen, stellt man bald fest, dass es weniger flüchtet, sobald man sich ihm nähert. Bald kann man damit beginnen, die Erwartungen zu erhöhen. Sie können dann den Gegenstand dem Kind übergeben, noch zwei bis drei Sekunden bei ihm bleiben, es vielleicht freundlich berühren und kurz mit ihm sprechen, sodass es lernt, auch Ihre Nähe und Ihre Stimme mit der Verstärkung zu assoziieren. Diese Form von Pairing kann so lange eingesetzt werden, bis ein Kind keine Fluchttendenzen mehr zeigt und sich auch so berühren lässt, dass man damit beginnen kann, es in interaktive Pairingsituationen mit einzubeziehen.

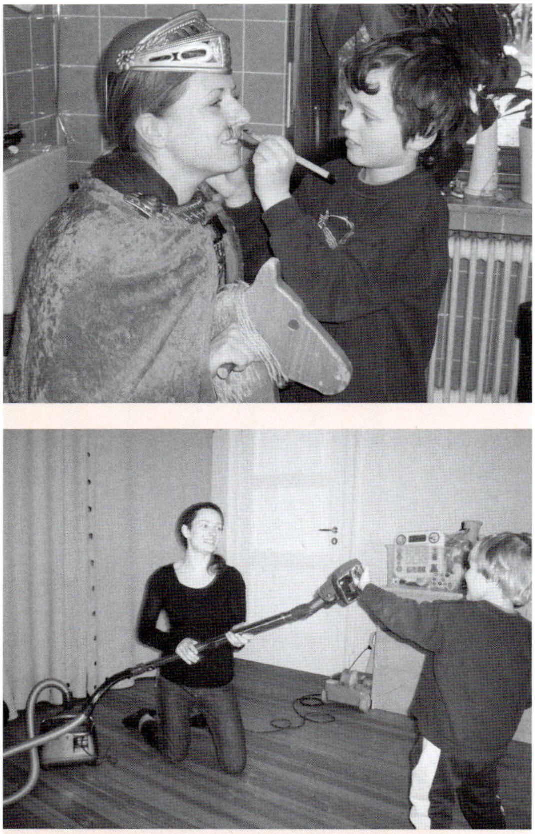

Nutzen Sie zum Pairing kreative Spielideen

Bei einem Kind, das sich leicht in eine spielerische Interaktion – wie weiter oben beschrieben – verwickeln lässt, reicht es nicht aus, ihm einfach nur Spielsachen zu überreichen. Seien Sie kreativ und finden Sie heraus, was dem Kind gefällt. Begeben Sie sich beim Pairing auf die Ebene des Kindes, spielen Sie auf der Erde, auf dem Sofa oder unter dem Tisch und steigen Sie zusammen mit dem Kind ins Bällebecken.

Vermeiden Sie dabei Aufforderungen wie: „Mach das mal nach!" oder „Drück hier drauf!", sondern nutzen Sie erklärende Sprache und formulieren Sie Vorschläge: „Möchtest du auch mal?" oder: „Da kann man drauf drücken!" Möchte ein Kind zum Beispiel immerzu Gegenstände, wie z. B. Rollen oder Bälle, auf Flächen hin und her rollen, steigen Sie in dieses selbststimulierende Verhalten ein. Seien Sie kreativ, bauen Sie zum Beispiel einige Schrägen und Rollbahnen, auf denen das rollende Objekt entlang und hinunterrollen kann. Gestalten Sie das Spiel abwechslungsreicher und interessanter.

Bei der Arbeit als ABA/VB-Consultant ist eine mobile Verstärkertasche eine absolute Notwendigkeit. Begegnet man einem Kind zum ersten Mal, hat man so von Anfang an die Möglichkeit, sich mit interessanten Dingen und Aktivitäten in Verbindung zu bringen. Auch in einer Praxis für Ergotherapie lohnt es sich, eine verschließbare durchsichtige Kiste mit Spielsachen anzulegen, die Kinder mit ASD für gewöhnlich als verstärkend empfinden. Viele Kinder mögen Zottel- oder Knautschbälle, Glitzerstäbe, Kreisel, Sanduhren, Pendel, vibrierende Spielzeuge, Spielzeuge mit Tasten, Musik- und Geräuschfunktion wie Telefone oder Keyboards. Alles, was blinkt und bunte Lichter erzeugt, könnte ein potenzieller Verstärker für ein Kind mit ASD sein. Mögliche Verstärker sind auch Seifenblasen, Spieluhren und Kuscheltiere, die sich bewegen oder Geräusche erzeugen können, Ballons, Flugkreisel, Bälle, Autos, Züge, Aufziehspielzeuge und Murmelbahnen.

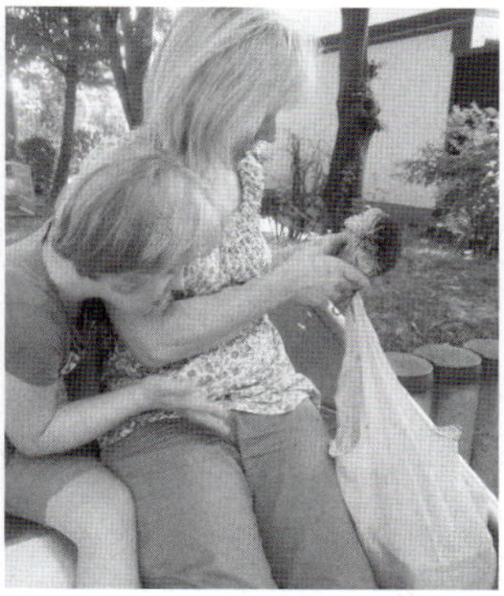

Verstärkertasche

Der Internetversand Pro-ABA hat sich in seinem Sortiment auf Spielsachen spezialisiert, die besonders auf Kinder mit Autismus attraktiv wirken.

Die meisten Materialien, die für Sensorische Integration genutzt werden, lassen sich auch hervorragend für Pairing einsetzen. Besonders Massagematratzen und verschiedene Schaukeln eigenen sich zum Pairing.

Sehr viele Kinder lieben Musik, daher können viele Musikinstrumente zum Pairing genutzt werden, wie z. B. Gitarren, ein Klavier, eine Orgel aber auch Rasseln, Triangeln, Xylophone, Glockenspiele und Trommeln.

Möchte das Kind sich mit Ihnen über Pokemon, Züge oder Dinosaurier unterhalten, nutzen Sie dies zum Pairing. Für einige Kinder mag es sogar das beste Pairing sein, zusammen mit Ihnen mathematische Aufgaben zu lösen!

Merke

Achten Sie beim Pairing auf die individuellen Interessen des Kindes. So mag es für ein Kind Pairing sein, mit Bausteinen zu spielen, eine Geschichte vorgelesen zu bekommen oder mit einem Puppenhaus zu spielen, für ein anderes Kind können die gleichen Aktivitäten eine lästige Aufgabe sein!

Durch Pairing neue Verstärker entwickeln

Viele Kinder mit ASD interessieren sich nur für eine eingeschränkte Bandbreite an Aktivitäten oder Gegenständen. Sie bestehen oft auf Gleichförmigkeit, auch in der Wahl der Verstärker und wählen so immer die gleichen Aktivitäten oder Gegenstände, um sich zu stimulieren. Dies kann für ein Programm, das auf Verstärkung basiert, problematisch sein. Wenn man nur wenige Verstärker und damit kaum Variation hat, kann es schnell geschehen, dass diese wenigen Verstärker zu oft eingesetzt werden und eine Sättigung eintritt. Eine Bandbreite an Verstärkern ist also wichtig, um variieren zu können und so eine Übersättigung (Satiation) zu vermeiden.

Wenn ein Kind zu Beginn des Programms fast nur essbare Verstärker hat, müssen dringend Gegenstände und Aktivitäten als Verstärker gefunden werden. Das Ziel sollte immer sein, essbare Verstärker so schnell wie möglich durch greifbare Verstärker oder verstärkende Aktivitäten zu ersetzen (Schramm, 2007, S. 93–96).

In einem modernen ABA/VB-Programm wird empfohlen, durch Pairing jeden Monat mehrere neue Verstärker zu entwickeln.

Was kann man tun, um das Interesse für neue Dinge zu entwickeln?

Es ist möglich, die bekannten Verstärker des Kindes mit neutralen Gegenständen zu paaren (engl.: to pair) (Partington, 2008, S. 20; Schramm, 2007). Zunächst sollte man sich selbst als Person mit den verstärkenden Aktivitäten des Kindes so in Verbindung bringen, dass das Kind die Anwesenheit der Person als verstärkend empfindet (siehe oben). Während des Pairings sollte man dann immer wieder spielerisch neue Gegenstände so in das verstärkende Spiel integrieren, dass es das Kind nicht stört. Versuchen Sie anschließend das Interesse des Kindes auf den neuen Gegenstand zu lenken.

Beispiel

- Stefan (6 Jahre) spielt sehr gerne und ausgiebig mit Knete. Mittlerweile knetet er lieber mit Ihnen zusammen als allein. Andere Spielsachen ignoriert er komplett. Nun ist es Ihr Ziel, Stefan für neue Spielsachen zu interessieren. Laufen Sie z. B. mit einer Playmobilfigur auf einer Kneteschlange entlang und drücken so Muster in die Knete. Formen Sie aus Knete ein Kissen und eine Decke, um das Männchen zu Bett zu bringen. Gelingt es Ihnen, Stefan für diese neue Variation des Knetespiels zu interessieren, erhöht sich die Chance, dass er in Zukunft einem Playmobilmännchen mehr Aufmerksamkeit schenkt, da es mit einer verstärkenden Aktivität gepaart wurde.

Machen Sie aus dem Pairing nicht aus Versehen eine Unterrichtssituation, indem Sie Aufforderungen geben wie „Mach das!", „Schau mal hier!" oder „Nimm das auch mal!" Pairing bedeutet, keine Anforderungen zu stellen. Das Kind soll selbst entscheiden, was es tun möchte, ob und wann es etwas tun möchte. Fordern Sie das Kind auf, Ihr Spielverhalten zu imitieren, kann dies dazu führen, dass es diese Aufforderungen als lästig empfindet und das Pairing beenden möchte.

Nutzen Sie daher während des Pairings immer eine deklarative (erklärende) Sprache wie: „Hallo, hier hüpft ein Männchen über die Straße!", „Jetzt legt sich das Männchen schlafen!" oder „Gute Nacht! Jetzt geht das Männchen ins Bett". Kindern, die gute Grundlagen zur Imitation von Spielverhalten haben, kann man gerne vorschlagen: „Magst du einmal das Männchen nehmen?" Dies ist aber eine Frage und das Kind hat das Recht, mit „Nein" zu antworten.

Merke

Es geht beim Pairing um Motivationsaufbau und nicht darum, einem Kind beizubringen, wie man „richtig" spielt.

Bei einigen Kindern wird es schwierig sein, sich selbst oder gar neue Gegenstände in das Pairing zu integrieren. Dies ist zum Beispiel bei stark stimulierenden Verstärkern der Fall, die kaum aktives Spielverhalten erfordern, wie etwa Fernsehen oder Schaukeln.

- Maria möchte unentwegt die Teletubbies schauen und interessiert sich nicht für Spielzeug, das man halten und mit den Händen manipulieren kann. Nun werden Spielsachen ausgesucht, die für das Kind noch uninteressant sind. Diese werden dann in der Nähe des Fernsehers platziert. Wir geben Maria zunächst ein Spielzeug in die Hand und stellen dann das Video an. Lässt Maria das Spielzeug fallen oder legt es weg, wird auf Pause gedrückt und das Spielzeug wird ihr erneut gereicht. Bald wird sie verstehen, dass das Video nur dann läuft, wenn sie etwas in der Hand hält. Das Schauen des Videos wird nun „gepaart" mit den Gegenständen, die Maria in den Händen hält, während sie ihre verstärkenden Teletubbies schaut. Es sollten circa drei bis zehn Gegenstände sein, die zwischendurch alle paar Minuten ausgewechselt werden, damit sie nicht zu langweilig werden. Sobald sie sich daran gewöhnt hat, während des Fernsehens etwas in den Händen zu halten, ist die Wahrscheinlichkeit hoch, dass sie beginnt, diese Spielsachen öfter zu betrachten und zu manipulieren.
  Indem die Spielsachen immer mit ihren geliebten Teletubbies in Verbindung gebracht wurden, werden die Gegenstände selbst für Maria einen höheren Wert entwickeln. Würde man nun die zuvor mit Teletubbies gepaarten Gegenstände in Marias Umfeld herumliegen lassen, wenn der Fernseher nicht läuft, ist die Wahrscheinlichkeit erhöht, dass sie beginnt, diese Gegenstände aufzuheben und zu manipulieren. Da für Maria das spontane Spiel mit neuen Spielsachen ein ausgesprochenes Lernziel ist, wird immer ausgiebig verstärkt, sobald sie einen dieser Gegenstände (natürlich auch neue Gegenstände) aufhebt.

  Zu Beginn könnte die Anforderung für Maria zu lästig sein und sie könnte beschließen, nicht mehr fernsehen zu wollen. Deshalb mag es am Anfang genug sein, dass Maria alle paar Minuten ein Spielzeug berühren oder in die Hand nehmen soll, um das Video zu starten, sie dann aber den Gegenstand hinlegen darf. Mit der Zeit kann die Anforderung so erhöht werden, dass Maria den Gegenstand immer länger halten soll.

Durch dieses Pairing von Verstärkern mit neutralen Dingen können auch Tokens (Punkte/Gutscheine), Smileys oder Stickers zu effektiven Verstärkern werden. Siehe hierzu das Kapitel „Tokensysteme".

Soziale Reaktionen mit Verstärkung paaren

Für Kinder, die nicht auf Lob reagieren, für die auch Umarmungen oder Applaus keinen verstärkenden Wert haben, kann das Paaren dieser Konsequenzen mit bekannten wirksamen Verstärkern des Kindes dazu führen, dass diese sozialen Reaktionen selbst verstärkend werden (Partington, 2008, S. 42). Es sollte das Ziel für jedes Kind mit Entwicklungsverzögerungen sein, dass es Lob als so verstärkend empfindet wie typisch entwickelte Kinder. Lob sollte also zum konditionierten Verstärker werden. Lobt man ein Kind mit ASD zum Beispiel wiederholt nach einem angemessenen Verhalten verbal, indem man sagt: „Gut gemacht!", „Super!" oder „Das war toll!", und diese Konsequenz führt nicht dazu, dass das Kind dieses Verhalten wiederholt, kann davon ausgegangen werden, dass Lob für dieses Kind keinen verstärkenden Wert hat. Hier müssen also zunächst extrinsische Verstärker eingesetzt werden, die gezielt mit Lob gepaart werden.

- Maria reagiert nicht auf Lob und es gibt auch noch keine Gegenstände, die als Verstärkung eingesetzt werden können. Sie möchten nun verstärken, dass sie sich für eine neue TV-Sendung interessiert. Angenommen Sie beobachten, wie Maria zum ersten Mal bei einem anderen TV-Programm als den Teletubbies vor dem Fernseher stehen bleibt. Es läuft die Sesamstraße und Maria schaut etwa 30 Sekunden lang zu. Nun könnten Sie Maria einen essbaren Verstärker überreichen, während Sie loben: „Super, du schaust Sesamstraße!"
  Der verstärkende Wert des essbaren Verstärkers wird so mit der Sesamstraße und auch mit dem Lob „Super" in Verbindung gebracht.
- Sie gehen mit Lennart spazieren und kommen an einem Spielplatz vorbei. Lennart möchte gerne schaukeln. Sie sagen ihm: „Nein, das geht jetzt leider nicht!" Lennart bleibt ruhig und geht bereitwillig mit Ihnen weiter. Dass er dieses „Nein" so gelassen hinnimmt, halten Sie für die Ausnahme und sofort überreichen Sie ihm einen seiner Power Ranger-Figuren mit den Worten: „Klasse, dass du so lieb mitgehst!"
  So paaren Sie das Lob „Klasse" mit greifbarer Verstärkung.

Auch Kitzeln, Hochheben, Umarmungen oder Küsschen geben können und sollten immer mit Verstärkung gepaart werden, wenn das Kind diese sozialen Reaktionen noch nicht an sich als verstärkend empfindet. Wir nehmen oft an, dass diese Reaktionen doch für jedes Kind verstärkend sein müssten. Es kommt jedoch vor, dass Kinder mit ASD diese sozialen Zuwendungen sogar als aversiv empfinden.

- Marias Mutter übt gerade mit Maria, dass sie einen Gegenstand halten soll, während sie die Teletubbies schaut. Maria lässt den ihr gegebenen Ball fallen und ihre Mutter drückt auf Pause. Maria nimmt den Ball sogleich und ohne Aufforderung wieder in die Hand. Ihre Mutter freut sich sehr, drückt, küsst und lobt sie. Maria schiebt ihre Mutter zur Seite, um freien Blick auf den Bildschirm zu bekommen. Erst jetzt schaltet Marias Mutter das Video wieder an. Da immer die letzte Reaktion verstärkt wird, die vor dem Verstärker gezeigt wurde, hat Marias Mutter verstärkt, dass Maria sie weggedrückt hat. Maria könnte nun lernen, dass das Küssen und die Umarmung der Mutter der Verstärkung im Wege stehen. Es könnte sogar geschehen, dass Maria in Zukunft versucht, die Umarmungen zunehmend abzuwehren, da sie diese Reaktion als eine Belästigung empfindet, die das Anschalten der Verstärkung verzögert. Marias Mutter sollte daher zuerst als Verstärkung das Video anschalten. Sobald sich das Bild in Bewegung setzt, lobt, küsst und umarmt sie ihre Tochter, aber so, dass Maria weiterhin freien Blick auf ihren Verstärker hat.

Pairing von Orten mit Verstärkung

Viele Kinder mit ASD haben Schwierigkeiten bei Übergängen in neue Situationen. Einige versuchen neue Orte sogar konsequent zu vermeiden. Es gibt jedoch immer wieder Momente im Leben, an denen wir Kinder an neue Orte gewöhnen müssen. Dies kann durch Pairing geschehen.

- Marina ist sehr sprunghaft und es ist nicht möglich, sie dazu zu bewegen, am Esstisch sitzen zu bleiben. Bei der Auflistung individueller Verstärker berichten die Eltern, dass das Mädchen nicht am Haus der Nachbarn vorbeigehen kann, ohne sich einmal längs auf deren Fußmatte aus Kunstrasen zu legen. Der Tripp Trapp®-Stuhl des Mädchens wird nun auf der Sitzfläche, an der Lehne und auf der Fußleiste mit diesem Material versehen. Marina genießt das Sitzen auf dem Stuhl jetzt so sehr, dass sie von nun an hoch motiviert am Esstisch sitzen bleibt, da dieser Platz nun mit taktiler Verstärkung kombiniert ist.

Beispiel

Es ist wichtig, dass sich ein Kind in seiner Kindergartengruppe oder Schulklasse wohlfühlt. Jedes Kind soll gerne in seine Gruppe gehen und motiviert sein, in der Klasse zu bleiben. Auch dies geschieht durch das Paaren der Umgebung mit angenehmen Reizen. In einem Kindergarten wird dies einfacher umzusetzen sein, denn hier hat man oft die Möglichkeit, ein Kind zunächst nur stundenweise in den Kindergarten zu schicken, bevor man es dort ganztags lässt. Auch im Kindergarten sollten verstärkende Gegenstände, die andere Kinder nicht stören, gezielt eingesetzt werden, um dem Kind zu zeigen, dass sich ein Aufenthalt in dieser Umgebung lohnt. Typisch entwickelte Kinder empfinden die Kindergartengruppe an sich meist äußerst verstärkend. Sie mögen die Routinen, die Spiele, den Umgang mit anderen Kindern und so weiter.
Viele Kinder mit ASD empfinden genau diese Eindrücke als störend und sind motiviert zu flüchten.

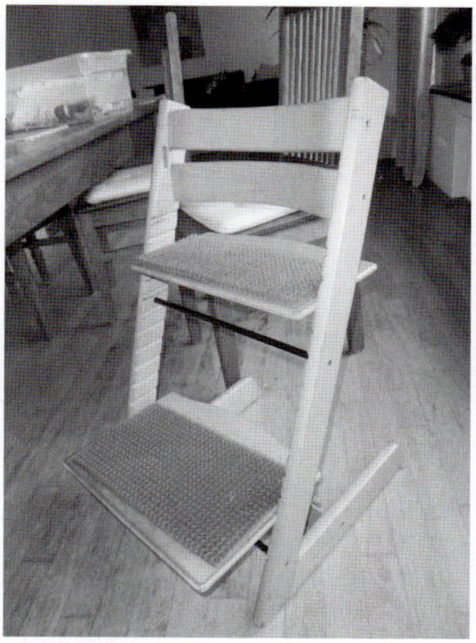

Sensorische Reize mit Orten paaren

Ein weitverbreitetes Problem ist, dass sich Kinder mit ASD oft aus dem Gruppengeschehen absondern. Sie gehen vielleicht gerne in den Kindergarten, bleiben dort aber für sich oder erkämpfen sich Sonderrechte. Viele Kinder lernen gezielt unangemessene Verhaltensweisen einzusetzen, um ungewollten Situationen aus dem Weg zu gehen. Immer wenn das Kind dann in seine Bücherecke oder an einen anderen verstärkenden Ort gehen darf, wird unangemessenes Verhalten verstärkt.

Beispiel

- Marina soll lernen, im Stuhlkreis zu sitzen. Zunächst sitzt sie immer nur in der letzten Minute des Sitzkreises dabei. Die Situation ist dann schnell vorüber und die Chance, dass sie auch tatsächlich kurz sitzen bleibt, ist recht hoch. Zusätzlich kann man ihr im Sitzkreis anbieten, verstärkende Gegenstände zu halten, die sie zu anderen Zeiten im Kindergarten nicht bekommt. So wird das Sitzen im Kreis gleich zu Beginn mit angenehmen Reizen verbunden. Über Tage und Wochen kann man die Zeitspanne, in der Marina im Sitzkreis bleibt, auf mehrere Minuten erhöhen. Sobald sie die gesamte Zeit im Kreis sitzen bleibt, werden die Anforderungen erhöht, indem man Marina schrittweise anleitet, an der Kreisrunde aktiv teilzunehmen.

Werden im Schulunterricht gezielt Variationen von Verstärkern eingesetzt, damit das Kind fortlaufend positives Feedback und Erfolgserlebnisse erhält, wird auch der Klassenraum mit angenehmen Erfahrungen „gepaart". Lesen Sie dazu auch das Kapitel „Tokensysteme".
Ein Kind wird das Klassenzimmer meiden, wenn dort nur Anforderungen, Kritik, gereizte Stimmung, Fehlschläge oder Langeweile dominieren.

Auch die Toilette kann als Ort mit Verstärkung verknüpft werden. Niemals sollte man ein Kind gegen physischen Widerstand dazu bringen, sich auf die Toilette zu setzen. Man kann es zunächst bitten, sich für einige Sekunden auf die Toilette zu setzen und ihm gestatten wieder aufzustehen, noch bevor es selbst aufstehen möchte. Während es sitzt, kann man ihm anbieten, ihm etwas vorzulesen, eine DVD anzuschauen, den Waschvorgang der Waschmaschine anzuschauen, seine Lieblingsmusik zu hören oder zu singen. Man sollte sich jedoch mindestens drei verschiedene Verstärker für das Toilettentraining zurechtlegen, damit das Kind nicht lernt, nach der Toilette zu fragen, wenn es DVD schauen möchte. Man stellt also zunächst sicher, dass das Kind gerne sitzt, und versucht dann, die Zeitspanne auf zwei bis fünf Minuten zu erweitern, bevor man es wieder aufstehen lässt. Für den Fall, dass es in die Toilette uriniert, sollte man zusätzlich besondere Verstärker zurechtgelegt haben, wie bestimmte greifbare Spielzeuge oder essbare Verstärker. Macht das Kind sein großes Geschäft in die Toilettenschüssel, sollte eine „Party" mit Verstärkern gefeiert werden, die es äußerst selten gibt, z. B. mit einem Schluck Cola oder einer Wunderkerze, wenn das Kind dies mag. Ist die Windel ein Reiz, von dem das Kind stark abhängig ist, um urinieren zu können, ist es auch möglich, den Toilettensitz zunächst mit einer Windel zu kombinieren und diese dann über die folgenden Tage Stück für Stück herauszuziehen. Man kann also durch einen guten Verstärkerplan sicherstellen, dass der Toilettengang immer mit angenehmen Erlebnissen gepaart wird.

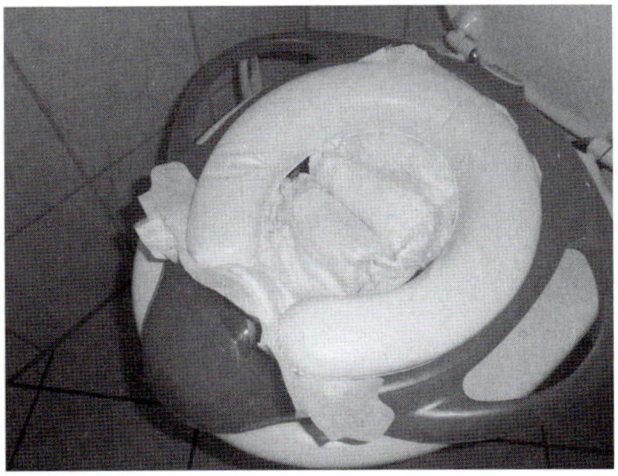

Der Toilettensitz wird mit einer Windel gepaart

Beziehungsaufbau in der Ergotherapie

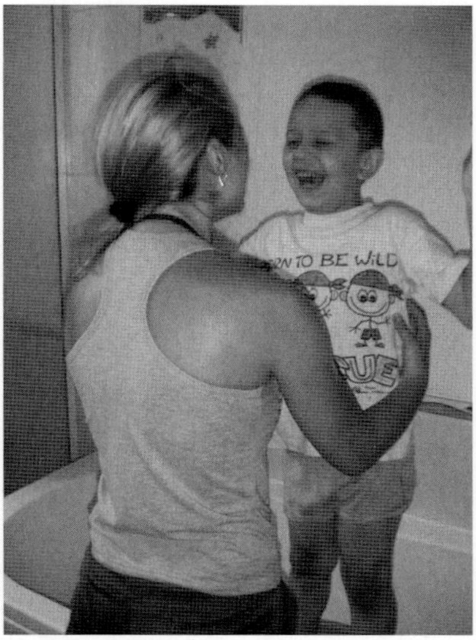

Pairing sollte immer 75 Prozent der Zeit betragen

Das Ziel jeden Lehrers oder Therapeuten ist es, selbst zum generalisierten Verstärker zu werden.

Die meisten Kinder mit ASD toben gerne und sind leicht zum Lachen zu bringen. Dies sollte Ihr Ziel für die erste Therapieeinheit sein. Lassen Sie sich vor der ersten Therapieeinheit von den Eltern des Kindes eine möglichst umfangreiche Liste der Dinge und Aktivitäten anfertigen, die das Kind besonders mag. Variieren Sie diese Aktivitäten und Dinge gezielt für eine Therapieeinheit, um sich selbst mit verstärkenden Werten in Verbindung zu bringen. Die reine Pairingphase sollte nach spätestens einer Therapieeinheit abgeschlossen sein, sodass ab der zweiten Stunde an den konkreten Zielen gearbeitet werden kann.

Achten Sie fortlaufend auf mindestens 75 Prozent Pairing, um die Motivation dauerhaft zu erhalten.

Sensorische Reize für Pairing nutzen

Sensorische Reize haben einen oft verstärkenden Wert für Kinder mit ASD. Die Fixierung auf bestimmte sensorische Reize kann ein Hindernis in der Therapie darstellen, zum Beispiel wenn sich ein Kind zu sehr stimulieren möchte und eine Aktivität, wie zum Beispiel Schaukeln, auch nach über 20 Minuten nicht verlassen mag. Werden diese Reize jedoch kontrolliert und gezielt eingesetzt, können sie sehr effektiv dazu beitragen, erwünschtes Verhalten aufzubauen.

Zunächst muss man Informationen darüber sammeln, welche Reize ein Kind gewöhnlich sucht und welche Reize sich besonders dafür eignen, es zu motivieren.

Dies bedeutet nicht nur, dass Sie sich mit diesen Reizen in Verbindung bringen, sondern auch, dass Sie dem Kind von Anfang an nicht gestatten sollten, diese Reize ohne Ihre Nähe zu erhalten. Mag das Kind zum Beispiel ein Massagegerät und möchte es am liebsten allein halten und bedienen, sollten Sie von Anfang an klar darauf bestehen, dass es das Gerät nur dann halten darf, wenn es Ihnen zugewandt ist. Sobald sich das Kind mit dem Gegenstand von Ihnen abwendet, nehmen Sie ihm den Gegenstand aus der Hand oder stellen Sie das Gerät aus. Signalisieren Sie dem Kind, dass es das Gerät nur haben darf, wenn es sich zu Ihnen setzt und Ihnen zugewandt ist. Es kann dauern, bis es versteht, dass es seinen Verstärker verliert, wenn es sich von Ihnen abwendet, und dass es immer dann Zugang zum Massagegerät hat, wenn es bei Ihnen bleibt.

Merke

Seien Sie bei allen verstärkenden Aktivitäten in Ihrer Praxis von Beginn an konsequent in dieser Sache: Das Kind sollte die Verstärker nicht alleine genießen dürfen, sondern immer nur mit Ihnen zusammen.

Wann auch immer Sie mit beweglichen Objekten arbeiten, die Sie als Verstärker einsetzen: Sie sollten dem Kind nur dann erlauben, damit herumzulaufen, wenn es nach Anforderung bereitwillig zu Ihnen kommt. Ansonsten halten Sie an der Regel fest: „Das Kind darf aufstehen und gehen, der Verstärker aber bleibt bei mir!" So wird das Kind leichter die Entscheidung treffen, zu Ihnen zurückzukommen und wird nach einer Weile akzeptieren, dass es den Verstärker nur in Ihrer Anwesenheit haben darf.

Arbeiten Sie mit sensorischen Verstärkern, die man dem Kind nicht einfach wegnehmen kann, wie die Schaukel, das Bällebecken oder der Snoezelraum, können Sie ähnlich vorgehen, wenn das Kind Kontakt zu Ihnen vermeiden möchte. Sie nehmen in diesem Fall jedoch nicht den Verstärker weg, sobald das Kind sich von Ihnen entfernt, sondern Sie nehmen das Kind aus der verstärkenden Situation.

Beispiel

- Marina sitzt in der Schaukel und wehrt Sie ab, sobald Sie sich nähern. Sie stoppen die Schaukel sofort, nehmen Marina heraus und verankern die Schaukel an der Wand. Signalisieren Sie ihr, dass sie weiter schaukeln darf, wenn sie Ihre Anwesenheit zulässt. Sind Sie konsequent, wird Marina lernen, dass es sich nicht lohnt, vor Ihnen zu fliehen. Sie wird lernen, dass es gar nicht mal so übel ist, wenn sie Ihre Anwesenheit zulässt, da die Aktivität mit Ihnen noch mehr Spaß bringt.

Pairing als Unterrichtssituation

Sobald das Kind uns Erwachsene als Verstärker empfindet, nach unserer Nähe fragt, motiviert ist, bei uns zu bleiben und mit uns spielerische Aktivitäten fortsetzen möchte, nutzen wir die erlangte Motivation, um ihm Kooperation und Bereitschaft zum Mitmachen zu vermitteln. Lesen Sie bitte hierzu das Kapitel „Unterrichtsbogen".

Unterrichtskontrolle

Die sieben Schritte der Unterrichtskontrolle

Unterrichtskontrolle (instructional control) ist ein gängiger ABA-Fachbegriff. Er beschreibt eine Beziehung zwischen Schüler und Lehrer, in der der Schüler gelernt hat, dass sich das Befolgen von Aufforderungen lohnt, dass Aufgaben leicht und niemals frustrierend sind und immer einen Weg zur Verstärkung darstellen. Es ist also eine positive Beziehung zwischen Lehrer und Schüler, in der der Schüler bereitwillig entscheidet am Unterricht teilzunehmen und interessiert daran ist, mit seinem Lehrer zu interagieren.

Hat man bei einem Kind die Unterrichtskontrolle erreicht, bedeutet dies, dass es bereit ist, im Unterricht sowie im alltäglichen Miteinander so viel Kooperation zu zeigen wie ein typisch entwickeltes Kind. Würde ein Kind im normalen Schulunterricht angemessen den Erwartungen und Aufforderungen der Lehrer nachkommen und befriedigende Ergebnisse erreichen, könnte man durchaus von einer vollen Unterrichtskontrolle sprechen. Auch typisch entwickelte Kinder kommen nicht immer allen Aufforderungen nach, sondern versuchen auch hin und wieder Aufgaben zu umgehen und setzen oftmals ihren eigenen Kopf durch. Dies gehört zu einer gesunden Entwicklung dazu. Das Lernverhalten und die soziale Entwicklung werden dadurch bei typisch entwickelten Kindern nicht gefährdet.

Es ist also nicht das Ziel, aus unseren Kindern Roboter zu machen, die ohne eigenen Willen allen Aufforderungen sofort nachkommen. Vielmehr soll eine Bereitschaft aufgebaut werden, die es möglich macht, ein Kind erfolgreich unterrichten zu können. Kooperation ist meist genau das, was Kindern mit ASD fehlt. Aus mangelnder Kooperation fallen sie oft durch Intelligenztests, lernen nur, was sie möchten und sind meist schwer zu integrieren. Ein Kind mit ASD zeigt seine Fähigkeiten oft nur dann, wenn es dies selbst entscheidet, aber nicht, wenn ein Erwachsener es dazu auffordert.

Die Antwort auf dieses Problem sieht Robert Schramm (2007) in der Unterrichtskontrolle. Er entwickelte ein Programm zum Aufbau der Unterrichtskontrolle aus sieben Schritten.

Die Umgebung soll so gestaltet werden, dass sie das Kind motiviert, freiwillig in der Lernumgebung zu bleiben. Mit Lernumgebung kann ein Klassenraum gemeint sein, aber auch eine Praxis, die Kindergartengruppe oder das Wohnzimmer zu Hause. In einem VB-Programm wird jede Umgebung, in der ein Mensch in Interaktion mit anderen Menschen tritt und somit aus den Reaktionen seiner Umwelt heraus Lernerfahrungen macht, als Lernumgebung verstanden.

Merke

Das Ziel der Unterrichtskontrolle ist, dass das Kind lernt, dass der schnellste und einfachste Weg zur Verstärkung das Befolgen von Aufforderungen, der Einsatz angemessenen Verhaltens und angemessener Sprache ist und der Einsatz unangemessener Verhaltensweisen nicht mehr zu irgendeiner Form von Verstärkung führt.

Die sieben Schritte werden an jedem Ort auf individuelle Weise zur Anwendung kommen. Sie enthalten Strategien, die bereits aus den vorigen Kapiteln bekannt sind. Nun werden diese Strategien zu einem Plan zusammengefügt, der es ermöglicht, mit einem Kind Unterrichtskontrolle zu erreichen.

Übersicht von Schramms sieben Schritten der Unterrichtskontrolle
1. Eingeschränkter Zugang zur Verstärkung
2. Pairing
3. Verlässlich sein
4. Positive Verstärkung
5. Variable Verstärkung (VR)
6. Differenzierte Verstärkung
7. Löschung und Minikonsequenzen

Schritt eins: Eingeschränkter Zugang zur Verstärkung

Eine ausgedehnte Verstärkerkontrolle ist meist nur zu Beginn des Aufbaus der Unterrichtskontrolle notwendig. Im Kindergarten und anderen Umgebungen wird Verstärkerkontrolle oftmals nur eingeschränkt umgesetzt werden können. Jedoch ist es in jeder Umgebung möglich, zumindest die besonders wertvollen Verstärker eines Kindes zu kontrollieren. Sobald das Kind bessere Kooperation zeigt und herausgefunden hat, dass es sich lohnt, Instruktionen nachzukommen, kann die Verstärkerkontrolle meist gelockert werden, und Kinder haben mehr und mehr freien Zugang zu Verstärkern. Ein Kind sollte immer freien Zugang zu Verstärkern haben, solange es sich angemessen verhält und ein angemessenes Maß an Kooperation im täglichen Leben zeigt. Zeigt ein Kind durch die Umsetzung der sieben Schritte eine zunehmende Kooperation, wird die Verstärkerkontrolle zunehmend gelockert werden können, sodass es im optimalen Fall so zeitnah wie möglich einen „normalen" Zugang zur Verstärkung erhält.

Das Kind sollte durch die Verstärkerkontrolle niemals in eine Situation geraten, in der es den Erwachsenen als ein Hindernis zur Verstärkung erlebt. Verstärker in Kisten und Schränken zu kontrollieren, gibt uns vielmehr die Möglichkeit, positives Verhalten im Laufe des Tages immer wieder ausgiebig damit verstärken zu können. Wenn es keinen freien Zugang zur Verstärkung hat, gibt dies dem Kind zudem einen guten Grund, mit Erwachsenen in Kontakt zu treten, um an seine Verstärker zu gelangen. Dadurch wird der Erwachsene fortlaufend mit positiven Reizen in Verbindung gebracht (Pairing).

Schritt zwei: Pairing

Wie wichtig es ist, eine Beziehung zu einem Kind aufzubauen, die durch fortlaufend positive Erlebnisse geprägt ist, wurde im letzten Kapitel beschrieben. 75 Prozent Pairing werden empfohlen, um das Kind dauerhaft, auch über mehrere Jahre hinweg, zu motivieren, kooperativ mitzuarbeiten.

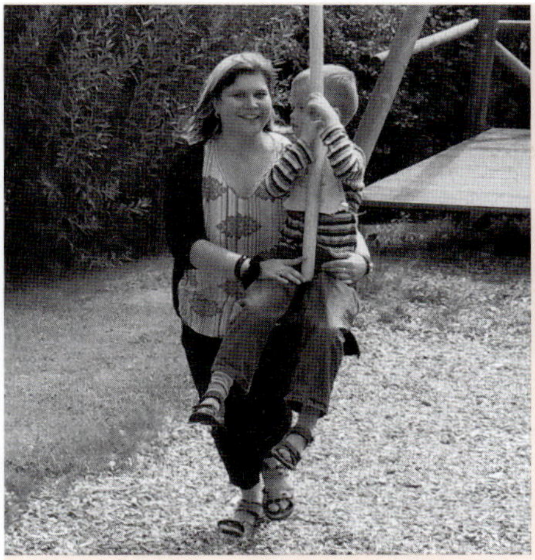
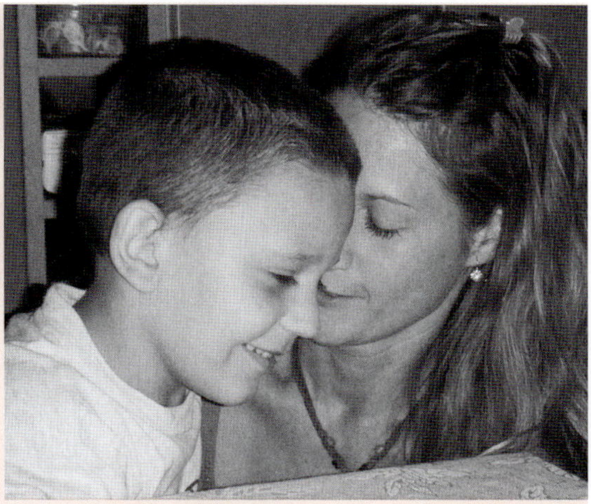

Selbst zum größten Verstärker werden

Jede Interaktion mit dem Kind sollte so fröhlich wie nur möglich gestaltet werden, damit es motiviert ist, ersten einfachen Anweisungen zu folgen, um daraufhin mehr positive Erfahrungen mit uns teilen zu können (Vail, 2002, S. 5). Pairing sollte stets der Motivation des Kindes folgen.

Sich mit einem Kind anzufreunden, eine Beziehung aufzubauen, die durch Freude, Verständnis, Akzeptanz und Annahme geprägt ist, sollte die Grundlage einer jeden therapeutischen Beziehung zu einem Kind sein.

Schritt drei: Verlässlich sein

Ein Kind mit ASD sollte sich immer darauf verlassen können, dass unsere Worte genau das aussagen, was wir auch meinen. Auch wenn wir Aufforderungen stellen, sollten unsere Worte verlässlich sein und wir sollten bei der Aufforderung bleiben, bis ihr ein Kind nachkommt, notfalls auch mit Hilfestellung. Oftmals begegnet man Familien mit einem verhaltensauffälligen Kind, in denen die Eltern ca. 400 Aufforderungen und Fragen pro Tag stellen, wie „Komm her!", „Was hast du da?", „Gib mir das!" oder „Setz dich!", doch das Kind kommt täglich nur ca. 20 Aufforderungen nach. Das Kind hat gelernt, dass es Aufforderungen nicht ernst nehmen muss, dass es sich lohnt, Instruktionen zu ignorieren und dass die Worte der Erwachsenen nicht bedeutsam sind.

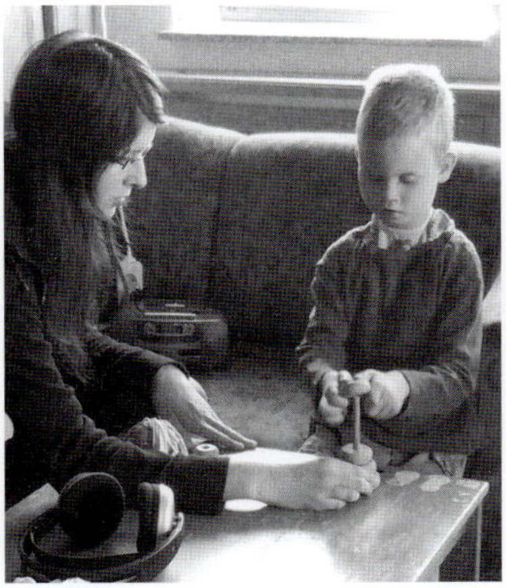

Wenn man einen SD gegeben hat, sollte man dabei bleiben, notfalls prompten

Daher ist es wichtig, Aufforderungen zunächst auf ein Minimum zu reduzieren und nur dann auszusprechen, wenn die Chance hoch ist, dass das Kind der Aufgabe

Merke

Während der Interaktion mit dem Kind sollten höchstens 25 Prozent der Zeit für Aufgaben oder Fragen beansprucht werden.

auch nachkommt. Alle Instruktionen (SDs) sollten zu Beginn der Unterrichtskontrolle sehr einfache Aufgaben sein und am besten in den Momenten gestellt werden, in denen das Kind für etwas Motivation zeigt (Lynch Barbera, 2007, S. 38). Fragen, die das Kind noch gar nicht beantworten kann, sollten konsequent vermieden werden (Vail, 2002, S. 5).

Verlangen Sie von einem Kind mit ASD nicht „zwischen den Zeilen zu lesen", wenn Sie mit ihm sprechen, sondern formulieren Sie alles klar und deutlich. Das Ziel ist, dass Kinder mit ASD immer auf das achten, was Sie sagen.
Um zu zeigen, dass unsere Worte immer eine Bedeutung haben, können wir es dem Kind nicht erlauben, einer Aufforderung zu entfliehen. Stellen wir ihm allerdings eine Frage, auf die es mit Ja oder Nein antworten kann, wie z. B.: „Möchtest du mitmachen?", sollten wir die Antwort des Kindes akzeptieren, auch wenn es mit „Nein!" antwortet.

Schritt vier: Positive Verstärkung

Jedes Kind sollte lernen, dass es sich lohnt, Aufgaben nachzukommen oder Fragen zu beantworten (Lynch Barbera, 2007, S. 58). Es geht also zu Beginn der Unterrichtskontrolle nicht darum, einem Kind vorab festgelegte neue Unterrichtsziele zu vermitteln, wie zu puzzlen, Objekte zu benennen, Spielverhalten zu entwickeln, zu lesen oder zu schreiben. Es geht vielmehr darum, dass es lernt, dass jede Aufgabe oder Frage einen Weg zur Verstärkung darstellt. Zu Beginn werden daher fast ausschließlich einfache Aufforderungen (SDs) gegeben, die das Kind mit Leichtigkeit erfüllen kann. Es ist noch nicht wichtig, *welchen* Aufforderungen es nachkommt, es ist wichtig, *dass* es Aufforderungen nachkommt. Dies sollte jedoch in vielen Situationen geschehen, über den gesamten Tag verteilt. Je mehr Möglichkeiten wir täglich nutzen, um einfache Aufforderungen zu geben und korrekte Reaktionen verstärken, desto schneller wird das Kind erfahren, dass SDs nachzukommen schnell geht, einfach ist und zur Verstärkung führt.

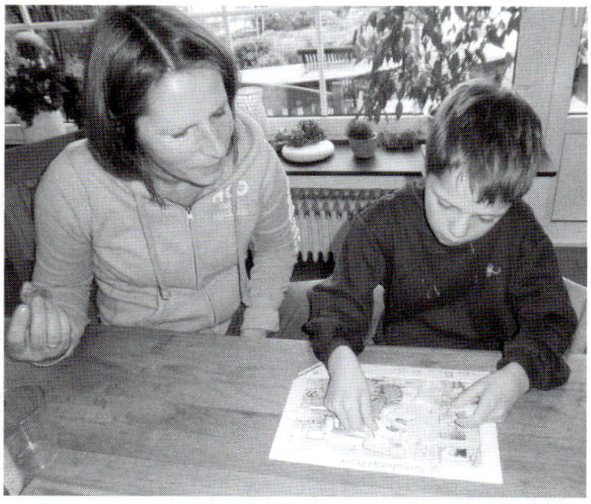

Motivation nutzen für einfache SDs: „Leg das Puzzleteil rein!"

Das Kind darf nicht das Gefühl haben, es müsse stets für alles Mögliche arbeiten. Vielmehr soll es erkennen, dass es auch etwas für uns tun muss, wenn es etwas von uns möchte, und so das Prinzip von „Geben und Nehmen" verinnerlicht.
Überraschungsverstärker sind immer eine gute Wahl für sehr spontane und selbstständige Verhaltensentscheidungen, die ein Kind zeigt.

Kein Verstärker sollte konsequent für eine bestimmte Aufgabe genutzt werden, da es sonst zu einer unerwünschten Lernverknüpfung kommen kann, die vermieden werden muss.

> **Merke**
>
> **Man sollte jedoch dauerhaft immer höchstens 30 Prozent schwierige und neue SDs nutzen und sie stets mit 70 Prozent bekannten und einfachen SDs mischen, damit das Kind fortlaufend mit Erfolgserlebnissen versorgt wird.**

Für gewöhnlich zeigt jedes Kind eine Fülle von Motivationen pro Tag. Die meisten dieser Motivationen kann man nutzen, um Kooperation gezielt aufzubauen. Solche alltäglichen Motivatoren können auch genutzt werden, um Kommunikationsverhalten aufzubauen. Beginnen Sie dann ein Mandingprogramm mit Zeichen und entwickeln Sie motorische Imitationsfähigkeiten.

Sobald das Kind bereit ist, alltäglichen und einfachen Aufforderungen nachzukommen, können bald Unterrichtsziele, also immer mehr neue oder schwierigere SDs, mit einfachen Aufgaben gemischt werden.

Befolgen Sie bereits Schritt eins bis vier der Unterrichtskontrolle, kann dies bei einigen Kindern schon zu einem enormen Anstieg der Kooperation führen.

Doch wir möchten nicht, dass ein Kind sein Leben lang auf diese kontinuierliche Verstärkung angewiesen ist. Wir möchten, dass es den gestellten Aufforderungen auch weiterhin nachkommt, auch wenn wir nicht jedes einzelne Mal verstärken. In der Zukunft möchten wir sogar Unterrichtssequenzen gestalten, in denen das Kind für mehrere Minuten Aufgaben löst, also beim Unterricht mitmacht, bevor wir verstärken. Die Schritte fünf und sechs geben uns Anleitung darüber, wie man im Therapieverlauf Verstärkung einsetzen sollte.

Schritt fünf: Variable Verstärkung (VR)

Variable Verstärkung wurde bereits im Kapitel „Verstärkung" ausführlich erläutert. Zu Beginn der Unterrichtskontrolle sollte jedes Mal konsequent verstärkt werden, wenn ein Kind einem SD nachkommt oder ein Zielverhalten zeigt.

In den folgenden Tagen, Wochen und Monaten wird jedoch der Variable Ratio (VR) der Verstärkung erhöht. Wissenschaftliche Studien zeigen, dass ein Kind vermehrt selbstständigere Reaktionen nach Aufforderung zeigt, wenn sie mit einem VR verstärkt werden und nicht durch ein voraussehbares Verstärkungsmuster (Schramm, 2007; Wyatt, 2001, S. 19).

Ein Variable Ratio bringt folgende Vorteile:

- Das Kind gibt sich bei der entsprechenden Anforderung immer Mühe, da es nicht genau weiß, wann verstärkt wird.
- Wir haben die Möglichkeit flexibel zu verstärken, wenn wir meinen, dass ein Verhalten besonders selbstständig oder angemessen war. So haben wir auch die Freiheit zu entscheiden einmal nicht zu verstärken, wenn eine Reaktion nicht den Erwartungen entspricht.

Merke

Verstärker sollten für das Kind immer variiert, kombiniert und unvorhersehbar eingesetzt werden.

- Zudem wird sich ein Kind von Beginn an daran gewöhnen, dass es bei der Verstärkung kein Muster gibt, außer diesem: Die Wahrscheinlichkeit für Verstärkung ist bei besonders selbstständigen Reaktionen höher!
- Das Kind wird außerdem Vertrauen zu uns aufbauen. Es wird nicht wissen, wann der Verstärker kommt oder was die Verstärkung sein wird, es wird uns jedoch vertrauen, dass wir verstärken werden.
- Es wird auch in Zukunft sehr viel leichter sein, den VR weiter zu erhöhen und später auf weitere Frequenzen auszudehnen, da sich das Kind bereits zuvor an unvorhersehbare Verstärkungsmuster gewöhnt hat.
- Nicht zuletzt stärkt ein VR Reaktionen deutlich besser als kontinuierliche Verstärkung.

Schritt sechs: Differenzierte Verstärkung

Wir sollten dem Kind immer zeigen, dass wir wissen, was ihm gefällt und was es sich wünscht. Setzen wir Verstärkung korrekt ein, wird es uns vertrauen, dass wir ihm bestimmte Verstärker geben, noch bevor es danach fragt. Differenzierte Verstärkung bedeutet, ein unangemessenes Verhalten nicht zu verstärken und stattdessen alternative Verhaltensweisen zu verstärken, die während eines Zeitrahmens demonstriert werden. Differenziert zu verstärken kann jedoch auch bedeuten, unterschiedliche Mengen oder Werte an Verstärkung für unterschiedliche Demonstrationen von Zielverhalten einzusetzen. Die Menge oder Wertigkeit der Verstärkung sollte immer an die Reaktion des Kindes angepasst werden (Vail, 2002, S. 3). Dies ist ein Grund von vielen, warum man keine Verstärker in Aussicht stellen sollte, denn man muss die Freiheit haben, schnell und individuell zu entscheiden, ob eine Reaktion akzeptabel, gut oder ausgezeichnet war und daraufhin verstärken. Bessere Reaktionen sollten generell bessere, mehr oder länger andauernde Verstärkung zur Folge haben. Weniger angemessene oder selbstständige Verhaltensentscheidungen werden dementsprechend mit weniger, weniger wertvollen oder kürzer andauernden Verstärkern bedacht. Das Kind bekommt so fortlaufend Feedback darüber, ob ein Verhalten angemessen war oder nicht (Schramm, 2007, S. 56).

Schritt sieben: Löschung und Minikonsequenzen

Auch Löschung, als eine effektive Strategie, um unangemessene Verhaltensweisen zu reduzieren, wurde bereits in einem eigenen Kapitel erläutert. Unangemessenes Verhalten, das in der Vergangenheit verstärkt wurde, soll nun nicht weiter verstärkt werden. Sind die Verstärker gut kontrolliert (Schritt 1), ist es leicht möglich, Löschung einzusetzen, da das Kind nach unangemessenem Verhalten nicht einfach auf Verstärker zugreifen kann. Die Verstärkerkontrolle ermöglicht es uns, dass wir ein Kind nicht physisch von Verstärkung fernhalten müssen.

Je nachdem, was einem Trotz vorausgegangen ist (Antezedent), wird Löschung auch unterschiedlich vollzogen.

- Matthias (4) spielt motiviert mit Kreiseln. Sie geben ihm dann den SD „Steck den Kreis in die Formbox!", und das Kind verweigert den SD. Hier wird vorausgesetzt, dass es sich um eine Aufgabe handelt, die Matthias ohne Prompts beherrscht. Nun zeigt er ein Trotzverhalten, um der Aufgabe aus dem Weg zu gehen (Flucht). Matthias steht auf und läuft in der Praxis herum, findet jedoch keinerlei Verstärkung. Er weint und schimpft und bekommt einen Wutausbruch. Sie bleiben ruhig, legen die Kreisel zurück in die Spielzeugkiste und warten darauf, dass Matthias für etwas anderes Motivation zeigt. Er wird bald nach einer Stimulation suchen und Interesse für irgendetwas zeigen. In diesem Moment präsentieren Sie den SD erneut. Möchte Matthias ins Bällebecken, kann die Formbox zwischen ihn und das Bällebecken gestellt werden, während Sie den SD „Steck den Kreis in die Formbox!" wiederholen. Verdeutlichen Sie ihm, dass es die Aufgabe ist, die die Brücke zum Bällebecken darstellt.

Sie sollten einem Kind immer zeigen, dass Sie meinen, was Sie sagen. Bleiben Sie bei der Aufforderung, die Sie ursprünglich stellten. Man stellt den SD am besten in den Momenten, in denen ein Kind Motivation für etwas zeigt, also einen guten Grund hat, um dem SD nachzukommen.

- Matthias ist auch am Bällebecken nicht bereit, Ihrem SD nachzukommen und läuft noch immer durch die Praxis. Lassen Sie ihn herumlaufen und halten Sie ihn nicht fest! Seine Motivation mag sich nun jede Minute wandeln. Folgen Sie seiner spontanen Motivation und nutzen Sie seine Motivatoren, um ihm zu verdeutlichen, dass er haben kann, was er möchte, jedoch zuerst die Aufgabe lösen muss!

In dieser Löschungssituation macht das Kind eine sehr wichtige Lernerfahrung: Es lohnt sich nicht, eine Aufgabe zu verweigern.

- Endlich kommt Matthias dem SD nach und steckt den Kreis (Zylinder) in die Formbox. Die Löschung ist nun vorbei. Matthias zeigt nun nicht mehr das unangemessene Verhalten, in diesem Fall die Verweigerung einer Aufgabe. Sofort verstärken Sie seine Kooperation, indem Sie das zuletzt gewünschte Spielzeug übergeben. Öffnen Sie zusätzlich schnell die Spielzeugkiste und geben Sie ihm das Spielzeug in die Hand, von dem Sie vermuten, dass er dieses im Moment besonders gern haben würde. Sie können auch gerne zusätzliche Verstärkung nutzen und beispielsweise eine Musik-CD abspielen. Zeigen Sie Matthias, dass er nun Zugang zu all dem haben darf, wofür er während der Löschungssituation Interesse gezeigt hat.

Das Kind wird so lernen, dass Sie die Kontrolle über Gegenstände und Aktivitäten haben (Schritt eins) und dass der einzige Weg zur Verstärkung bedeutet, mit Ihnen in Kontakt zu treten und Kooperation zu zeigen. Sie haben dem Kind deutlich gemacht, dass der schnellste und einfachste Weg zur Verstärkung das Befolgen einer Aufforderung ist (Schritt vier). Nun sollten Sie mit Pairing fortfahren (75 Prozent).

Bei hoher Motivation können Sie das Pairing erneut unterbrechen und eine andere leichte Aufgabe geben.

Etwas anders kann Löschung aussehen, wenn das Kind ein „Nein" nicht akzeptieren will.

- Matthias kommt zu Ihnen in die Praxis und möchte sofort mit den Kreiseln spielen, die jedoch im Moment von Ihrer Kollegin im Nebenraum genutzt werden. Sie erklären ihm freundlich und bestimmt: „Nein, die Kreisel können wir im Moment nicht haben. Wir können aber gerne mit Flummis oder mit der Murmelbahn spielen!" Sie sind also fair und geben Matthias eine akzeptable Alternative. Nun beginnt er seinen Protest zu demonstrieren. Sie bleiben jedoch bei Ihrem „Nein!" (Schritt drei). Wenn Matthias nun Löschungstrotzverhalten demonstriert, warten Sie mit ihm im Praxisraum ab, bis er sich beruhigt, ohne auf ihn einzureden oder ihm zusätzliche Aufmerksamkeit zu schenken. Sobald er ruhiger wird, loben Sie ihn: „Toll, wie ruhig du bist! Nun können wir spielen!"
  Da Matthias ein starkes Kontrollverhalten zeigt, ist es wahrscheinlich, dass er nach dieser Zuwendung noch einmal laut wird. Immer wenn er ruhiger wird, wenden Sie sich ihm zu und reden freundlich mit ihm. Sobald er lauter wird, wenden Sie sich kommentarlos von ihm ab. Diese Minikonsequenzen geben Matthias ein sehr deutliches Feedback darüber, ob und wann er sich auf dem Weg zur Verstärkung befindet und welches Verhalten ihn weiter von der Verstärkung entfernt. Denken Sie daran, dass Ihre Anwesenheit und Nähe für ein Kind immer ein Zeichen für verfügbare Verstärkung sein sollten!

  Da keine Aufgabe im Raum steht, wie beim vorigen Beispiel, müssen wir keinen SD erneut präsentieren, wenn Matthias für irgendetwas neues Interesse zeigt. Sobald Matthias komplett ruhig ist, fragen Sie nicht lange, was er nun gerne spielen würde, verwickeln Sie ihn lieber in eine Aktivität, von der Sie genau wissen, dass sie ihm gefallen wird. Nur die Kreisel müssen vermieden werden. Würden Sie ihm jetzt die Kreisel geben, würde er lernen, dass es sich lohnt, lange zu schreien und zu toben, um an sein Ziel zu kommen.

  Wird Matthias jedoch lange Zeit nicht ruhiger, zeigt aber Interesse für verschiedene Dinge im Praxisraum, sollten Sie ihm immer dann erklären, wenn er für etwas Motivation zeigt: „Ja, das kannst du haben, du musst erst ruhiger sein!" Somit ist diese Situation wieder vergleichbar mit unserer ersten Situation. Nur haben wir hier keinen SD einer Lernaufgabe, sondern die Aufforderung, sich ruhiger zu verhalten. Sobald Matthias ruhig ist, also Ihrem SD nachgekommen ist und somit das Zielverhalten zeigt, wird ausgiebig gelobt: „Super, du bist ganz ruhig! Jetzt spielen wir!"

  Während Matthias nun in der Pairingphase eine bessere Laune entwickelt, können Sie ihm gerne noch einmal erklären, was vorgefallen ist: „Du wolltest Kreisel spielen. Aber die sind gerade nicht da! Du hast geweint und warst wütend. Aber als du wieder ruhig warst, haben wir angefangen zu spielen!"

Übung ist wichtig

Damit Sie selbst Übung darin bekommen, die sieben Schritte der Unterrichtskontrolle umzusetzen, beginnen Sie ein solches Programm nicht mit Kindern, die ein sehr starkes Kontrollverhalten haben und kaum Kooperation zeigen.

Auch für Ihre eigene Lernerfahrung sollten Sie kleinschrittig vorgehen und die sieben Schritte zunächst mit Kindern in Ihrer Praxis umsetzen, die bereits eine gewisse Grundlage zu kooperativem Verhalten mitbringen. Dies können Kinder sein, die bereits zu ca. dreißig bis vierzig Prozent alltäglichen Aufforderungen nachkommen, jedoch noch keine Kooperation wie typisch entwickelte Kinder zeigen. Sobald Sie als Therapeut zunehmend Übung mit der Umsetzung der sieben Schritte bekommen und aus den Reaktionen der Kinder Erfahrungen sammeln konnten, sollten Sie immer selbstkritisch entscheiden, ob Sie bereit und fähig sind, dieses Programm auch mit Kindern umzusetzen, die starke Verhaltensauffälligkeiten und sehr geringe Kooperation zeigen.
Eine weitere Möglichkeit ist, einen ABA/VB-Consultant einzuladen, der Ihnen hilft, dieses Programm praktisch an Ihrem Arbeitsplatz in die Tat umzusetzen.

Wenn Sie als Therapeut die sieben Schritte erfolgreich durchführen und die Kooperation eines Kindes gewinnen konnten, bedeutet dies nicht, dass ein Kind diese Kooperation auf andere Situationen und andere Personen spontan übertragen kann. Mit jeder weiteren Person, die mit dem Kind die Unterrichtskontrolle erreicht, wird es jedoch für jede nachfolgende Person leichter werden, ebenfalls die Unterrichtskontrolle zu erreichen (Schramm, 2007, S. 79). Es kann demnach empfohlen werden, dass Sie, sobald Sie die Kooperation eines Kindes in Ihrer Praxis gewonnen haben, die Eltern zu Hause anleiten, um die sieben Schritte auch dort anzupassen.

Fehlerfreies Lernen

Hilfestellung richtig einsetzen

Es gibt verschiedene Unterrichtsstrategien, die sich darin unterscheiden, wie man Hilfestellungen einsetzt. All diese Strategien lassen sich in zwei Kategorien einteilen:

- Fehlerfreies Lernen (Errorless Learning, Errorless Teaching)
- Lernen durch Versuch und Irrtum (Trial and Error).

Beides sind ABA-Lernstrategien.

Beim Lernen durch Versuch und Irrtum werden Hilfestellungen (Prompts) von wenig bis hin zu vielen Prompts eingesetzt. Begonnen wird immer mit der geringsten Hilfestellung. Dabei darf der Schüler Fehler machen, die dann Schritt für Schritt durch mehr Prompts korrigiert werden, bis eine Promptstufe erreicht ist, in der der Schüler erfolgreich das Zielverhalten zeigt.

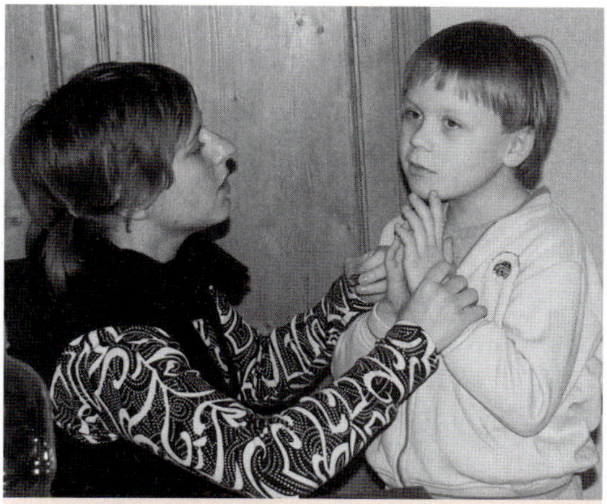

Manding bei den ersten Versuchen mit vollem physischen Prompt

Beim fehlerfreien Lernen hingegen geschieht der Einsatz von Prompts in entgegengesetzter Richtung: von vielen Prompts bis hin zu wenigen abbauend.

In diesem Kapitel konzentrieren wir uns auf fehlerfreies Lernen, da sich diese Strategie gerade beim Unterrichten von Kindern mit ASD bewährt hat. Die Studie von Mueller & Palkovic (2007) erwähnt, dass die Effektivität des fehlerfreien Lernens in vielen Studien auch für den Unterricht von typisch entwickelten Vorschulkindern wie auch bei Personen mit Schizophrenie, Gedächtnisstörungen, Gehirnverletzungen, Down Syndrom, geistiger Behinderung, Alzheimer, bei geriatrischen Patienten und bei Kindern mit PDD belegt werden konnte.

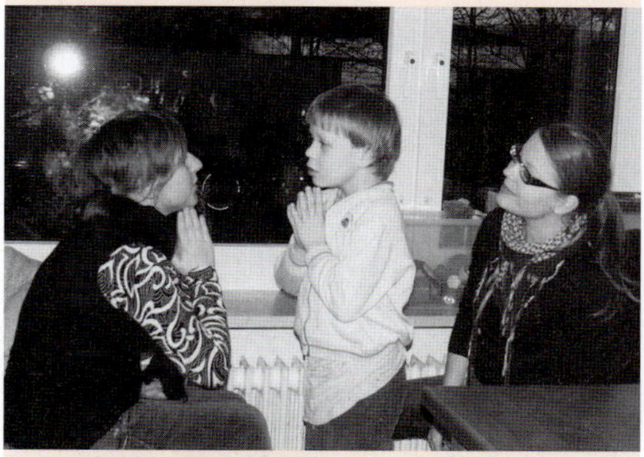

Später werden Prompts allmählich reduziert – hier wird nur noch ein Modellprompt gegeben

Fehlerfreies Lernen betrifft verschiedene Unterrichtsstrategien, die inkorrekte Reaktionen beim Erlernen neuer Fähigkeiten minimieren sollen. Dabei erhält eine Person bei einer neuen Aufgabe ab dem ersten Versuch so viele Prompts, dass sie ohne Frustration sofort das erwünschte Zielverhalten zeigen kann, welches dann verstärkt

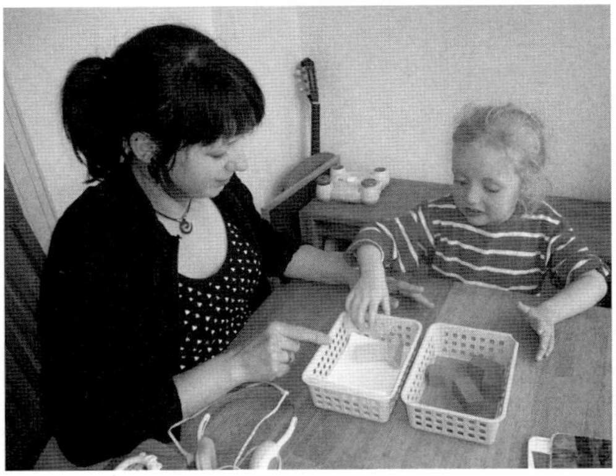

Die Therapeutin achtet darauf, Fehler zu vermeiden

wird. Diese Hilfestellung wird in den folgenden Durchgängen kontinuierlich abgebaut.

Nahezu alle Verhaltensweisen, die ein Kind mit ASD erlernen soll, lassen sich auf irgendeine Art und Weise prompten. Fehlerfreies Lernen ermöglicht besonders Kindern mit ASD das Erlernen neuer Fähigkeiten ohne Frust und ohne Angst vor Fehlschlägen. Damit soll Überforderung beim Unterrichten neuer Fähigkeiten von Anfang an konsequent vermieden werden, während die Motivation, Aufgaben nachzukommen, dauerhaft erhöht wird.

Prompts alleine reichen jedoch nicht aus, um ein Kind zu motivieren, ein Verhalten immer selbstständiger einzusetzen. Dazu ist immer auch Verstärkung wichtig. Möchte ein Kind bei einer Aufgabe nicht mitmachen, liegt dies meist entweder daran, dass die Aufgabe zu schwer ist oder dass in der Vergangenheit nicht genügend Verstärkung eingesetzt wurde (Lynch Barbera, 2007, S. 42).

Menschen mit Autismus haben oft eine hohe Erwartungshaltung an das Ergebnis des eigenen Handelns. Sie entwickeln dadurch teilweise besonders schnell Frustration, wenn das Ergebnis beim ersten Versuch nicht so ausfällt wie geplant. Viele Kinder mit ASD lernen z. B. früh das Alphabet, kennen die Form der Buchstaben genau und haben ein klares Bild davon in ihrem Kopf, wie ein Buchstabe aussehen muss. Hat ein solches Kind jedoch Schwierigkeiten mit der Feinmotorik, ist die Chance sehr hoch, dass es frustriert ist, wenn es versucht, einen Buchstaben zum ersten Mal auf Papier zu bringen.

Fehler sollten also bereits beim allerersten Versuch durch einen Prompt vermieden werden, der eine Sekunde nach der Gabe des SDs eingesetzt wird (Lynch Barbera, 2007, S. 141). Der Grund, warum so viele Kinder mit ASD bestimmte Aufgaben ablehnen und eine Bandbreite unangemessener Verhaltensweisen einsetzen, um diese Aufgaben zu umgehen, liegt in den meisten Fällen in einer vergangenen, frustrierenden Lernerfahrung, in der sie mit einer Aufgabe nicht erfolgreich waren. Es ist auch möglich, dass das Kind im ersten Versuch zwar mit der Aufgabe erfolgreich war, eine andere Person jedoch daraufhin immer mehr von ihm verlangt hat, anstatt in einem angemessenen Moment zu verstärken.

Es ist eine natürliche Reaktion eines Lehrers, einem Kind immer mehr abzuverlangen, wenn er sieht, dass es korrekt reagiert. Immerhin empfinden wir Erwachsenen doch die Kooperation eines Kindes als verstärkend! Durch stetig erhöhte Anforderungen kann ein Kind jedoch lernen, dass es immer mehr oder schwierigere Aufgaben bekommt, wenn es sich bemüht und gut mitmacht. Ein Kind mit ASD empfindet diese zusätzlichen Anforderungen meist als eine Form von positiver Bestrafung und reagiert mit verminderter Kooperation, Verweigerung oder manchmal sogar mit Aggressionen.

- Die Mutter eines Kindes mit ASD bemerkt, dass ihr Kind sich zum ersten Mal aus eigener Entscheidung mit einem Puzzle beschäftigt (B). Es ist sehr unwahrscheinlich, dass sie auf dieses Verhalten gar nicht reagiert. Sie wird also entweder verstärken oder durch ihre Reaktion das Verhalten bestrafen (C). Sie könnte ihr Kind nun loben, in den Arm nehmen und herzen, ihm vielleicht ein Spielzeug überreichen oder den Fernseher anstellen. Oder sie könnte sich zu ihm setzen und es animieren, es weiter zu versuchen: „Ja, toll und jetzt das nächste Teil!"

Wir wissen nicht, welche Reaktion das Kind als verstärkend oder bestrafend empfindet. Beide Reaktionen können bei verschiedenen Kindern dazu führen, dass ein Kind ein Verhalten in der Zukunft öfter zeigt oder einstellt. Wir wissen erst, ob eine Reaktion ein Verstärker war, wenn das Kind das Verhalten in der Zukunft fortsetzt oder wiederholt. Zeigt es das Verhalten jedoch weniger oder stellt es ein, war die Reaktion der Mutter eine Form von Bestrafung.

In den meisten Fällen wird es wohl so sein, dass ein Kind mit ASD so lange zusätzliche Aufforderungen bekommt, bis es aufsteht und weggeht, also bis es frustriert ist. In den seltensten Fällen verlassen Kinder mit ASD eine Unterrichtssituation mit einer angenehmen Lernerfahrung und in den seltensten Fällen beenden Bezugspersonen eine solche Situation mit Verstärkung, noch bevor das Kind genug hat und gehen will. Dadurch werden Aufgaben an sich aversiv und Kinder mit ASD zeigen immer weniger Kooperation und zunehmend Fluchtverhalten.

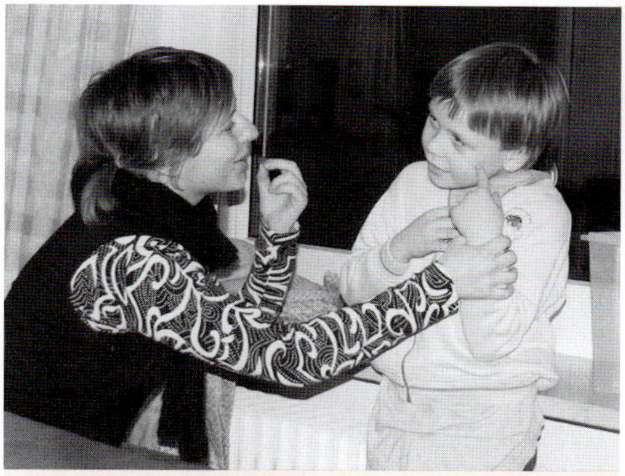

Kinder mit ASD lernen Zeichen oft nur durch fehlerfreies Lernen

Das Lernen durch die Erfahrung von Fehlschlägen kann bei einigen Kindern zu ernsthaften Nebeneffekten führen wie zu Aggressionen (Mueller & Palkovic, 2007). Werden die Möglichkeiten für inkorrekte Reaktionen minimiert, minimieren sich auch negative Effekte und der Lernprozess selbst wird als weniger aversiv wahrgenommen. Damit ist fehlerfreies Lernen ein MO, der den empfundenen Wert des Lernens erhöht (Schramm, 2007, S. 198).

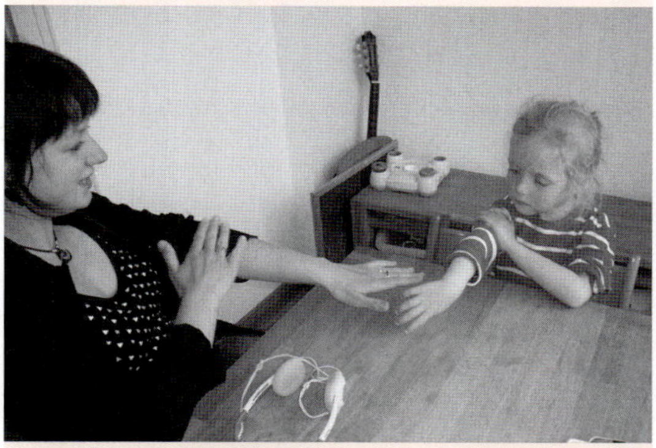

Für jeden Zeitpunkt gibt es eine angemessene Promptstufe

Typisch entwickelte Kinder lernen viele Fähigkeiten durch Versuch und Irrtum. Sind sie nicht erfolgreich, sorgt ihr innerer Antrieb meist für die notwendige Motivation, um es noch einmal zu probieren oder sich mehr anzustrengen, um eine neue Fähigkeit zu erwerben. Kindern mit ASD fehlt meist diese innere Motivation, der Spaß am Erlernen neuer Fähigkeiten. Daher sind sie sehr viel schneller bei bestimmten Aufgaben frustriert als typisch entwickelte Kinder.

Wir müssen stets einen Unterschied machen zwischen Aufgaben, die das Kind lösen möchte, und Aufgaben, von denen nur wir möchten, dass es sie löst. Viele Kinder mit ASD haben starke Fähigkeiten und Motivation in einem bestimmten Gebiet. Sie lernen zum Beispiel spielerisch den Umgang mit Zahlen und Mengen oder Buchstaben. Sie würden in so einem Fall sehr wahrscheinlich kooperativ bei allen Aufgaben mitmachen, die diese besonderen Interessen betreffen, jedoch andere Aufgaben, die wir vermitteln möchten, aus mangelndem natürlichen Interesse ablehnen. Für diese Kinder ist Aufgabe nicht gleich Aufgabe: das eine ist Spaß und das andere Arbeit! Daher kann bei Kindern mit ASD nicht für alle Aufgaben aus unterschiedlichen Lernbereichen die gleiche Kooperation vorausgesetzt werden. Wir müssen uns also immer wieder in die Situation des Kindes versetzen und aus dessen Blickwinkel versuchen zu verstehen, was für Aufgaben es aus freien Stücken lösen würde und was für Aufgaben es lieber vermeiden würde.

Kinder mit Lernschwierigkeiten und Entwicklungsverzögerungen haben meist schnellere Lernerfolge, wenn sie durch fehlerfreies Lernen unterrichtet werden als durch Versuch und Irrtum zu lernen. Dies bedeutet, dass Fehler keine notwendigen Bestandteile des Lernens sind (Schramm, 2007, S. 210).

Problembasiertes und handlungsorientiertes Lernen sowie „Learning by Doing" sind hervorragende, etablierte Lernformen, die vor allem diejenigen Menschen zu einem aktiven und selbstgesteuerten Lernverhalten befähigen, die bereits über eine gewisse Grundmotivation verfügen, um Neues zu lernen. Menschen, die eine gewisse Neugierde und Schaffensfreude antreibt, lernen durch diese Konzepte selbst Lösungen zu finden, wenn sie vor ein Problem gestellt werden. Diese Konzepte sind auch für ein Kind mit ASD geeignet, wenn es sich um eine Aufgabe handelt, für die das Kind ein natürliches Interesse zeigt. Bei anderen Lernzielen jedoch wird das Lernen durch Versuch und Irrtum bei den meisten Menschen mit ASD nur zur Frustration führen.

Ist ein Kind beispielsweise nicht einmal gewillt, einen Stift in der Hand zu halten, wie können wir erwarten, dass es bereit ist, nach Aufforderung zwei Punkte zu verbinden? (Lynch Barbera, 2007, S. 67). Zunächst sollte eine Aufgabe in kleinste Teilaufgaben gesplittet werden, die ein Kind zunächst einzeln und getrennt voneinander lernen kann (Maurice, 1993, S. 120, 257; Vail, 2002, S. 3). Hier wird eine Strategie eingesetzt, die es einem Kind ermöglicht, eine neue Fähigkeit ohne Frust in kleinen Teilschritten zu lernen. Zugleich wird das Kind die Lernsituation an sich als verstärkend empfinden

Merke

Fehlerfreies Lernen ist ein MO, der frustrierende Erlebnisse minimiert, den Wert des Unterrichts an sich erhöht und Vertrauen zum Lehrer fördert.

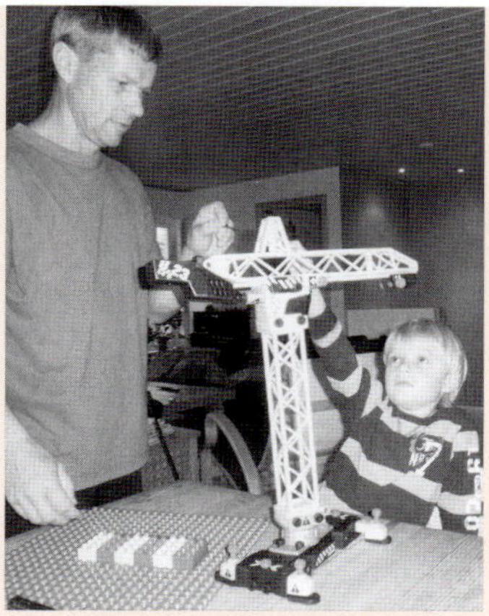

Papa nutzt die Motivation für den Kran, um seinem Kind das Nachlegen einer Reihenfolge beizubringen

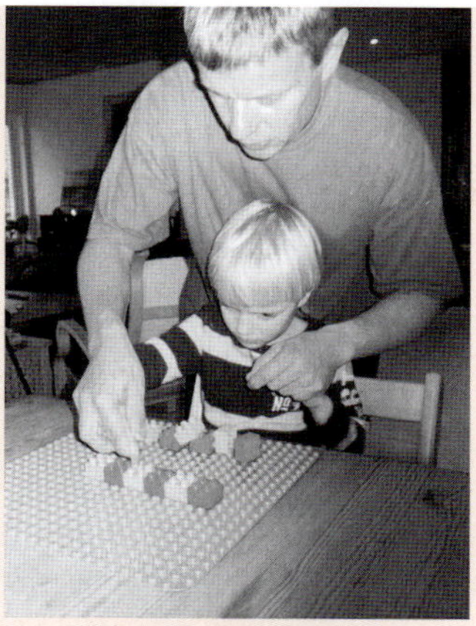

Papa promptet: Er zeigt zunächst die Sequenz von links nach rechts mit dem Zeigefinger des Jungen

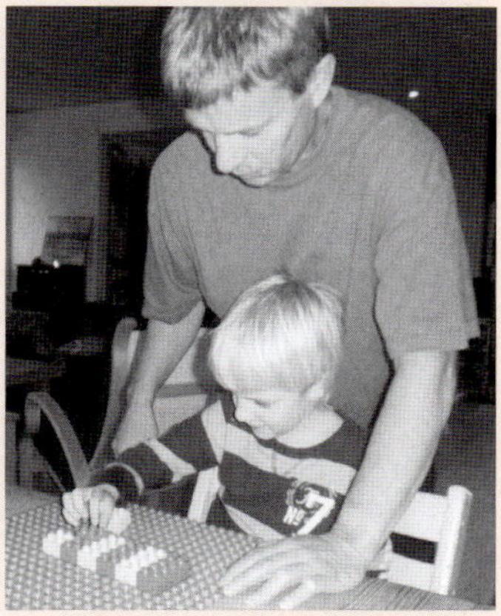

Papa ist immer bereit zu prompten

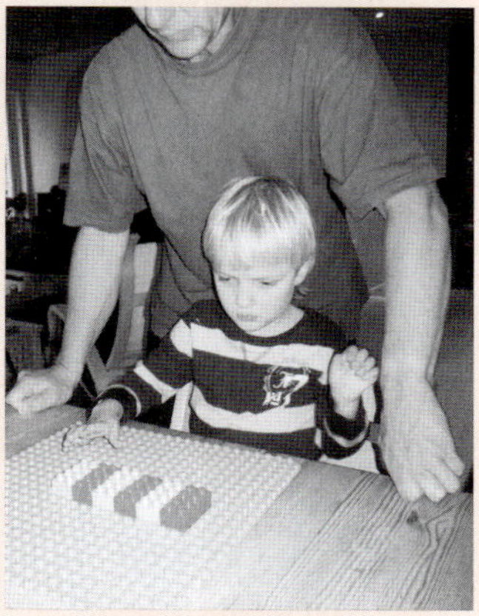

Schnell ist die Aufgabe erledigt

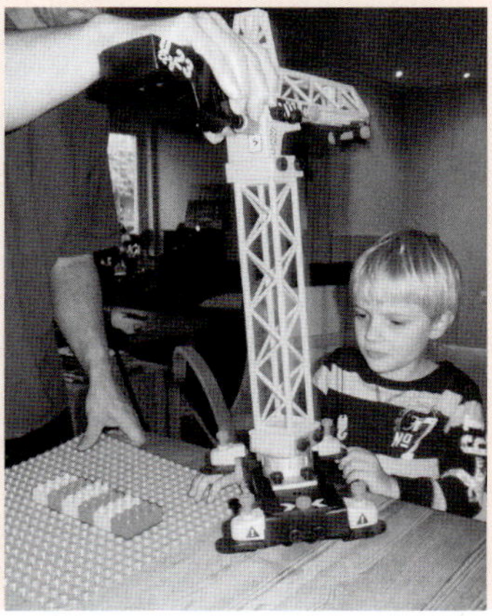

Verstärkung folgt sofort

und zunehmend Kooperation entwickeln, da es lernt, dass Aufgaben immer mit Verstärkung enden.

Im späteren Kapitel „Unterrichtsbogen" wird erläutert, wie Motivation aufgebaut werden kann, bevor man einen SD gibt, und wie man eine korrekte Reaktion verstärkt. Fehlerfreies Lernen hingegen ist das Verständnis darüber, wie man Prompts nach einer Instruktion korrekt einsetzen sollte.

Prompts

Beim fehlerfreien Lernen bedient man sich verschiedener Prompts. Sie helfen einem Kind, das erwünschte Verhalten zu zeigen (Schramm, 2007, S. 205). Prompts erhöhen also die Chance auf eine korrekte Reaktion.

Es gibt je nach Art des Zielverhaltens sehr unterschiedliche Arten von Prompts (Hilfestellungen). Für jede Promptart gibt es eine Prompthierarchie, wie man von der stärksten zur schwächsten Hilfestellung prompten kann. Für jede individuelle Aufgabe muss ein Prompt gefunden werden, der am wenigsten invasiv ist, also am wenigsten eingreift, dem Kind aber dennoch erlaubt, erfolgreich zu sein. Man sollte beim Prompten also immer bedenken, so wenig wie möglich, aber so viel wie nötig zu prompten, damit ein Kind eine erfolgreiche Reaktion zeigen kann.

Nach ABA werden die Prompts in physische und verbale Prompts aufgeteilt.

Übersicht	
Physische Prompts	**Verbale Prompts**
Voller physischer Prompt	Voller Echoprompt
Teilweiser physischer Prompt	Teilweiser Echoprompt
Modellprompt (Imitationsprompt)	Direkter verbaler Prompt
Gestikprompt	Indirekter verbaler Prompt
Positionsprompt	

(Schramm, 2007, S. 207)

Weitere Promptarten

Ein VB-Programm bedient sich auch visueller Prompts. Eine besondere Art von Modellprompts stellen Lernvideos dar. *Watch me learn®* gestaltet Videos für Kinder mit ASD, sodass Kinder durch Zuschauen zum Lernen animiert werden (Deutsche Version in Arbeit). Die Mutter eines Kindes mit ASD entwickelte das Konzept des *Video Modeling,* basierend auf der Motivation ihres eigenen Kindes, Videos zu schauen. Auf den Videos können Kinder und Erwachsene bei einfachem Spielverhalten und bei Interaktionen beobachtet werden, wie z. B. beim Ballspiel, beim gemeinsamen Tanzen, Rutschen und Schaukeln oder beim Fangspiel. Es werden Begrüßungssituationen dargestellt, Kinder, die zusammen mit einem Erwachsenen singen und dazu

Bewegungen imitieren, Kinder, die angemessen nach Saft fragen, miteinander einen Turm aus Bausteinen bauen und vieles mehr.

Lernen am Modell ist für die meisten Kinder mit ASD schwierig. Derartige Videos können jedoch bei Kindern, die ein besonderes Interesse an Videos haben, eine großartige Brücke zum Beobachtungslernen darstellen. Bestimmte Szenen werden mehrere Male wiederholt und Sprache ist auf sehr einfache Phrasen reduziert, was für den erwachsenen Zuschauer oftmals befremdlich anmutet. Für Kinder mit ASD ist dieses Konzept jedoch leicht zu verstehen. Die Chance, dass sie Verhaltensweisen von den Videomodellen imitieren, ist dadurch erhöht.
Eine weitere geeignete Hilfestellung für soziales Lernen bieten *Social Stories,* sogenannte Lerngeschichten, die nach festgelegten Charakteristika verfasst werden und Menschen soziale Informationen geben, schwierige Situationen beschreiben und dabei Lösungsanleitung darstellen. Carol Gray entwickelte in den 1990er Jahren das Konzept, zu dem Bücher, Comics und Videos erschienen sind. Social Stories können auf die individuellen Problemsituationen eines Kindes zugeschnitten, selbst verfasst und ansprechend gestaltet werden (siehe auch Gray, Dt. Übers. P. Kind).

- Alex hat es bisher immer vermieden, einen Stift zu halten und auf einem Blatt Papier zu kritzeln. Nun soll er lernen, zwei Punkte auf einem Blatt Papier mit einem Stift zu verbinden. Wir erwarten zunächst nur einen einfachen Teilschritt der ganzen Aufgabe, der es ihm ermöglicht, diese Aufgabe schnell und ohne Frust zu lernen.

  Man könnte die Aufgabe zum Beispiel in folgende Schritte einteilen:

  1. Den Stift nehmen und im Dreipunktgriff halten
  2. Den Stift gezielt auf den ersten Punkt setzen
  3. Eine Linie vom ersten Punkt ausgehend ziehen
  4. Beide Punkte verbinden

  Alex erhält den SD: „Nimm den Stift!" (A). Dazu wird ein dicker Stift oder ein Stift mit einer Griffadaption gewählt, der die korrekte Haltung im Dreipunktgriff vereinfacht. Beim fehlerfreien Lernen sollte ein Prompt (A) unmittelbar nach der ersten Präsentation eines SDs gegeben werden, wenn auch nur die kleinste Chance besteht, dass Alex einen Fehler machen könnte. Man könnte nun einen vollen physischen Prompt einsetzen, also die Finger von Alex so führen, dass er den Griff korrekt in die Hand nimmt (B). Man stellt sicher, dass er sich bewusst darüber ist, wie er den Stift hält, nimmt ihm den Stift sofort wieder aus der Hand und verstärkt dieses Verhalten (C), noch bevor Alex versucht, den Stift wieder loszulassen. Bei den nächsten Versuchen sollte man damit beginnen, den vollen physischen Prompt durch einen teilweisen physischen Prompt zu ersetzen, indem man eventuell die Hand nur noch am Handgelenk führt (A). Wieder wird verstärkt (C), nachdem Alex erfolgreich das Zielverhalten 1 demonstriert hat (B). Durch die Verstärkung nach jedem Versuch ist es wahrscheinlich, dass er sich mehr und mehr bemüht, die Bewegung selbstständig zu tätigen. Je nachdem wie schnell er eigene Impulse einsetzt, um die Bewegung zu vollziehen, wird man im Laufe der folgenden Versuche auch den teilweisen Prompt kontinuierlich herausnehmen können, bis er diesen ersten Schritt des Zielverhaltens selbstständig durchführen kann.

Hat Alex nun den ersten Schritt selbstständig einige Male nach Aufforderung fehlerfrei und ohne Prompts durchführen können, gehen wir zu Schritt zwei über. Wieder wird ein voller physischer Prompt (A) eingesetzt, damit Alex dem SD: „Setze den Stift auf den Punkt!" (A) erfolgreich ausführen kann. Auch hier wird sofort nach der gepromteten Reaktion (B) verstärkt (C), noch bevor er die Aufgabe abbrechen möchte. Prompts werden nun auch für diese Teilfähigkeit 2 abgebaut, bis der dritte Schritt geübt werden kann. Die einzelnen Fähigkeiten werden so Schritt für Schritt verkettet, bis Alex schließlich die komplette Aufgabe selbstständig beherrscht.

Fading

Mit „Fading" bezeichnen wir das kontinuierliche und systematische Herausschleichen von Prompts. Prompts sollten immer so schnell wie möglich abgebaut werden, sobald das Kind beginnt, eine Aufgabe zu verstehen (Lynch Barbera, 2007, S. 97). Werden Prompts nicht zur rechten Zeit ausgeschlichen, kann dies zu einer sogenannten Promptabhängigkeit führen, in der das Kind dauerhaft auf die Hilfestellung des Lehrers wartet (Vail, 2002, S. 3).

Viele Kinder mit ASD bleiben bei der Ausführung bestimmter Fähigkeiten dauerhaft abhängig von bestimmten Hilfestellungen. Doch Promptabhängigkeiten entstehen nicht einfach so, sondern wir kreieren sie beim Unterrichten, wenn wir nicht von Anfang an einen Plan haben, um Hilfestellung abzubauen. Auf der anderen Seite kann zu schnelles Reduzieren von Prompts zu inkorrekten Reaktionen führen und damit die Motivation zum Mitmachen herabsetzen (Schramm, 2007, S. 213).

Merke

Fehlerfreies Lernen wird also nur eine erfolgreiche Unterrichtsstrategie darstellen, wenn man Fading korrekt einsetzt.

In einem VB-Programm würde die beschriebene Aufgabe (das Verbinden von Punkten) während einer Unterrichtseinheit kontinuierlich mit sehr unterschiedlichen Aufgaben gemischt und variiert werden. Eine Aufgabe sollte nie mehr als drei Mal direkt hintereinander gegeben werden, da die gleichförmige Wiederholung ebenfalls ein Frustpotenzial (Langeweile) mit sich bringt, was wiederum den Wert des Lernens herabsetzt.

Sobald ein Kind eine Aufgabeneinheit 1–4 ohne Prompts beherrscht, wird die Verstärkung in verringerter Frequenz eingesetzt, indem man sich eines erhöhten Variable Ratio (VR) bedient. Das Kind wird nun also durchschnittlich nach jedem zweiten Mal verstärkt, nachdem es zwei Punkte verbunden hat, dann nach durchschnittlich jedem dritten Durchgang und so weiter. Ein erhöhter VR wird die selbstständige Reaktion des Kindes – die Punkte zu verbinden – festigen. Der VR wird sehr langsam

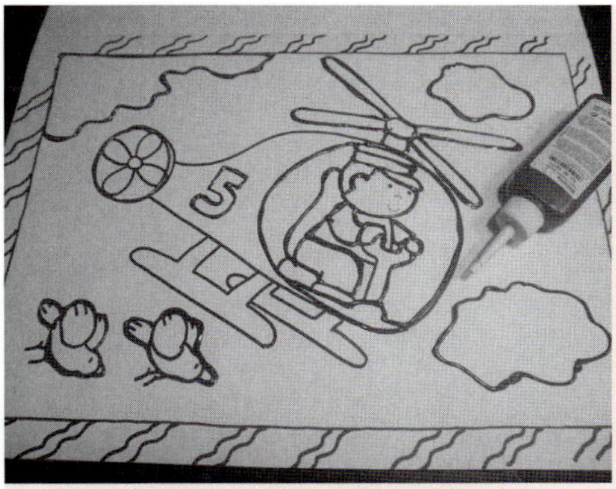

Für Erfolgserlebnisse beim Ausmalen Konturen begrenzen

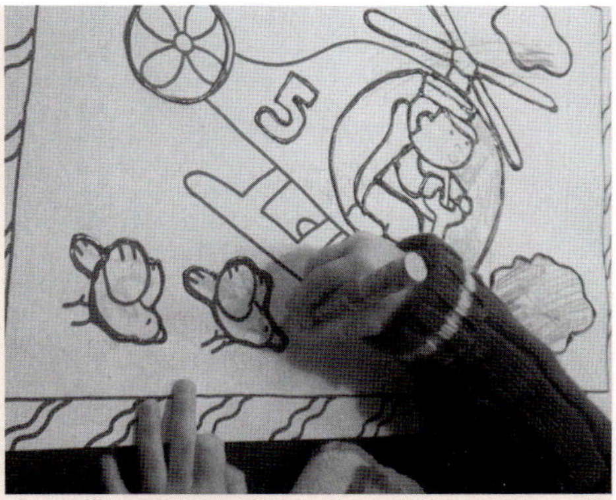

Mit Begrenzungen gelingt Ausmalen viel leichter

über Tage und Wochen erhöht, so wie auch die Kooperation des Kindes für diese Aufgabe steigt. Am Ende sollte das Kind fähig sein, mehrere Punkte miteinander zu verbinden und zusätzlich noch einige andere SDs zu lösen, bevor verstärkt wird. Nach Möglichkeit wird der VR während der Dauer eines ABA/VB-Programms immer weiter erhöht, bis ein Kind eventuell sogar fähig ist, für die gleiche Dauer Aufgaben an einem Tisch zu lösen, wie es auch von typisch entwickelten Kindern in der Schule erwartet wird. Begonnen wird jedoch immer damit, jeden einzelnen Versuch zu verstärken.

Ist ein Kind erfolgreich beim Lernen, wird es in der Zukunft immer mehr Kooperation für neue Aufgaben entwickeln. Wenn der Unterricht korrekt gestaltet ist, dann wird es die meiste Zeit des Tages korrekte Reaktionen zeigen und mehr und mehr selbstständig die Verhaltensweisen einsetzen, die zum Erfolg führen. Je mehr Erfolgserlebnisse das Kind mit ASD hat, desto mehr Zeit möchte es freiwillig mit seinem Lehrer im Unterricht oder mit der Zielaktivität verbringen (Schramm, 2007, S. 177).

Ist ein Kind beispielsweise regelmäßig frustriert, wenn es Bilder ausmalen soll, da es einen hohen Anspruch an das Ergebnis hat und es nicht ertragen kann, dass es ständig übermalt, kann die Umrandung der Bilder und Formen mit Windowcolor-Konturenfarbe, Flüssigkleber oder einem Plusterstift verstärkt werden. Diese verstärkten Linien sind Prompts, die die Wahrscheinlichkeit erfolgreicher Reaktionen erhöhen. Sobald das Kind mit Freude und hoher Bereitschaft ausmalt, sollten auch diese spürbaren Linien abgeschwächt werden, bis sie beim Ausmalen kaum noch spürbar sind. Auch hier sollte man Prompts nur herausziehen, wenn das Kind dabei erfolgreich bleibt und auch mit verminderter Hilfestellung weiterhin gut ausmalt. Im Fachhandel sind auch Bilderbücher erhältlich, die spürbare Linien aus einer Struktur ähnlich wie Schmirgelpapier haben.

Zum Thema Prompts und fehlerfreies Lernen ist es empfehlenswert sich über die Unterrichtsstrategien „Shaping" (Formung) und „Chaining" (Verkettung) zu informieren, die in diesem Buch nicht behandelt werden (siehe dazu Danne, 2009).

Unterrichtsbogen

Der Unterrichtsbogen: Lernen durch Motivation

Therapeuten und Lehrer sind schnell geneigt zu behaupten, dass man einen Menschen nur bedingt unterrichten kann, wenn dieser Mensch eine eingeschränkte bzw. keine Eigenmotivation mitbringt. Kinder mit ASD können schnell den Eindruck erwecken, dass sie sich für kaum etwas interessieren und für wenig Dinge und Aktivitäten Motivation aufbringen. ABA geht jedoch davon aus, dass jeder Mensch, der Verstärker hat, lernfähig ist. Man kann diese extrinsischen Verstärker kontrollieren, zum Unterrichten nutzen und von außen dauerhaft die Motivation aufbauen, die für einen Lerneffekt zuvor fehlte. Die Frage ist also nicht, wie viel Intelligenz oder Motivation bringt eine Person mit, die Sie unterrichten wollen, ausschlaggebend ist, dass Sie für diesen Menschen individuelle Verstärker finden. Je mehr Verstärker und Motivatoren wir identifizieren und zum Unterrichten nutzen können, desto effektiver wird der Unterricht. Wie viel dieser Mensch lernen *kann,* hängt durchaus von seiner Eigenmotivation und Intelligenz ab, wie viel er lernen *wird,* ist jedoch abhängig von der Art und Weise, wie der Unterricht gestaltet wird.

In den vergangenen Kapiteln haben Sie gelernt, wie Sie durch Pairing eine positive Beziehung zu einem Kind aufbauen können und Motivation schaffen, damit es bereitwillig bei Ihnen bleiben möchte und nicht mehr vor der Interaktion mit Ihnen flieht. Durch fehlerfreies Lernen wird Frust beim Unterrichten vermieden und das Kind wird mit fortlaufenden Erfolgserlebnissen versorgt. Gutes Pairing kann gezielt genutzt werden, um ein Kind effektiv zu unterrichten. Mit Unterricht ist eine Interaktion gemeint, in der das Kind Anforderungen nachkommt. Daher wird eine Therapieeinheit, in der das Kind den Erwartungen nachkommt, mitmacht und Kooperation zeigt, hier mit Unterricht gleichgesetzt. Der Unterrichtsbogen soll helfen, ergotherapeutische Zielsetzungen zu erreichen.

Ein Unterrichtsbogen (Teaching arc) ist ein strategisches Vorgehen, in dem gezielt die Zeitspanne einer Motivationskurve für eine verstärkende Aktivität zum Unterrichten genutzt wird, um Kooperation für weiteres Lernverhalten aufzubauen.

Motivation (MO) kann gezielt kreiert werden, bevor man einen SD gibt. Ein Unterrichtsbogen umfasst eine Zeitspanne von etwa zwei bis zwanzig Minuten, in der Sie mit einem Kind zusammen eine motivierende Aktivität ausüben. Dies kann jede Aktivität sein, die das Kind als verstärkend empfindet. Nutzen Sie vor allem solche Aktivitäten, die das Kind gerne längere Zeit ausübt und an denen es nicht zu schnell die Freude verliert.

Vorbereitung

Beginnen Sie mit purem Pairing, um einzuschätzen, ob das Kind überhaupt daran interessiert ist, die ausgewählte Aktivität fortzusetzen. Dabei sollten Sie sich immer von der Motivation des Kindes leiten lassen und die Aktivität wählen, die das Kind in diesem Moment am liebsten ausführen möchte. Einige Kinder kann man ganz

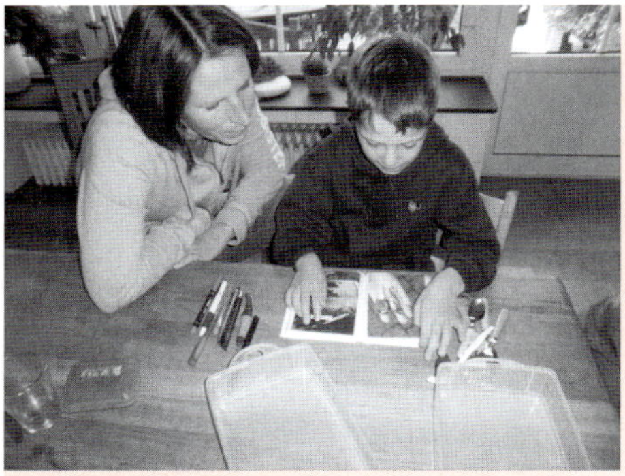

1) Ein Durchgang DTT (Discrete Trial Teaching) beginnt mit Motivationsaufbau. Hier ist die Motivation das Anschauen von Bildern

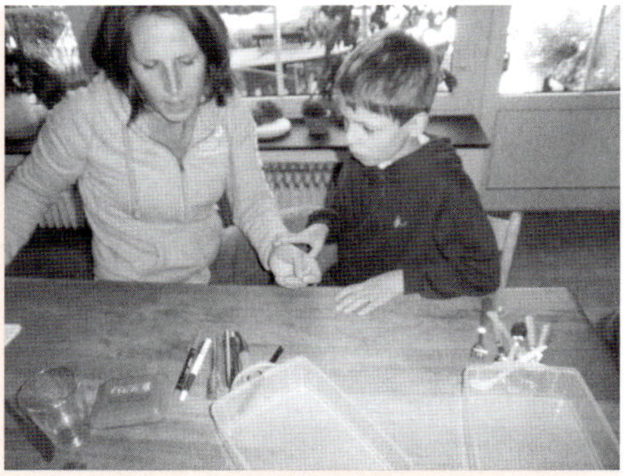

2) Der Verstärker wird zur Seite gelegt oder kontrolliert

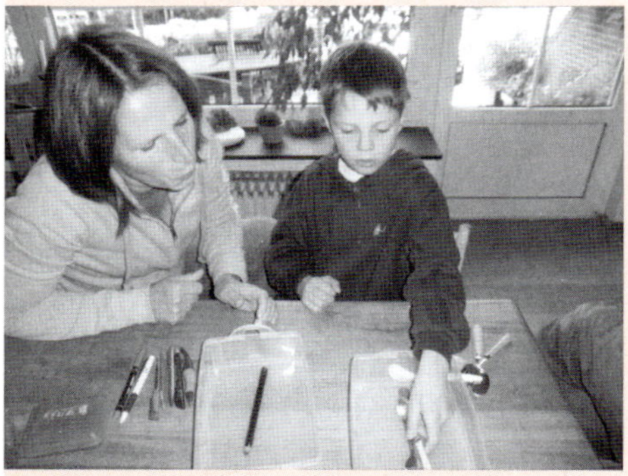

3) Es wird ein SD gegeben. Hier soll der Junge sortieren

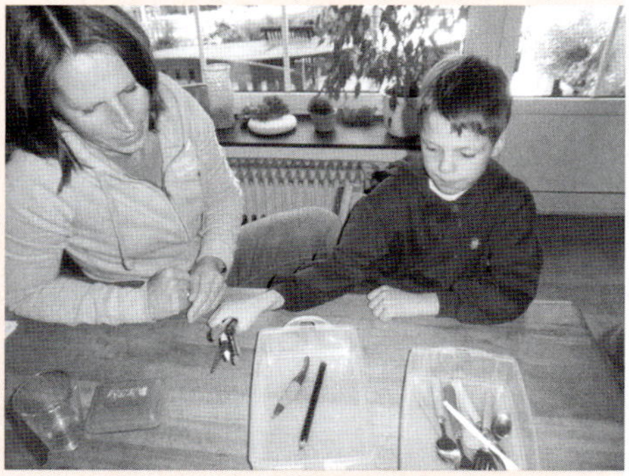

4) Das Zielverhalten wird gezeigt mit oder ohne Prompts

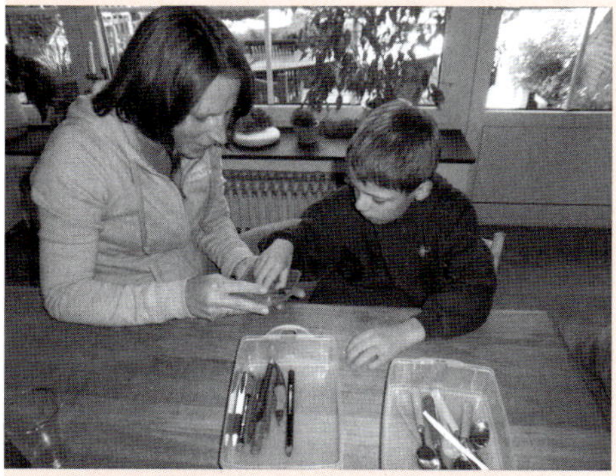

5) Verstärkung 1: essbarer Vertärker

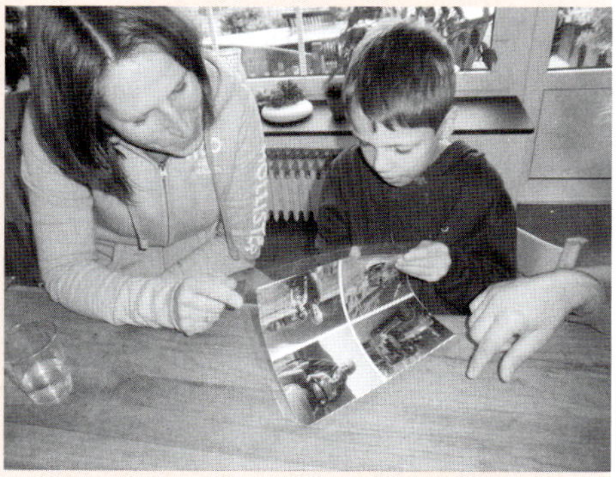

6) Verstärkung 2: zusammen Bilder anschauen

Ein Unterrichtsbogen besteht aus mehreren DTT-Durchgängen

einfach fragen, was sie am liebsten spielen möchten, oder ihnen einige Aktivitäten vorschlagen. Bei vielen Kindern wird es jedoch so sein, dass Sie diese Aktivitäten starten und „antesten" müssen. Verwickeln Sie das Kind also in eine Aktivität, von der Sie meinen, dass es sie sehr gerne ausüben möchte. Ist die Motivation für die Aktivität nicht hoch genug, wechseln Sie zu einer anderen Betätigung.

Beispiel für einen Unterrichtsbogen

- Stefan (6) mag weiche Knete, Schaukeln, Trampolin springen, das Bällebad, Wassersäulen sowie das Spiel mit Zügen und Kreiseln. Sie haben diese Aktivitäten bereits in einer der vorherigen Therapieeinheiten auf ihren motivierenden Wert hin getestet und bieten Stefan nun an, mit Ihnen Trampolin zu springen. Heute jedoch scheint ihn diese Aktivität nicht so recht zu begeistern, und somit bieten Sie ihm die Schaukel an. Jedoch schaukelt er nur eine Minute und springt dann aus der Schaukel, um im Therapieraum hin und her zu rennen. Was nun? Sie vermuten, dass Sie Stefan heute auch mit Knete nicht begeistern können, und holen Ihren Bürostuhl aus dem Nebenraum. Sie schieben Stefan einige Runden im Therapieraum hin und her und Stefan quietscht vor Vergnügen! Nun haben Sie Ihre verstärkende Aktivität gefunden und können Ihren ersten Unterrichtsbogen beginnen!

Lernziele

Sie haben vor der Therapieeinheit für Stefan einige Lernziele festgelegt und die entsprechenden Materialien vorbereitet. Diese Materialien könnten Sie nun auf einem kleinen Tisch im Therapieraum so zurechtlegen, dass Sie mit dem Bürostuhl nur kurz stoppen müssen und Stefan die Aufgabe auf optimaler Höhe vorfinden kann, ohne den Stuhl verlassen zu müssen. Zu Beginn der Unterrichtskontrolle macht es Sinn, dass das Kind sich nicht von seinem Verstärker entfernen muss, sondern an Ort und Stelle eine Aufgabe erledigen kann, damit Sie die verstärkende Aktivität daraufhin ohne Verzögerung fortsetzen können. Je nach Art der verstärkenden Aktivität kann man die Aufgaben also überall präsentieren: auf der Erde, auf der Fensterbank, auf einem Stuhl oder auf einem Tablett.

- Für die Therapieeinheit mit Stefan haben Sie sich für eine Formbox als Lernziel entschieden sowie für ein Zuordnungsspiel, das er noch nicht beherrscht. Stefan zeigte bisher keine Kooperation bei solchen Aufgaben, daher ist Ihnen bewusst, dass Sie mit ihm an der Unterrichtskontrolle arbeiten müssen. Sie sind bereit, fehlerfreies Lernen einzusetzen, da Sie noch nicht einschätzen können, ob er die ausgewählten Aufgaben selbstständig beherrscht. Stefan hat noch nicht verinnerlicht, dass das Befolgen einer Aufforderung zur Verstärkung führt. Damit er diese Verknüpfung erfahren kann, müssen Sie fehlerfreies Lernen einsetzen und schnell prompten, sobald Sie den SD geben.

Sie haben also Stefans Motivation (die verstärkende Aktivität) und klar definierte Ziele. Sie haben das Material in einer praktischen Position vorbereitet, besitzen die Kontrolle über die verstärkende Aktivität und sind außerdem mit einigen

Überraschungsverstärkern bewaffnet. Nun müssen Sie nur noch den richtigen Zeitpunkt finden, in dem Sie Stefan den ersten SD präsentieren. Dieser Zeitpunkt ist der Moment, in dem Sie die verstärkende Aktivität stoppen und Stefan Ihnen deutlich zeigt, dass er weitermachen möchte!

Durchführung

Testweise stoppen Sie die verstärkende Aktivität während der ersten Minute und Sie erkennen, dass Stefan weiter von Ihnen durch den Raum geschoben werden möchte: Er schaukelt so mit seinem Oberkörper, dass er eindeutig vorwärtskommen möchte. Sie schieben Stefan also einige Sekunden weiter und halten dann direkt neben dem Aufgabentisch. Nun müssen Sie blitzschnell sein! Geben Sie den SD: „Steck's rein!" Reichen Sie Stefan den Zylinder und prompten ihn, diesen in die Formbox zu stecken. Sofort verstärken Sie mit Lob: „Super gemacht!" und schieben ihn wieder durch den Raum, noch bevor er wirklich realisieren kann, was gerade passiert ist. Wenn Sie schnell genug gehandelt haben, hatte Stefan nicht die geringste Möglichkeit, sich zu beschweren.

Sie haben nun den ersten Schritt in Richtung Unterrichtskontrolle vorbereitet: Sie haben eine Motivation aufgebaut (MO), einen SD (Aufforderung) samt einen vollen physischen Prompt präsentiert und damit eine falsche Reaktion vermieden. Nach diesen Antezedenten (A) zeigte Stefan das erwünschte Verhalten (B), dem ausgiebige Verstärkung (C) folgte. Nun müssen Sie Wiederholungen schaffen und durch Fading langsam Ihre Hilfestellung abbauen, damit Stefan Selbstständigkeit beim Lösen dieser Aufgabe entwickeln kann. Durch die Fortsetzung der verstärkenden Aktivität haben Sie Stefans gepromptetes Verhalten verstärkt und setzen nun die Aktivität fort, um aufs Neue Motivation aufzubauen. Sie stoppen erneut, geben wieder den SD und prompten Stefan, den Zylinder in die Formbox zu stecken. Vielleicht können Sie jetzt schon einen leichteren Prompt einsetzen, wenn Stefan Ihnen vertraut.

Diese Aufgabe sollte aber nur drei Mal direkt hintereinander gestellt werden, damit Stefan nicht lernt, dass man mit einer Formbox Bürostühle in Gang setzen kann. Sie mischen also einfache Aufgaben in Ihren Unterrichtsbogen, von denen Sie wissen, dass Stefan sie mit Leichtigkeit beherrscht, oder solche, bei denen er sich sehr bereitwillig prompten lässt. Nehmen wir an, Stefan kann bereits eigenständig auf Tiere in einem Bilderbuch zeigen. Nutzen Sie diese Fähigkeit als leichte Aufgaben, die Sie mit Ihren Zielaufgaben vermischen. Sie stoppen also wieder den Bürostuhl und zeigen Stefan einige Bilder und geben zum Beispiel den SD: „Wo ist die Katze?" Er zeigt die Katze und wieder verstärken Sie, indem Sie die Aktivität fortsetzen. Das Mischen und Variieren von Aufgaben macht den Unterricht spannend, vermeidet Eintönigkeit und erhöht zugleich die Flexibilität des Kindes. Ist die Motivation hoch genug und nutzen Sie die korrekten Prompts, um Frustration zu vermeiden, wird Stefan schnell Freude an diesem „Spiel" entwickeln. Er wird nach einigen Wiederholungen lernen, dass das Befolgen von Aufgaben zu mehr Spaß führt. Er wird sogar das Gefühl bekommen, dass er die Situation kontrolliert und Sie durch sein Verhalten dazu bewegen kann, weiter mit ihm zu spielen.

Achten Sie darauf, bei jedem Unterrichtsbogen circa 75 Prozent der Zeit für Pairing einzusetzen und höchstens 25 Prozent der Zeit um Aufgaben zu stellen. Sie sollten also drei Mal so viel Zeit damit verbringen, die verstärkende Aktivität auszuführen, damit Stefan auch weiterhin motiviert mitmacht.

Verstärken Sie Stefans Reaktionen differenziert! Zeigt er bei der nächsten Präsentation der Aufgabe eine selbstständigere Reaktion, verstärken Sie ausgiebiger und länger: Drehen Sie ihn einige Male und navigieren Sie den Bürostuhl durch ein paar waghalsige Kurven! Mischen Sie circa 30 Prozent schwierigere oder neue Aufgaben – wie das Zuordnungsspiel und die Formenbox – mit circa 70 Prozent einfachen Aufgaben. So schaffen Sie zusätzlich Erfolgserlebnisse und kreieren eine weitere Motivation für die Unterrichtssituation.

Sie haben nun bereits zehn Minuten einen Unterrichtsbogen mit dem Drehstuhl durchgeführt und während dieser Zeit circa 15 SDs gegeben. Haben Sie alles richtig gemacht, wird Stefan nun durchschaut haben, dass sich das Befolgen Ihrer Aufforderungen lohnt. Dies wird dazu führen, dass Sie Prompts allmählich abbauen können und Stefan nun den Zylinder sehr viel selbstständiger in die Formbox stecken kann und es auch tun will! Sobald Sie nun bemerken, dass die Motivation für die Aktivität (Drehstuhl) abflacht, sollten Sie nur noch hier und da einen einfachen SD geben. Beenden Sie schließlich die Aktivität mit ein bis zwei Minuten purem Pairing, noch bevor Stefan genug vom Bürostuhl hat und die Situation verlassen will. Vermeiden Sie Satiation, indem Sie die Situation beenden, bevor er die Situation „satt hat". So stellen Sie außerdem sicher, dass er diese Aktivität mit Spaß und nicht mit einer Aufgabe verlässt und dementsprechend in Erinnerung behält. Dann wird er auch beim nächsten Mal wieder Interesse an der Aktivität zeigen.

Stichpunkte für einen Unterrichtsbogen

- Mit Pairing beginnen
- Zu Beginn nur einfache Aufgaben stellen
- 75 Prozent Pairing und 25 Prozent Aufgaben einsetzen
- 70 Prozent leichte und 30 Prozent schwierige Aufgaben stellen
- Verschiedene Aufgaben mischen (Variation)
- Eine Aufgabe nicht mehr als drei Mal hintereinander stellen
- Fehlerfreies Lernen einsetzen und Fading
- Differenziert verstärken
- Höchstens 20 Minuten für Aktivität nutzen
- Zum Ende hin nur einfache Aufgaben stellen
- Beenden, bevor das Kind Motivation verliert
- Mit Pairing beenden
- Neue verstärkende Situation finden

Unterrichtsbogen

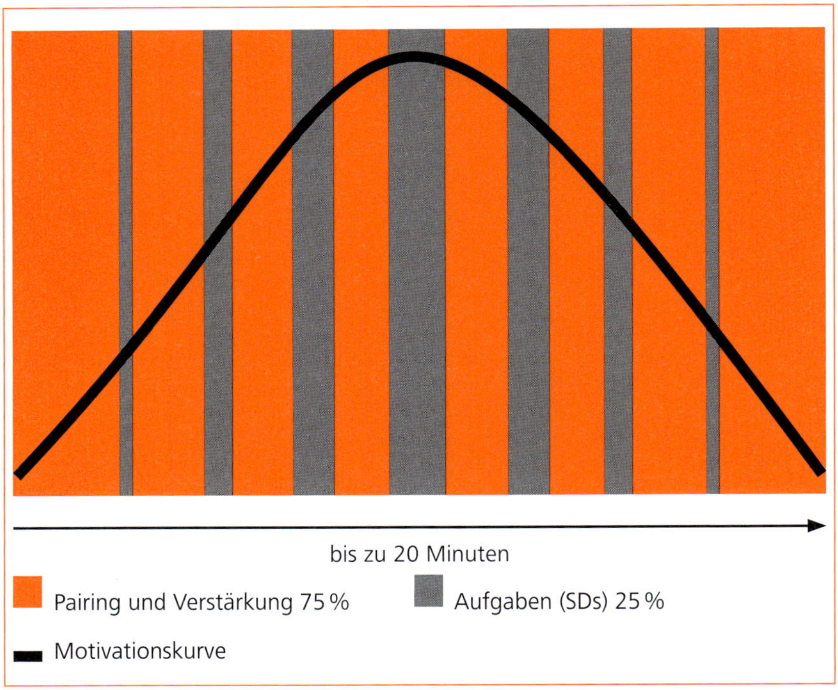

Ein Unterrichtsbogen beginnt und endet immer mit Pairing. Eine Faustregel lautet, eine Aktivität höchstens 20 Minuten für den Unterrichtsbogen zu nutzen, damit eine verstärkende Situation nicht zu sehr zum Unterrichten ausgenutzt wird. Gehen Sie nun lieber zu einer neuen verstärkenden Situation über, bieten Sie zum Beispiel nach dieser aufregenden Phase eine entspannende Massage oder Bürsten an.

Ein Unterrichtsbogen ermöglicht es Ihnen, ein Kind ohne Zwang und Frust und mit hoher Motivation ans Lernen heranzuführen, erste Kooperation aufzubauen und erste selbstständige Reaktionen auf SDs zu entwickeln. Diese Form des Unterrichts ist nicht nur für das Kind, sondern auch für den Therapeuten eine motivierende Erfahrung. Sie selbst werden ein Kind viel besser unterrichten können, wenn Sie Spaß an der Interaktion haben.

Man kann einen Unterrichtsbogen einsetzen beim Plantschen im Wasser, beim Spazierengehen oder beim Reiten, beim Schlittenfahren oder im Bollerwagen. Auch beim Schaukeln, beim Seifenblasen-Pusten, beim Tanzen mit Musik, auf dem Spielplatz, beim Computerspiel, beim Spiel mit einer Spielzeugkiste, während einer Kissenschlacht oder sogar auf dem Traktor kann man die Motivation zum Unterrichten nutzen. Seien Sie kreativ und versuchen Sie, besonders die Situationen zum Unterrichten zu nutzen, die ein Kind besonders verstärkend findet. Bei allen Aktivitäten ist es wichtig darauf zu achten, dass Sie die Kontrolle über die Aktivität haben, dass Sie diese also jederzeit stoppen und fortsetzen können. Das Kind sollte nicht selbst entscheiden, dass es einfach weiterspielen kann. Damit soll vermieden werden, dass das Kind Verstärkung erfährt, nachdem es eine Aufgabe ignoriert oder nicht angemessen gelöst hat. Je besser Sie einen Unterrichtsbogen einsetzen können, desto schneller und effektiver wird das Kind ein kooperatives Lernverhalten entwickeln und den Unterricht als etwas sehr Verstärkendes erleben. Variation der verstärkenden Situationen ist hierbei sehr wichtig.

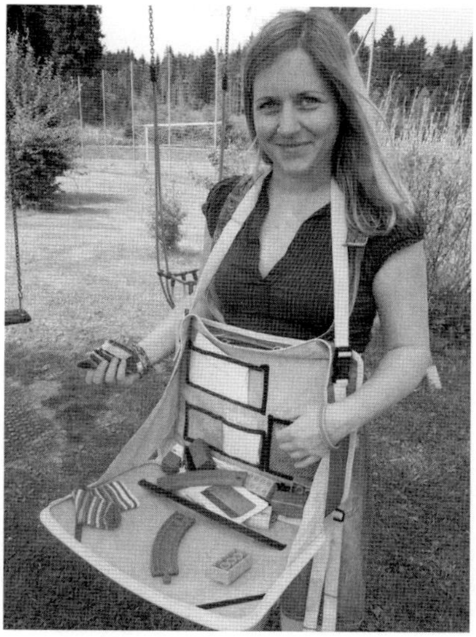

Arbeitsunterlage für unterwegs

Das Unterrichten nur mit essbaren Verstärkern sollte die absolute Ausnahme sein. Essensverstärker sollten vorzugsweise als Überraschungsverstärker eingesetzt werden. Präsentieren Sie zum Beispiel während Ihres Unterrichtsbogens Stefan den SD, den Zylinder in die Formbox zu stecken, und er zeigt eine so selbstständige Reaktion wie nie zuvor, können Sie diese Reaktion zusätzlich mit etwas Popcorn verstärken, um ihm zu zeigen, dass diese Reaktion viel besser war als die vorherigen Reaktionen (differenzierte Verstärkung).

Es kann passieren, dass der Unterrichtsbogen schneller vorbei ist als geplant. Wie bereits erwähnt, ist diese Form des Unterrichts komplett abhängig von der Motivation des Kindes. Es kann also sein, dass Sie für die Motivation einer Aktivität nur eine Aufgabe stellen, dann verstärken und daraufhin nach einer neuen verstärkenden Situation suchen müssen. Nutzen Sie jedoch bei jedem Unterrichtsbogen 75 Prozent der Zeit für Pairing, ist gewährleistet, dass Sie das Kind nicht überfordern.

Besonders zu Beginn der Unterrichtskontrolle ist es wichtig zu beachten, dass vor jedem SD, der gegeben wird, zunächst die verstärkende Situation gestoppt wird. Dies ist eine Form der Verstärkerkontrolle und kreiert die notwendige Motivation (MO), damit ein Kind dem SD folgen möchte. Einige Kinder entwickeln jedoch schnell eine so gute Kooperation, dass man auch hin und wieder versuchen kann, SDs zu stellen, noch während das Kind die verstärkende Situation genießt, also während der Fernseher läuft, während des Schaukelns oder während des Spiels im Bällebad. Es ist zum Beispiel für typisch entwickelte Kinder normal, dass sie während verstärkender Situationen auf unsere Fragen und Aufforderungen reagieren können. Kinder mit ASD sehen jedoch oft keinen Grund dafür, zu reagieren, wenn sie freien Zugang zur Verstärkung haben. Reagiert das Kind korrekt, antwortet zum Beispiel auf eine Frage, setzt man die verstärkende Aktivität einfach weiter fort und lobt es. Man kann auch zusätzliche Überraschungsverstärker einsetzen. Reagiert das Kind jedoch nicht, wird die verstärkende Aktivität nachträglich gestoppt (negative Bestrafung) und der SD wird wiederholt. Je weniger man jedoch Verstärker kontrollieren muss, desto mehr nähern wir uns einer „typischen" Lernsituation ohne ausgedehnte Verstärkerkontrolle.

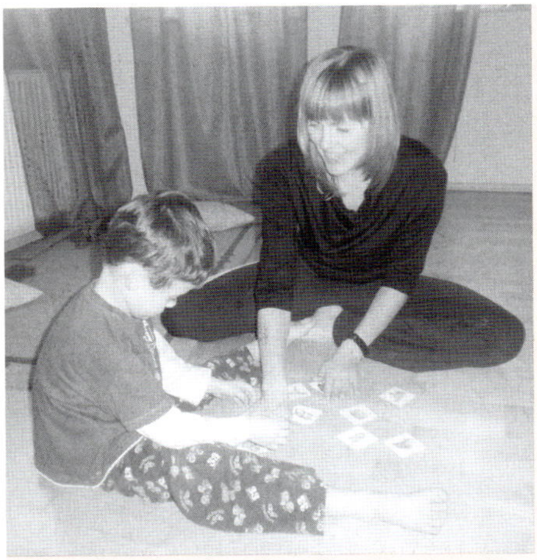

Mama gibt einen SD

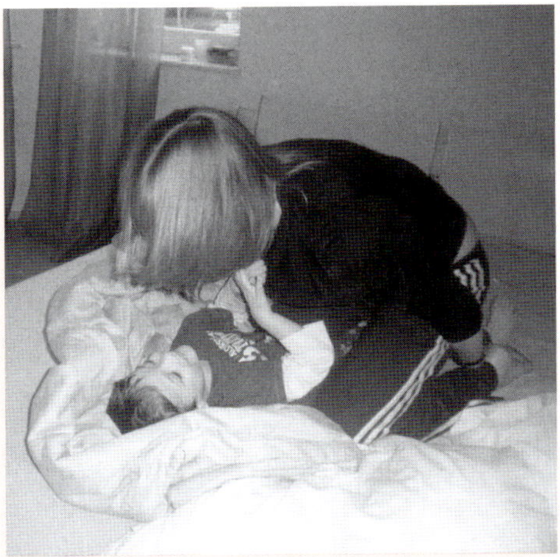

Es wird weiter getobt und geschmust

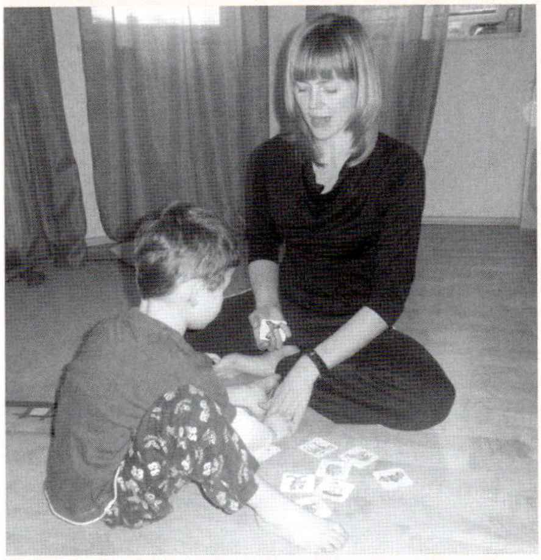

Nur 25 Prozent der Interaktionen sollten aus Aufgaben bestehen

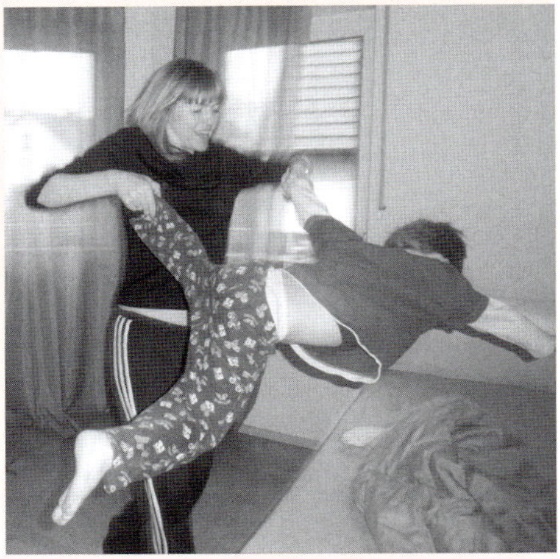

Nach spätestens 20 Minuten Unterrichtsbogen sollte mit Pairing abgeschlossen werden

Hat ein Kind in verschiedenen verstärkenden Unterrichtssituationen erfahren, dass es sich lohnt, mitzumachen, kann man bald beginnen, einen VR (Variable Ratio) zum Unterrichten einzusetzen. Man stellt dann auch einmal ein bis vier Aufgaben direkt hintereinander, bevor wieder verstärkt wird, um schließlich auf einen VR = 3 zu gelangen. Anzustreben ist, möglichst bald unvorhersehbar mal eine, mal vier Aufgaben stellen zu können, bevor verstärkt wird. Hat man einen VR=3 erreicht, wird der VR auf 4 erhöht und so weiter. Bei einigen Kindern geschieht dies innerhalb von Minuten, bei anderen kann dieser Prozess einige Monate dauern. Beginnt man ein solches Programm jedoch bei Kindern mit ASD im Alter von zwei bis fünf Jahren, ist es für einige Kinder realistisch, in wenigen Monaten auf einen so hohen VR zu gelangen, dass das Kind bis zur Einschulung bis zu 15 Minuten mitarbeitet, bevor ausgiebige Verstärkung folgt.

Bei vielen Kindern ist es im Prozess der Unterrichtskontrolle möglich, dass man einzelne Aufgaben (oder Lernreihen) nach einigen Monaten nur noch mit Lob verstärkt oder mit Tokens (siehe Kapitel „Tokensysteme"). Ist ein Kind fähig, über eine so lange Zeitspanne bereitschaftlich Aufgaben zu lösen, und sind Verhaltensauffälligkeiten auf ein Minimum reduziert, ist eine Inklusion auf einer Regelschule realistisch und erstrebenswert. Inklusion setzt jedoch in den meisten Fällen angemessenes Verhalten voraus. Daher widmet sich dieses Buch auch primär dem Aufbau angemessenen Verhaltens und erst an zweiter Stelle der Vermittlung von Sprachfähigkeiten, Lernfähigkeiten und Kulturtechniken.

Ein Erfahrungsbericht zum Unterrichtsbogen

Es geschieht immer wieder, dass Kinder gegen bestimmte Aufgaben eine solche Abneigung entwickeln, dass sie stark unangemessene Verhaltensweisen einsetzen, um ihre komplette Umwelt davon zu überzeugen, dass sie eine Aufgabe nicht lernen möchten und/oder können. Dies führt meist dazu, dass die Lehrer oder Bezugspersonen letztendlich aufgeben das Kind mit der Aufgabe zu „überfordern" und es „in Ruhe lassen". Kinder mit ASD sind somit sehr häufig diejenigen, die entscheiden, was sie bereit sind zu lernen und was nicht. Nicht selten lernen sie unangemessene Verhaltensweisen einzusetzen, um Anforderungen auf einem Minimum zu halten. Dies ist einer der Gründe, warum sich Kinder mit ASD in einigen Bereichen stärker entwickeln und in anderen Bereichen weniger oder sogar überhaupt nicht. Es ist leicht zu behaupten, dass eine Aufgabe ein Kind „überfordert", es ist jedoch viel ehrlicher sich einzugestehen, dass die Art des Unterrichts dafür verantwortlich ist, ob ein Kind eine Aufgabe lernt oder nicht. Meist liegt die Überforderung also nicht in der Aufgabe an sich, sondern in der Art und Weise, wie sie vermittelt wird.

Beispiel

- Während einer Familienberatung erklärte die Mutter von Jeff (4), dass der Junge beim Anblick von Puzzles regelmäßig zu schreien beginne. „Er hasst Puzzles einfach!", lautete die Diagnose der Mutter. Ein Puzzle an sich kann jedoch nichts Bedrohliches für ein Kind darstellen, es sei denn, es wurde in der Vergangenheit mit einer unangenehmen Erfahrung in Verbindung gebracht und wird nun vom Kind mit Bestrafung assoziiert. Die Mutter äußerte frei heraus, dass schon mehrere Personen versucht haben, den kleinen Jeff gegen seinen Widerstand zu zwingen, das Puzzle zu machen. Nach jedem „Unterrichtsversuch" hatte seine Abneigung gegen Puzzles zugenommen.
  Unser erstes Ziel in der Arbeit mit Jeff war es, die Unterrichtskontrolle zu erreichen und in ihm das Bedürfnis zum Mitmachen zu erwecken. Der Mutter wurde erklärt, dass Jeff das Puzzle mit aversiven Erfahrungen assoziiere und wir nun erreichen wollten, dass er das Puzzle mit sehr angenehmen Erfahrungen in Verbindung zu setzen lernt. Es sollte erreicht werden, dass Jeff das Puzzle einsetzen möchte. Freiwillig und ganz bewusst. Dazu wurde Jeffs Mutter zunächst befragt, welche Aktivitäten für ihren Sohn höchst motivierend sind. Er liebte nichts mehr auf der Welt als Trampolin zu springen, am liebsten mit einer anderen Person zusammen. So kletterten Jeff und seine Therapeutin auf das große Trampolin

im Garten und sprangen zwei Minuten. Jeff lachte ausgelassen und zeigte sehr deutlich seine Begeisterung für diese Aktivität.
Zu Beginn des Unterrichtsbogens wurden hier und da einzelne sehr leichte Aufgaben gestellt, die der Junge mit Leichtigkeit lösen konnte. Nach jeder korrekten Reaktion wurde wieder verstärkt. Somit hatte Jeff wiederholt Möglichkeiten zu erfahren, dass die spaßige Aktivität fortgesetzt wird, wenn er mitmacht. Nach circa fünf Minuten stoppte die Therapeutin das Trampolinspringen und ließ sich von Jeffs Mutter das Puzzle reichen. Die Therapeutin gab einen SD, setzte blitzschnell einen Prompt zum Lösen der Aufgabe ein und verstärkte. Jeff hatte zuvor Vertrauen zu der Therapeutin aufbauen können und wehrte sich deshalb nicht gegen den physischen Prompt. Die Therapeutin wiederholte dies noch zweimal, mischte dann wieder einfachere Aufgaben in den Unterrichtsbogen und kam alle paar Minuten auf das Puzzle zurück. Schnell konnte sie Prompts abbauen. Jeff hatte beim ersten Versuch mit dem Puzzle nicht einmal genau realisiert, was eigentlich geschah. Bei den folgenden Versuchen schaute er bereits das Puzzle genau an und gab schnell eigene Impulse, um das Puzzleteil einzusetzen. Sobald die Therapeutin spürte, dass Jeff eigene Impulse gab, baute sie Prompts ab (Fading), um eine Promptabhängigkeit zu vermeiden. Sie verstärkte differenziert und sprang besonders hoch, wenn Jeff sich beim Lösen der Aufgabe mehr Mühe gab. Dabei rief sie „Huiiiiii!" oder „Boing, boing, boing!", fing Jeff auf und kitzelte ihn zwischendurch, um die Aktivität so spannend wie möglich zu gestalten.

Merke

Motivierender Unterricht heißt, dass Aufgaben jeglicher Form nichts Bedrohliches darstellen, sondern als Teil einer verstärkenden Interaktion wahrgenommen werden können.
Wenn ein Kind mit ASD keine Lernfortschritte macht, liegt dies weniger an einer mangelnden Intelligenz oder mangelnden Fähigkeiten, sondern sehr wahrscheinlich an mangelnder Motivation und an der Art und Weise, wie bestimmte Fähigkeiten unterrichtet werden.

Schließlich war das Puzzleteil für Jeff der Schalter, den er „anknipsen" musste, damit die Therapeutin weiter mit ihm sprang. Nach 15 Minuten und ungefähr 25 verschiedenen SDs setzte Jeff das Puzzleteil nach Aufforderung komplett ohne Prompts ein und lächelte sogar dabei! Die Therapeutin hatte es geschafft, einen Unterrichtsbogen einzusetzen, damit Jeff das Puzzle als Brücke zur Verstärkung empfand und somit als etwas sehr Positives erlebte. Wenn ein Kind eine Aufgabe ablehnt, liegt dies seltener an einer Unfähigkeit des Kindes, sondern viel wahrscheinlicher an der Art und Weise des Unterrichts.

Jeff lernte in den folgenden drei Jahren unterschiedliche Aufgaben in verschiedenen verstärkenden Situationen zu lösen, bis er schließlich vor dem Schulstart bereit war, bis zu 20 Minuten an einem Tisch mitzuarbeiten, bevor ausgiebig verstärkt wurde. Ein Tokensystem (siehe nächstes Kapitel) hat ihm bei dieser Entwicklung sehr geholfen. Der Beginn dieser Lernbereitschaft war jedoch ein hoch motivierender Unterrichtsbogen mit Verstärkung nach jeder einzelnen Reaktion. Mit einem Integrationshelfer besucht er heute eine Regelschule. Visuomotorische Fertigkeiten sind heute immer noch die Lernbereiche, die ihm am schwersten fallen, jedoch zeigt er Bereitschaft und bemüht sich motiviert innerhalb seiner Fähigkeiten mitzuarbeiten, ohne sich zu beschweren.

Generalisierung

Generalisierung von Fähigkeiten

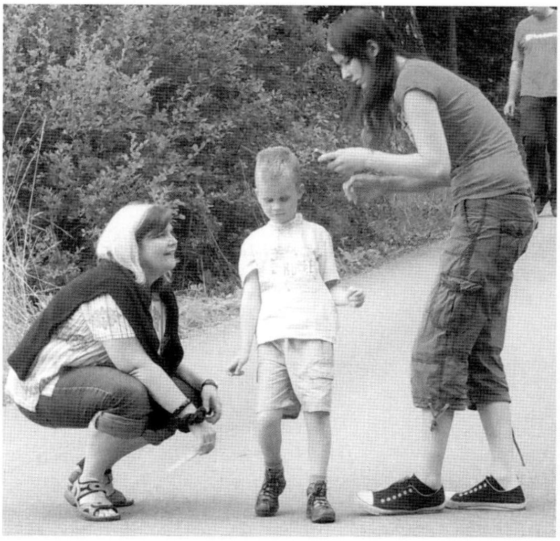

Das ganze Lebensumfeld ist ein Klassenzimmer

In einem ABA/VB-Programm wird versucht, für jedes Kind mindestens 20 verschiedene verstärkende Situationen zu finden, die man zum intensiven Unterrichten, also für einen Unterrichtsbogen, einsetzen kann. Dies hat nicht nur den Vorteil, dass die Sättigung eines Verstärkers vermieden wird, es hat zudem das äußerst wichtige Ziel der Generalisierung. Hierunter versteht man die Fähigkeit, ein erlerntes Verhalten in unterschiedlichen Situationen zu zeigen, an verschiedenen Orten, mit verschiedenen Personen und mit unterschiedlichen Materialien. In vielen älteren Förderprogrammen werden Kindern mit ASD die gleichen Aufgaben mit den gleichen Materialien an immer gleichen Orten präsentiert. Dies macht ein Kind jedoch unflexibel und die Kinder schaffen es meist nicht von allein, die erlernten Fähigkeiten auf neue Situationen, Personen, Materialien oder Orte zu übertragen. So ist es zum Beispiel möglich, dass ein Kind mit ASD gelernt hat, an einem bestimmten Tisch in der Schule 100 Objekte auf Karten zu benennen. Jedoch kann es die gleichen Objekte nicht außerhalb des Raumes oder im Alltag als reale Gegenstände benennen. Das Unterrichten an verschiedenen Orten unter der Motivation für unterschiedliche Aktivitäten fördert von Beginn an die Möglichkeit der Generalisierung von Fähigkeiten, besonders bei Kindern mit ASD. Wir müssen uns immer wieder klar machen, dass bei vielen Kindern die Fähigkeit zur spontanen Generalisierung nicht vergleichbar ist mit der Generalisierungsleistung typisch entwickelter Kinder. Durch das Verständnis dieser Prozesse kann eine Vielzahl von Unterrichtsfehlern in der Arbeit mit Kindern mit ASD vermieden werden.

Stimuluskontrolle (stimulus control) bedeutet, dass ein bestimmter Stimulus (Reiz) eine bestimmte Reaktion hervorruft. Es ist ein Prozess, den jeder von uns kennt. Auch wir zeigen täglich bestimmte Verhaltensweisen auf bestimmte Stimuli. Wenn jemand zu Ihnen sagt: „Wie heißt du?", dann werden Sie auf diesen Stimulus wahrscheinlich immer das gleiche Verhalten zeigen und mit Ihrem Namen antworten. Wenn Sie das Teewasser kochen hören, werden Sie den Wasserkocher ausschalten. Wenn Sie eine rote Ampel sehen, werden Sie stehen bleiben. Wir alle haben also gelernt, auf verschiedene Stimuli mit bestimmten Verhaltensweisen zu reagieren.

Für die Arbeit mit Kindern mit ASD ist es wichtig zu verstehen, dass Kinder in vielen Fällen eine Fähigkeit nur dann zeigen können, wenn ein bestimmter Stimulus in der Lernumgebung die Reaktion hervorruft. So können jedoch auch ungewollt einseitige Lernverknüpfungen geschehen.

- Doreen (6) lernt in der Schule ein Lied mit ihrer Lehrerin zu singen und fügt einige Worte in die Liedzeilen ein. Zu Hause versucht Doreens Mutter diese Fähigkeit mit ihrem Kind zu wiederholen, doch Doreen reagiert nicht. Die Stimme der Lehrerin (oder aber die Schulumgebung) hat für diese Fähigkeit die Stimuluskontrolle übernommen. Doreen kann diese Fähigkeit nur zeigen, wenn die Lehrerin das Lied mit ihr singt. Doreens Fähigkeit, Worte in das Lied einzufügen, ist also komplett abhängig von einer bestimmten Konstellation von Reizen in ihrer Umgebung. Fehlt einer dieser Reize, kann das Mädchen das Verhalten nicht mehr demonstrieren. Die Fähigkeit, auch in einer neuen Umgebung Worte in das Lied einzufügen, muss dem Kind also nun gezielt vermittelt werden.
- Robin hat gelernt, verbal zu imitieren und soll nun lernen, erste Objekte zu benennen. Zu Hause übt seine Mutter mit ihm, einen Ball zu benennen. Sie hält einen kleinen blauen Ball hoch und unterrichtet: „Was ist das? Ball! ... Was ist das?", und Robin antwortet mit „Ball!". Diese Reaktion wird verstärkt und es wird weiter geübt, bis er den Ball ohne Prompts benennen kann. Später möchte die Mutter den Nachbarn stolz zeigen, was ihr Junge gelernt hat, nimmt einen Fußball und fragt: „Was ist das?" Robin schaut sie fragend an und weiß nicht, was er tun soll. Der kleine blaue Ball hat die Stimuluskontrolle über die Fähigkeit übernommen. Robin kann nur mit „Ball!" antworten, wenn er bei der Frage „Was ist das?" auch diesen einen bestimmten blauen Ball sieht. Er kann seine erworbene Fähigkeit nicht auf andere Bälle übertragen und die Mutter erkennt nun, dass sie den Unterricht mit vielen verschiedenen Bällen wiederholen sollte, damit Robin lernt, diese Fähigkeit zu generalisieren.

  Wenig später hebt Robins Mutter ein blaues Spielzeug auf, das bei den Nachbarn herumliegt, und fragt „Was ist das?", worauf ihr Sohn stolz verkündet: „Ball!". Nun weiß sie genau, welcher Reiz die Stimuluskontrolle übernommen hat: die Farbe Blau! Robin würde nun wahrscheinlich alles als „Ball" bezeichnen, was blau ist.

Solche ungewollten Lernverknüpfungen machen Kinder mit ASD sehr häufig. Um das zu vermeiden, müssen wir den Prozess der Stimuluskontrolle verstehen und von Beginn an beim Unterrichten auf Variation achten. Wir sollten Lernorte, Personen, Formulierungen, Material und Situationen variieren, damit ein Kind mit ASD lernt, seine erworbenen Fähigkeiten zu generalisieren. Alle Verhaltensweisen, die

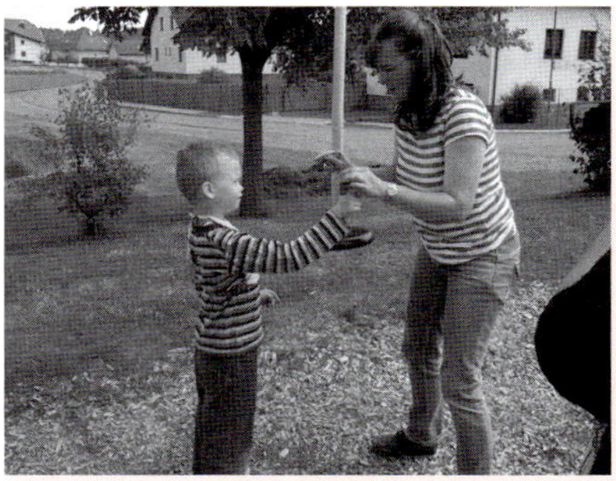

Unterricht an der Seilbahn

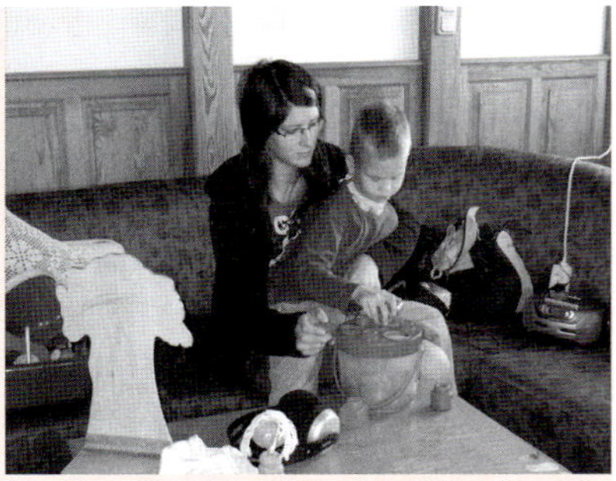

Unterricht auf dem Sofa

im intensiven Unterricht 1:1 unterrichtet werden, sollten so schnell wie möglich auch in der realen Welt, also im Alltag, unterrichtet und generalisiert werden. Es ist nicht zweckmäßig, wenn ein Kind auf zehn Bildern ein Fahrrad zeigen kann, aber nicht auf der Straße, wenn es direkt daneben steht. Das Unterrichten am Tisch ist nicht verkehrt und ist als Unterrichtssituation für viele Kinder sinnvoll, jedoch ist das Unterrichten nur am Tisch allein für die meisten Kinder mit ASD vollkommen unzureichend. Das ganze Leben und die ganze alltägliche Umwelt sollten als Lernsituation und Klassenzimmer betrachtet werden.

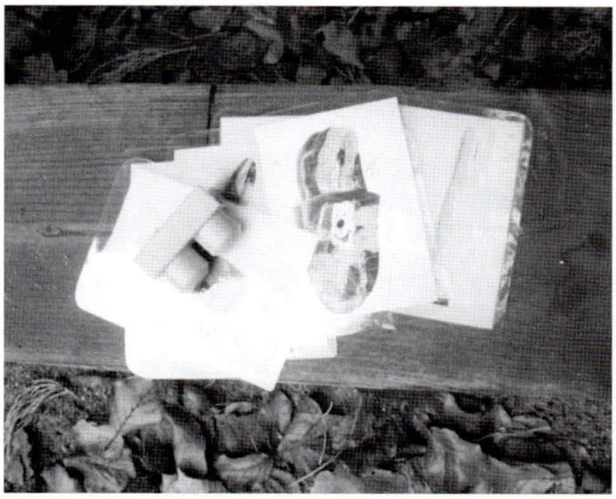

Unterrichtsmaterial – überall dabei

Während wir einen Unterrichtsbogen einsetzen und SDs wiederholen, damit Kinder sich einprägen können, was bestimmte Aufforderungen bedeuten, kann es auch vorkommen, dass ein bestimmter SD – also eine Aufgabenformulierung – Stimuluskontrolle über eine Reaktion erlangt. Dies ist zunächst einmal gewollt und zweckmäßig, kann aber später zu Problemen führen.

- Robins Mutter konnte ihm mittlerweile über 200 Begriffe (Tacting) beibringen und wagt sich nun an die ersten Adjektive, da er anscheinend ein großes Interesse an Farben hat. Sie nutzt während des Unterrichts den SD: „Welche Farbe ist das?" Durch fehlerfreies Lernen konnte sie ihm beibringen, acht Farben zu benennen, wenn sie ihren SD gibt und ein beliebiges Objekt zeigt. Robin benennt die korrekten Farben, ganz gleich ob ihm ein Baustein, ein Ball, eine Feder oder ein Schuh präsentiert wird. Er zeigt diese Fähigkeit sogar in unterschiedlichen Umgebungen, mit verschiedenen und immer neuen Personen. Robins Mutter freut sich über diese Generalisierungsleistung.
  Nun sollen seine Fähigkeiten in einem Förderzentrum getestet werden. Die Therapeutin, die Robin testet, spielt zuerst mit ihm und er scheint sie zu mögen. Somit ist die Chance hoch, dass er auf ihre SDs reagieren wird. Sie zeigt ihm ein rotes Auto und fragt: „Wie sieht das Auto aus?" Keine Reaktion. Sie versucht es erneut: „Was für eine Farbe hat das Auto?" Robin schaut sie fragend an. „Das Auto ist ...?" Nach drei Versuchen macht die Therapeutin ein Minus in ihr Protokoll und Robins Mutter ist fassungslos. Die Mutter nimmt das Auto und fragt: „Welche Farbe ist das?", und der Junge antwortet sofort: „Rot!" Die Therapeutin vermutet, dass Robin wahrscheinlich bestimmte Fähigkeiten nur bei seiner Mutter zeigt, doch der Grund war: Die Therapeutin benutzte andere Worte! Robins Mutter hat ihm zunächst beigebracht, auf die Frage „Welche Farbe ist das?" zu antworten und unterrichtete so das Benennen verschiedener Farben. Doch sie blieb dauerhaft bei der immer gleichen Formulierung des SD. Somit war Robins Reaktion komplett abhängig von der Formulierung des SD.

Man sollte also erstens darauf achten, beim Unterrichten einer neuen Fähigkeit so lange bei einem SD, bei einer Formulierung, zu bleiben, bis das Kind die Fähigkeit erworben hat. Doch dann sollte man die SDs abwandeln und ihm beibringen, auch auf andere Formulierungen wie „Was für eine Farbe?", „Wie sieht das aus?" oder „Das Auto ist ...!" zu antworten. Es gibt viele Kinder mit ASD, die auf die Frage „Wie heißt du?" korrekt antworten können, jedoch nicht auf: „Wie ist dein Name?" Auch SDs können also Stimuluskontrolle über eine Reaktion übernehmen und wir müssen uns bewusst darüber sein, dass wir Kindern mit ASD in vielen Fällen die Generalisierung einer Fähigkeit zusätzlich gezielt vermitteln müssen.

Umgekehrt müssen Kinder auch lernen, dass man auf ein und denselben SD unterschiedliche Antworten geben kann. Auch dies ist eine Generalisierungsleistung. Fragen wir ein Kind also: „Wie ist das Auto?", könnte es unterschiedliche Antworten geben, wie „schnell!", „rot!" oder „klein!". Zeigen wir ein Bild von einem Vogel und fragen „Was ist das?", sind Antworten wie „ein Tier!", „Vogel", „Wellensittich!" oder eventuell „Hansi!" als korrekt anzusehen. Bei kleineren Kindern wird außerdem die Antwort „Piep, Piep!" als korrekt akzeptiert.

Viele Kinder mit ASD lernen nicht auf natürlichem Wege, dass es auf eine Frage verschiedene korrekte Antworten geben kann. Sie haben Schwierigkeiten zwischen verschiedenen Fragen zu differenzieren. Lernt ein Kind zum Beispiel auf „Wie heißt du?" mit „Robin!" zu antworten und möchte man ihm nun beibringen, auf „Wie alt bist du?" zu reagieren, kann es sein, dass es wieder seinen Namen nennt, da das „du" in der Frage für das Kind die Stimuluskontrolle für die Reaktion „Robin!" übernommen hat. Das Kind denkt also, dass das Wort „du" ein Zeichen dafür ist, dass es seinen Namen sagen soll. Es muss nun durch kleinschrittige Unterrichtsstrategien lernen, feine Unterschiede in den SDs zu erkennen. Da es grundlegend wichtig ist, dass ein Mensch zwischen verschiedenen Frage- und Aufgabenstellungen unterscheiden kann, spricht man von SDs = diskriminativer Stimulus.

Der Transfer einer erworbenen Fähigkeit in Gruppensituationen ist ebenfalls eine Herausforderung für viele Kinder mit ASD. Viele Kinder reagieren nur auf Fragen, die direkt an sie gerichtet sind, wenn der Lehrer sie direkt anschaut oder anspricht. So kann es sein, dass ein Kind im 1:1-Unterricht eine Frage beantworten kann, wie „Was kann fliegen?", jedoch nicht in der Gruppe, wenn die Erzieherin in die Runde fragt: „Was kann fliegen?"

Dieses Kapitel bezieht sich nicht nur auf verbale oder andere Lernfähigkeiten, sondern auch auf sozial signifikantes Verhalten. Wenn wir einem Kind beibringen möchten, Menschen zu begrüßen, zu spielen, zuzuhören, mitzusingen oder zu tanzen, müssen wir verstehen, dass wir alle diese Verhaltensweisen am besten 1:1 unterrichten können. Jedoch sollte danach zügig die Übertragung in neue Situationen gezielt unterrichtet werden.

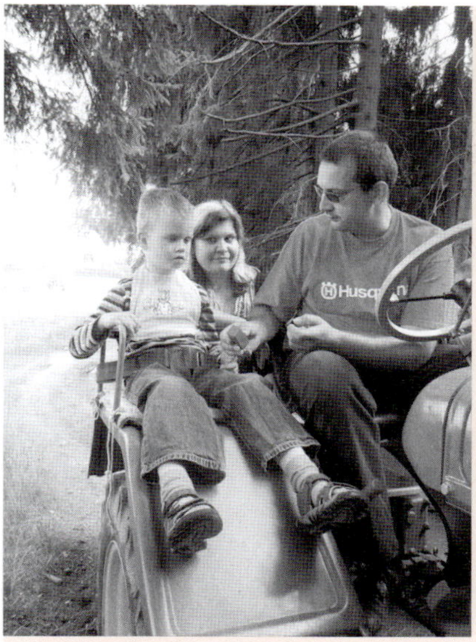

Der Traktor als Motivator

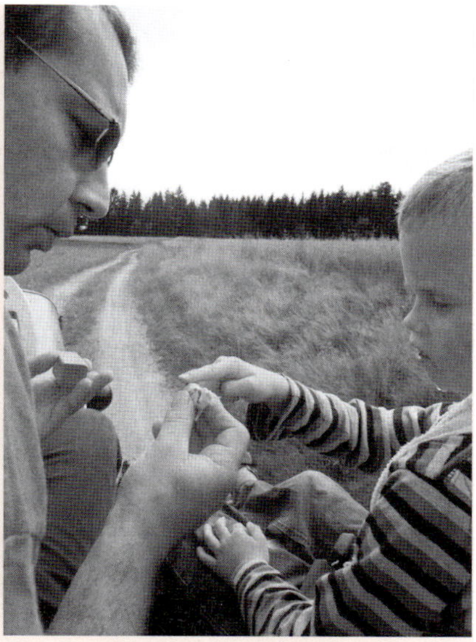

SD beim Traktorfahren

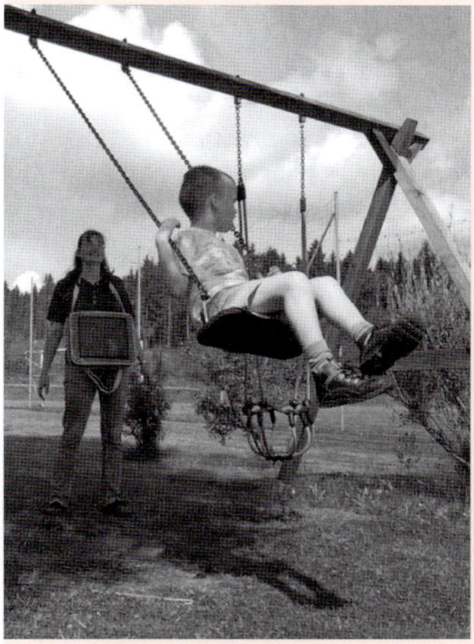

Unterrichtsbogen an der Schaukel mit Malreisekoffer

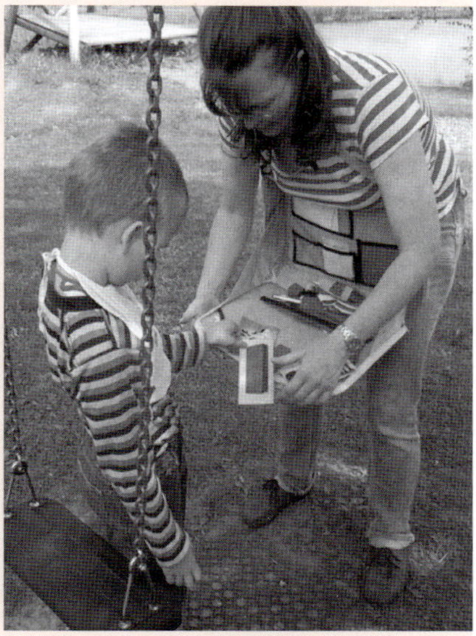

Die Motivation für das Schaukeln wird für einen SD genutzt

In der Kategorie P der ABLLS-Einstufung wird genau dokumentiert, ob ein Kind eine Aufgabe auf verschiedene Bereiche generalisieren kann. Generalisierung wird also in einem ABA/VB-Programm als eigene Lernfähigkeit verstanden. Achtet man von Anfang an darauf, einem Kind Generalisierung zu vermitteln, wird es ihm in der Zukunft leichter fallen, neue Fähigkeiten schneller auf neue Situationen zu übertragen. Dies gilt auch für die Unterrichtskontrolle. Je mehr Personen mit einem Kind die Unterrichtskontrolle erreicht haben, desto leichter werden es in Zukunft weitere Personen haben, die Unterrichtskontrolle mit diesem Kind zu erreichen.

Beim Unterrichten jeder Fähigkeit sollte man beachten, ob das Kind sie auf folgende Variablen generalisieren kann:

- auf verschiedene Personen
- in verschiedene Umgebungen
- mit verschiedenen Materialien, Objekten
- nach verschiedenen formulierten SDs
- auf SDs verschiedenartig antworten
- auf Gruppensituationen

Beginnen Sie die Vermittlung einer neuen Fähigkeit an *einem* Ort, mit *einem* SD und *einem* Material. Geben Sie dem Kind so viele Wiederholungen, wie es benötigt, um ohne Hilfestellung die korrekte Reaktion zu zeigen. Nutzen Sie fehlerfreies Lernen, Motivation und Verstärkung und beachten Sie die Strategien des Unterrichtsbogens. Sobald das Kind jedoch Selbstständigkeit erlangt hat, sollten Sie so schnell wie möglich die oben erwähnten Faktoren variieren und bei jeder neuen Variation bereit sein, erneut fehlerfreies Lernen einzusetzen!

Im Kapitel „Fehlerfreies Lernen" lernten Sie unter dem Punkt „Fading", dass man Prompts schnell ausschleichen muss, um eine Promptabhängigkeit zu vermeiden. Eine Promptabhängigkeit ist eine Form von Stimuluskontrolle. Das Kind ist von dem Prompt abhängig, um eine bestimmte Reaktion zu zeigen. Es ist ein weitverbreitetes Problem, dass Kinder mit ASD sich so stark an Prompts gewöhnen, dass sie ohne diese keine korrekte Reaktion zeigen können.

Bei vielen Kindern mit ASD geschieht eine Generalisierung erlernter Fähigkeiten und Verhaltensweisen nicht spontan. Die Generalisierung mit anderen Personen, mit anderem Material, an anderen Orten, in anderen Situationen, in Gruppen und mit anderen SDs muss oft gezielt geübt werden.

Es ist eine effektive Hilfestellung für einige Kinder, Handlungsabläufe durch Bildersequenzen darzustellen, wie zum Beispiel das Händewaschen. Versteht ein Kind diese visuellen Prompts und kann sie als Hilfestellung annehmen und somit das Zielverhalten zeigen, ist dies eine ausgezeichnete Promptmethode. Werden die Prompts jedoch nicht allmählich herausgezogen, sobald das Kind selbstständige Impulse zum Händewaschen zeigt, kann dies dazu führen, dass es dauerhaft von diesen Prompts abhängig wird: Es wäscht sich nur die Hände selbstständig, wenn es sich an der Bildreihenfolge orientieren kann. Man kann Prompts jedoch meist nur reduzieren, wenn man beim Unterrichten einer Fähigkeit mit Verstärkung arbeitet und das Kind motiviert ist, immer selbstständigere Reaktionen zu zeigen.

Tokensysteme

Was sind Tokensysteme?

Seit der Erfindung erster Tauschsysteme gibt es die Idee, die wir heute mit Tokens bezeichnen (Schramm, 2011, S. 36). Tokensysteme sind Gutscheinsysteme, mit denen Tokens (Münzen) oder Punkte gesammelt werden, um diese nach einer bestimmten Zeit oder bei einer bestimmten Menge gegen Prämien/Geschenke einzutauschen. Heute sind sie ein gängiges Prinzip, um Kunden zu binden.

Auch in der ABA-Wissenschaft finden wir dieses Verstärkersystem immer wieder. Tokensysteme können so unterschiedlich sein wie unsere Kinder, und es gibt kein Tokensystem, das für alle funktioniert.

Ein Tokensystem ist komplett abhängig von Verstärkerkontrolle. Wenn Sie 29 Tage im Monat freien Eintritt in einen Freizeitpark bekämen, würden Sie dann am 30. Tag mehrere Geldscheine dafür ausgeben? Genauso wenig wäre ein Kind motiviert, Tokens für einen Schokoladenriegel zu sammeln, wenn es weiß, dass es später bei seiner Oma so viel Schokolade bekommt, wie es möchte. Kein Kind wäre bereit, in der Schule zehn Tokens für zehn Minuten Kickerspiel zu sammeln, wenn es zu Hause für fünf Tokens zwanzig Minuten kickern darf. Es macht also nur Sinn auf etwas zu sparen, was ohne die entsprechende Währung nicht verfügbar ist.

Warum Tokensysteme?

In einem ABA/VB-Lernprogramm nutzen wir Tokensysteme, damit Kinder lernen, *verzögerte Verstärkung* (Schramm, 2011) zu akzeptieren. Wir alle arbeiten für zeitverzögerte Verstärkung, wenn wir zum Beispiel am Monatsbeginn zur Arbeit gehen, um am Ende des Monats unseren Lohn zu bekommen. Viele Schüler arbeiten das gesamte Jahr gut mit, um am Ende des Schuljahres gute Noten auf ihrem Zeugnis zu haben. Jedoch empfinden die meisten Kinder mit ASD Schulnoten oder Smileys nicht als Verstärkung.

Wir möchten also unseren Kindern zunächst beibringen, den verstärkenden Wert von individuellen Verstärkern auf Tokens zu übertragen. Tokens müssen also zunächst mit Verstärkung gepaart worden sein, bevor sie selbst als Verstärker zum Einsatz kommen können. Tokens können dann im Schulunterricht gezielt als eine Variation von verschiedenen Verstärkern eingesetzt werden, damit das Kind fortlaufend positives Feedback und Erfolgserlebnisse erhält.

Kinder, die zu Hause und in der Freizeit besonders gut durch einen Unterrichtsbogen in einer verstärkenden Aktivität lernen, sollten ein Tokensystem als Verstärkersystem kennenlernen, bevor sie in die Schule gehen, da es in der Schule selten möglich sein wird, 75 Prozent Pairing oder die spannendsten Verstärker des Kindes direkt einzusetzen.

Man muss immer darauf achten, den Unterricht in der Klasse durch den Einsatz von Verstärkern nicht zu stören. Es gibt Verstärker, die sich im Unterricht direkt einsetzen lassen, die nach Absprache mit den Lehrern auch im Klassenraum erlaubt sind und die anderen Kinder nicht ablenken. Einigen Kindern mit Verhaltensauffälligkeiten wird es ermöglicht, in Klassenräumen Verstärker zu erhalten, wie bestimmte Bücher, Knautschspielzeuge, Zottelbälle, Wedelspielzeuge oder andere favorisierte Gegenstände, manchmal sogar DVD-Spieler oder MP3-Player. Die Nutzung eines Tokensystems als Verstärkersystem gibt einem Lehrer oder Integrationshelfer jedoch mehr Möglichkeiten und Flexibilität zu verstärken, da man mit Tokens immer und überall positive Verhaltensentscheidungen verstärken kann, wie zum Beispiel auf dem Schulhof oder dem Spielplatz, ohne jedoch die positive Situation zu unterbrechen.

Für einige Kinder ist ein Tokensystem sinnvoll, wenn sie sehr viele verstärkende Reaktionen auf angemessene Verhaltensweisen benötigen. So kann man viel öfter angemessene Verhaltensweisen positiv verstärken als mit direkt greifbaren Verstärkern. Mithilfe eines Tokensystems könnte man zum Beispiel innerhalb eines Schultages bis zu 50 Mal angemessene Verhaltensweisen verstärken, ohne das Kind dabei mit Verstärkern zu „erschlagen“.

Was macht ein Tokensystem aus?

Zunächst muss ein Kind lernen, dass verdiente Punkte überhaupt zur Verstärkung führen. Genau wie jeder Mensch erst einmal lernen muss, dass Geld in eine Vielzahl verstärkender Dinge eingetauscht werden kann. Erst wenn ein Mensch diese Erfahrung gemacht und verstanden hat, wird Geld zu einem konditionierten und generalisierten Verstärker. Ohne diese Erfahrung ist ein Geldschein für ein Kleinkind genauso wertvoll wie jedes andere Stück Papier. Kindern mit einem sehr guten Sprachverständnis kann man ein Tokensystem einfach erklären. Kinder, die Zeitspannen noch nicht überblicken können und noch kein Mengen- oder Zahlenverständnis haben, müssen die Gelegenheit bekommen, innerhalb kurzer Zeitperioden Punkte zu verdienen und einzutauschen. Es muss also ein Pairing von Tokens mit Verstärkern stattfinden. Durch dieses Pairing von Verstärkern mit zuvor neutralen Tokens, wie Stickers, Smileys oder Chips, können auch Tokens zu effektiven Verstärkern werden. Dieser Schritt ist extrem wichtig, da Punkte an sich für viele Kinder überhaupt keinen verstärkenden Wert haben.

Man sollte Tokensysteme für ein Kind so ansprechend wie möglich gestalten, damit es das Tokensystem schnell annimmt und spannend findet. Es muss unbedingt sichergestellt werden, dass dem Kind bewusst ist, dass der verdiente Punkt stellvertretend für einen Verstärker steht, der später eingetauscht werden kann.

Nur sehr wenige Kinder mit ASD sehen einen verstärkenden Wert am Sammeln von Punkten und sind motiviert, Punkte zu verdienen, auch wenn diese Punkte später nicht gegen weitere Verstärker eingetauscht werden können.

Gestaltung

Je nach Interesse des Kindes gibt es viele Möglichkeiten, das Tokensystem zu gestalten: Sticker, Magnete, Pokerchips, Kastanien, Steine, Muscheln, Legosteine, Stempel, Klebemarken, Murmeln, Steckknöpfe oder Punkte kann das Kind sammeln. Mag es Herzen, Blumen, Smileys oder Sterne? Je nach Interesse kann man auch kleine Kärtchen mit Bildern von Zeichentrickfiguren, Tieren, Dinos, Zügen, Glühbirnen oder Flaggen herstellen. Die Wahl des Motivs kann genauso bedeutend sein wie die Darreichungsform. Man kann Tokens sammeln, indem Legos auf eine Legofläche gesteckt werden, Münzen, Zettel oder Bildchen können in einer Spardose, in einem Beutel, einer Geldbörse oder auf einem Papierstreifen gesammelt werden. Man kann auch eine kleine Tafel nutzen, die man immer wieder neu bemalen und beschriften kann. Der Fantasie sind hier keine Grenzen gesetzt. Einige Kinder lieben die Abwechslung, für andere Kinder sollte ein Tokensystem so einfach und schlicht wie möglich gestaltet werden, um sie nicht von ihren Aufgaben abzulenken.

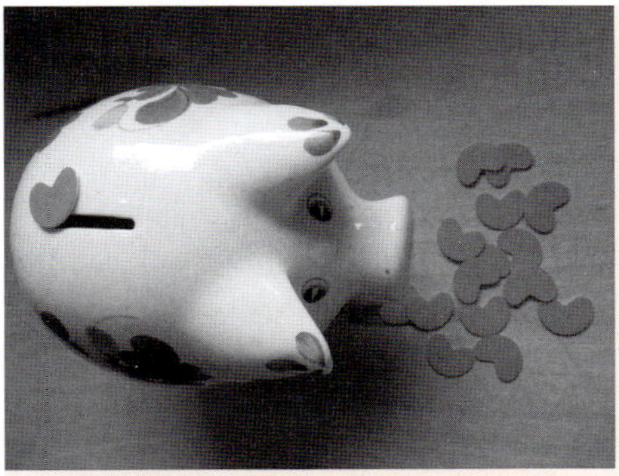

Ein Tokensparschwein

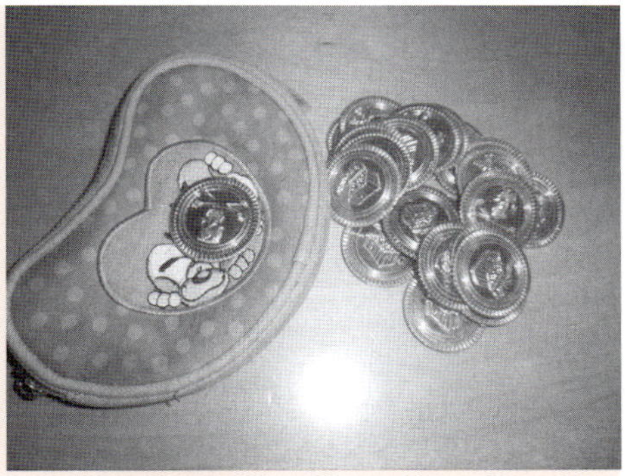

Spielgeld als Tokens

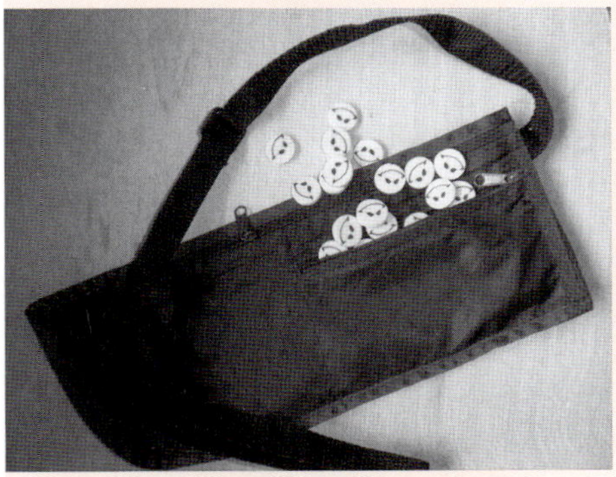

Tasche, zum Sammeln oder Verteilen von Tokens

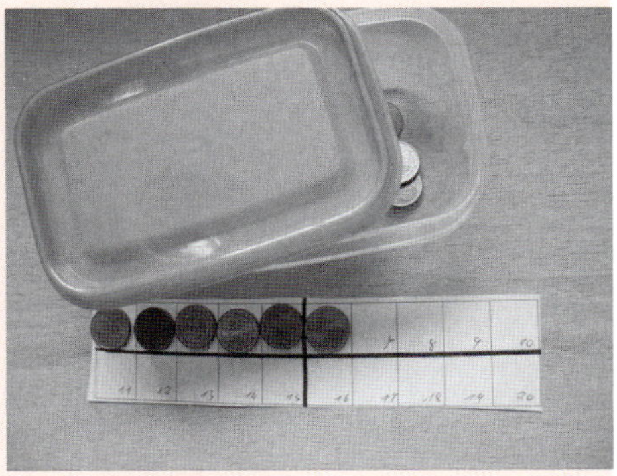

Tokens aus echten Münzen

Bewährt haben sich kleine laminierte Bildchen, die mit Klettstreifen versehen an eine Tokenwand angebracht werden können, damit das Kind auf einem Blick erkennen kann, wie viele Tokens es bereits gesammelt hat oder noch benötigt.

Punkte mit Verstärkung paaren

Verstärker, die erst nach der Geburt durch Pairing mit verstärkenden Reizen zu Verstärkern wurden, werden auch *sekundäre oder konditionierte Verstärker* genannt. Konditionierung ist ein Wort, das in Deutschland oft ablehnende Reaktionen hervorruft. Jedoch wurden alle Verhaltensweisen, für die wir kein angeborenes Bedürfnis haben, im Laufe der Zeit konditioniert. Wir gehen an die Tür, wenn es klingelt. Wir bleiben stehen, wenn jemand „Stopp!" ruft usw.

Damit ein Kind nun Tokens als Verstärkung annimmt, müssen wir sie zuerst als Verstärker konditionieren. Ein Tokensystem kann erst gestartet werden, wenn bereits eine gewisse Unterrichtskontrolle entwickelt werden konnte. Das Kind muss also bereits gelernt haben, dass Mitmachen und das Nachkommen von Anforderungen zu greifbarer Verstärkung führen.

Beispiel

- Alex soll an ein Tokensystem herangeführt werden. Sie nutzen ein einfaches System aus drei Punkten, da auch ein Kind ohne Mengenverständnis schnell lernen kann, diese Menge zu überblicken. Auf ein Stück Papier mit drei leeren Feldern können Sie hineinstempeln, einen Sticker kleben oder ein Kreuz oder Smiley malen. Nun lassen Sie Alex einen Verstärker wählen, beispielsweise einen essbaren Verstärker, ein Spielzeug oder eine Aktivität. Es ist wichtig, dass dieser Verstärker kontrolliert und nicht frei zugänglich ist. Alex möchte z. B. mit seiner Zugkiste spielen, die Sie zuvor kontrolliert haben. Erklären Sie ihm, dass er seine Züge sofort haben kann, sobald Sie drei Smileys in die Kästchen gemalt haben. Nun sollten Sie sicherstellen, dass er so schnell wie möglich an seine drei Punkte gelangt, damit er eine schnelle Lernerfahrung machen kann. Wählen Sie drei sehr einfache Aufgaben, die er auf jeden Fall ohne Prompts schnell lösen kann. Fragen Sie ihn entsprechend seiner Fähigkeiten: „Was ist das hier?", während Sie einen Elefanten in einem Bilderbuch zeigen. Alex antwortet „Elefant!", und Sie geben schnell den ersten Smiley mit viel Lob: „Super, jetzt bekommst du schon den ersten Smiley!" Geben Sie nun schnell den nächsten SD, zum Beispiel: „Gib mir mal bitte den Löffel!" Er reicht Ihnen den gewünschten Gegenstand und Sie verstärken mit Smiley Nummer zwei. Sie fragen dann: „Nun sag mir mal: Wie macht der Zug?" Alex antwortet: „Tuff, tuff, tuff!" Sie loben: „Klasse! Jetzt hast du eins, zwei, drei Smileys und kannst mit deinen Zügen spielen!" Alex hatte also die Möglichkeit, innerhalb einer Minute seine drei Tokens zu sammeln und bekommt nun schnell seinen Verstärker.

Wiederholen Sie diese Prozedur mehrmals am Tag mit verschiedenen Verstärkern und unterschiedlichen, leichten Aufgaben. Es ist wichtig, dass das Kind dieses Vorgehen als Spiel empfindet und Freude daran hat. Es soll auf jeden Fall vermieden werden, dass es die Tokens als Belastung erlebt. Geben Sie daher zu Beginn Ihre drei SDs schnell hintereinander und sorgen Sie für ein schnelles Erfolgserlebnis.

Für einige Kinder mag es sinnvoll sein, die Verstärker zu visualisieren. So kann das Kind sich den Verstärker direkt oder stellvertretend ein Foto davon auswählen, das dann direkt in Verbindung mit den drei Punkten präsentiert wird. Sobald das Kind die Tokens angenommen hat und verstanden hat, dass das Sammeln von drei Punkten zur Verstärkung führt, können Sie die gleiche Prozedur mit vier oder fünf Tokens ausprobieren und damit den VR langsam erhöhen.

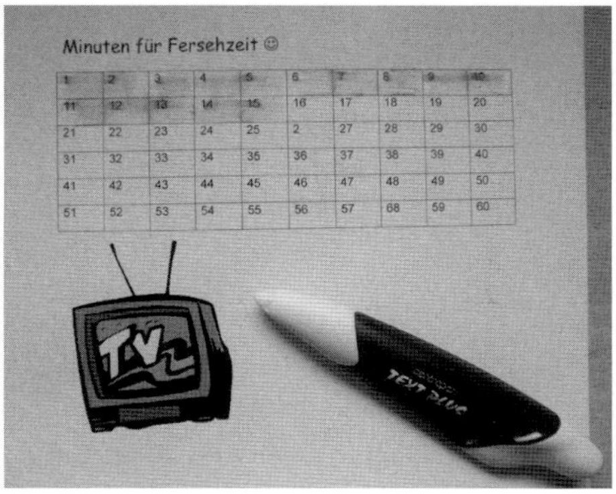

Jeder Token steht für eine Minute Fernsehen

Ausweitung eines Tokensystems

Nun können Sie beginnen, die mit Verstärkung gepaarten Tokens zum Unterrichten zu nutzen oder zum Verstärken spontaner Verhaltensweisen, die das Kind im Laufe des Tages zeigt. Beginnen Sie allmählich einen VR einzuführen. Sie verstärken dann also nicht mehr nach jeder Reaktion mit einem Token, sondern manchmal nach zwei bis drei Reaktionen und so weiter. Innerhalb eines Unterrichtsbogens könnte man Tokens auch als zusätzliche Überraschungsverstärker einsetzen.

Anfangs haben Sie dem Kind direkt Zugang zu seiner Verstärkung verschafft, nachdem es genügend Tokens gesammelt hat. In einem zweiten Schritt gibt das Kind Ihnen die Tokens zuerst direkt in die Hand, bevor Sie den Verstärker überreichen. Das Kind muss also lernen, aktiv seine Tokens einzutauschen.

Um ein fortgeschrittenes Tokensystem zu erstellen, sollte eine große übersichtliche Tafel gestaltet werden, die je nach Bedarf zu Hause, in der Schule oder in der therapeutischen Umgebung an der Wand angebracht werden kann. Auch hier bewährt sich eine Tafel mit Klettpunkten, damit der Plan täglich variiert werden kann.

Auf der linken Seite können untereinander Bilder von Verstärkern angebracht werden. Hier eignen sich besonders laminierte Bilder. Rechts daneben werden Felder mit Klettpunkten angebracht, die dem Kind visuell zeigen, wie viele Tokens für den entsprechenden Verstärker gesammelt werden müssen. Für einige Kinder mag es ausreichend sein, wenn man die Anzahl der Tokens einfach auf das Bild des Verstärkers schreibt. Da sich die Motivation (MO) für einen Verstärker täglich wandeln kann, schreibt man am besten mit einem abwaschbaren Stift auf das laminierte Bild.

So kann man täglich nach Bedarf den „Preis" für einen Verstärker verändern.

Auf der Tokentafel kann das Kind nun zeitgleich für drei bis fünf verschiedene Verstärker sammeln. Es ist sinnvoll, den Verstärkern – je nach aktuellem Wert – unterschiedliche Preise zu geben. Das Kind kann dann entscheiden, seine Tokens für einen Verstärker einzutauschen, der weniger wert ist, oder lieber etwas länger auf einen größeren Verstärker zu sparen. Durch ein solches System entwickeln viele Kinder spielerisch ein Zahlen- und Mengenverständnis, beginnen strategisch zu kalkulieren und zu sparen.

Beispiel

Verstärker	Anzahl Tokens
Bild von 30 Min. Computerzeit	OOOOO OOOOO OOOOO
Bild von Milchschnitte	OOOOO OOOOO
Bild von Päckchen Gummibärchen	OOOOO OOO
Bild von Lieblings-DVD	OOOOO
Bild von einem Bonbon	OOO

Die links angebrachten Bilder der Verstärker können immerzu variiert werden. Hat das Kind zum Beispiel an einem Tag bereits eine Milchschnitte eingelöst und darf keine zweite bekommen, wird das Bild entfernt und durch einen anderen Verstärker ersetzt. Auch wenn ein Verstärker gerade nicht verfügbar ist, zum Beispiel wenn keine Gummibärchen eingekauft wurden, darf das Bild nicht auf der Tokentafel angebracht sein. Die Tafel ist wie ein Tante-Emma-Laden, der täglich ein wandelndes Warenangebot hat und in dem es auch einmal Preiserhöhungen oder Sonderangebote geben kann. Für kleinere Kinder nutzen Sie natürlich nur Zahlenwerte bis maximal fünf. Ein Tokensystem ist sinnlos, wenn ein Kind die Mengen und Preise nicht überblicken kann. An ein Tokensystem wie oben abgebildet muss ein Kind für gewöhnlich kleinschrittig herangeführt werden, begonnen wird mit drei Punkten.

Merke

Tokens sollten nicht verfallen oder abgezogen werden.

Nun kann das Kind seine Tokens auf einem Sammelblatt oder in einer Geldbörse sammeln und immer wieder zwischendurch Tokens an die Wand anbringen. Es darf auf mehrere Verstärker gleichzeitig sparen oder auch nur für einen einzigen. Die angebotenen Verstärker sollten immer sofort eintauschbar sein, sobald das Kind seine Tokens vollzählig hat.

Ein Kind mit einer Tokenwand wie oben abgebildet sollte je nach Mengenverständnis täglich die Möglichkeit haben, bis zu fünfzig Tokens zu verdienen (Schramm, 2011, S. 40). Das Kind soll reichlich Erfolgserlebnisse erfahren und zu Beginn nicht tagelang auf einen Verstärker hinarbeiten müssen. Für Verstärker, deren Tokenanzahl abends noch nicht komplett zusammengespart wurde, kann das Kind am nächsten Tag weiter sammeln. Kinder, die recht impulsiv sind, sammeln meist für kleinere, günstige Verstärker, die schnell konsumiert werden können. Sie entscheiden sich selten für die Möglichkeit, mehr Tokens für größere Verstärker zu sammeln.

Damit auch sie die Vorteile des Sparens erfahren können, kann es ratsam sein, kleine und günstigere Verstärker für einen Tag von der Tokentafel zu nehmen. So bekommen sie die Möglichkeit, mehrere Tokens zu sparen, wenn die Tokens gar nicht für kleinere Preise eingetauscht werden können. Entscheiden sich Kinder danach immer noch nicht für das Sparen, müssten wertvollere Verstärker zunächst einmal im Preis reduziert werden. Eine neue DVD kostet dann eventuell nur ein oder zwei Tokens mehr als ein Lutscher.

Wird ein Tokensystem in der Schule oder zu Hause eingesetzt, wird häufig der Fehler gemacht, dass nach einer Weile nur noch sehr sporadisch mit Tokens verstärkt wird. Das Kind bekommt dann beispielsweise nur noch zehn Tokens pro Tag und hat somit nicht die Chance, sie gegen einen „großen" Verstärker einzutauschen. Es verliert in dem Fall schnell die Lust am Sammeln, da der Aufwand in keinem Verhältnis mehr zur Verstärkung steht. Denken Sie an die Regeln der Verstärkerkontrolle aus dem Kapitel „Verstärkung"! Das Kind sollte genauso viel Zugang zu seinen Verstärkern haben wie zuvor, eventuell etwas mehr. Nur bei Süßigkeiten sollten Sie darauf achten, dass es durch das Tokensystem nicht mehr Zucker zu sich nimmt, als es ihm zuvor erlaubt war.

Auf einer Tokentafel sollten auch ganz besondere Verstärker sein, die dem Kind zwar erlaubt sind, die es jedoch nur in rationierten Mengen bekommt. Die meisten Familien nehmen Computer- und Fernsehzeiten in das Tokensystem mit auf. Hier sind abgesprochene Zeitspannen von 15–30 Minuten empfehlenswert. Sie können beim Einlösen einfach eine Eieruhr stellen.

Viele Kinder mit ASD lieben ihre Tokensysteme, wenn diese strukturiert und ansprechend gestaltet sind. Sie geben ihnen das Bewusstsein, stets vieles richtig zu machen, und das Gefühl, eine gewisse Kontrolle über ihre Umgebung zu haben. Die Kinder sollten immer das Gefühl haben, sich zusätzlich etwas verdienen zu können und nicht das Gefühl, ständig für etwas arbeiten zu müssen! Um Tokensysteme über lange Zeit interessant zu gestalten, sollten Sie auch hin und wieder Preise mit aufnehmen, die das Kind vorher noch nie bekommen hat.

Kinder mit einem guten Zahlenverständnis, die zeitliche Zusammenhänge von mehreren Tagen sehr gut verstehen, können sich auch besondere Verstärker wünschen, auf die sie mehrere Tage hin sparen können, wenn sie dies möchten und die Eltern bereit sind, diese Verstärker zu kaufen. Man sollte bei jedem Tokensystem in jeder Familie immer wieder neu besprechen, was die Eltern bereit sind, für Verstärker auszugeben oder zu investieren. Natürlich sollte jedes Kind auch einfach mal so etwas geschenkt bekommen, jedoch ist bei jedem zusätzlichen Wunsch des Kindes zu überlegen, ob man ihn im Tokensystem verankern kann.

Tokens sind in allen Lebensbereichen einsetzbar und können auch zur Verstärkung von Eigeninitiative und Selbstständigkeit, bei den Hausaufgaben oder auch für den Unterrichtsbogen verwendet werden.

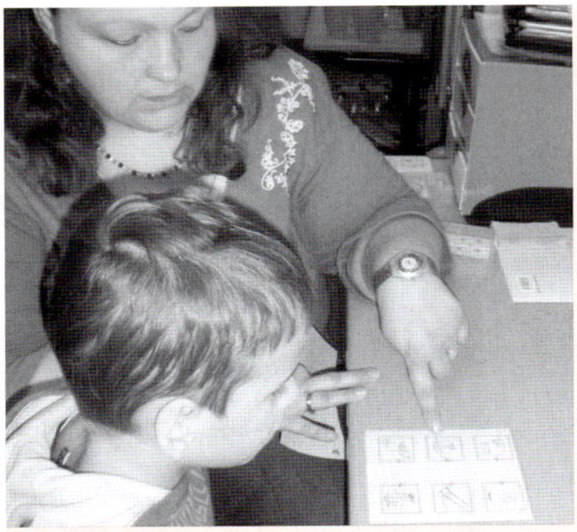

Die Lehrerin stellt SDs

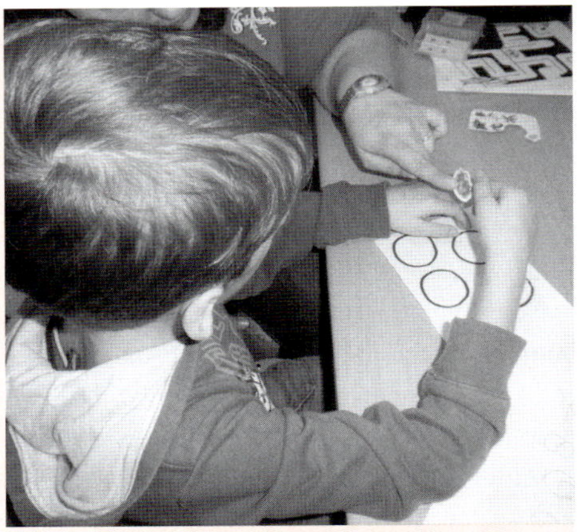

In diesem Fall werden Sticker als Token eingesetzt

Es bietet sich an, auch für Geschwisterkinder ein Tokensystem zu erstellen, damit sie sich nicht benachteiligt fühlen, wenn das Geschwisterkind eines bekommt. Außerdem kann sich das Kind mit Verhaltensauffälligkeiten am Modellverhalten seiner Geschwister orientieren und beobachten, wofür sie Tokens bekommen. Vermutlich werden alle Kinder für sehr unterschiedliche Verhaltensweisen verstärkt, da ihnen unterschiedliche Fähigkeiten leicht- oder schwerfallen. Beispielsweise wird das Verhalten des einen Kindes verstärkt, wenn es schafft, ruhig vor dem Fernseher sitzen zu bleiben, während ein anderes Kind erst einen Token bekommt, nachdem es zehn Minuten lang Hausaufgaben gemacht hat. Man sollte den Kindern einfach erklären, dass die Erwachsenen entscheiden, welches Verhalten bei welchem Kind mit Tokens belohnt wird, weil alle Kinder unterschiedliche Stärken haben.

Merke

Ein Tokenprogramm, in dem pro Tag bis zu 50 Tokens verdient und eingetauscht werden können, kann für viele Kinder ein dauerhaftes Verstärkersystem darstellen, welches sie motiviert, angemessenes Verhalten und Kooperation zu zeigen.

Wenn ein Kind versucht, um Tokens zu verhandeln, sollte vertraglich festgelegt werden, dass es hierfür auf keinen Fall Tokens bekommen wird. Ein häufiger Fehler bei der Anwendung eines Tokenprogramms ist, dass Tokens immer wieder in den gleichen Mengen und in den gleichen Situationen überreicht werden. Damit werden sie voraussehbar und nicht mehr flexibel eingesetzt. Dies führt oft dazu, dass man Tokens nicht mehr variieren oder abbauen kann und die Kinder zu verhandeln beginnen: „Warum bekomme ich heute kein Token fürs Aufräumen? Ich habe doch bis jetzt immer einen bekommen!" Denken Sie daher immer daran, auch Tokens unvorhersehbar und überraschend einzusetzen, wie im Kapitel „Verstärkung" beschrieben. Wenn ein Kind nach einem Token fragt, sollte es keinen bekommen. Antworten Sie dann immer: „Ich entscheide das!" Bemühen Sie sich jedoch immer, angemessenes Verhalten der Kinder wahrzunehmen, hervorzuheben und zu verstärken, manchmal sogar mit mehr als nur einem Token!

Lernen zu warten

Was bedeutet „Warten"?

Viele Kinder mit ASD haben Schwierigkeiten damit, auf etwas zu warten. Doch was versteht man eigentlich unter dieser Fähigkeit? Warten kann so definiert werden, dass man für eine Zeitspanne ruhig bleibt, um dann das zu bekommen, was man möchte. Warten endet also immer mit einem Verstärker. Man wartet auf Aufmerksamkeit, darauf, eine bestimmte Aktivität ausüben zu können usw.

Typisch entwickelten Kindern fällt es leichter zu warten, weil sie zeitliche Abfolgen gut überblicken können und sie sich bewusst darüber sind, dass sich kooperatives Warten am Ende lohnt. Da sich Warten immer auf einen Verstärker bezieht, ist es für Kinder mit ASD jedoch oft besonders schwierig zu warten, da sie für gewöhnlich den schnellsten und einfachsten Weg zur Verstärkung suchen. In vielen Fällen lernen sie, dass man durch Ziehen, Schieben, Drängeln, Greifen oder andere unangemessene Verhaltensweisen äußerst effektiv und schnell zur Verstärkung gelangt. Warum also sollten sie warten, wenn sie doch bereits andere effektive Strategien haben?

Da viele Kinder mit ASD Zeitspannen nicht gut überblicken können, erfahren sie oft, dass sie immer, wenn sie das Wort „Warte" hören, erst einmal keine Verstärkung bekommen. Somit wird das Wort „Warte" für viele Kinder mit ASD ein aversiver Reiz, ähnlich wie das Wort „Nein" (siehe nächstes Kapitel). Es kommt daher nicht selten vor, dass Kinder mit ASD sofort zu schreien beginnen, sobald jemand das Wort „Warte" ausspricht. Sie haben somit oftmals nicht einmal die Chance, zu erfahren, dass sich kooperatives Warten lohnt.

Merke

Es ist sinnlos, das Warten in Situationen zu üben, in denen ein Kind tatsächlich warten muss. Die Anforderungen sind in solchen echten Wartesituationen meist zu hoch und somit häufen sich frustrierende Erlebnisse im Zusammenhang mit dem Wort „Warte".

- Philipp (5) soll lernen, wie man wartet. Dazu zerlegen Sie die Zielfähigkeit in kleinste Schritte und beginnen mit einem so kleinen Teilschritt, dass Philipp wirklich erfolgreich sein kann. Sie nutzen seine Motivation für Verstärker, um ihm beizubringen, das Wort „Warte" (SD) mit folgender Verstärkung (SR+) in Verbindung zu bringen.
  Wir orientieren uns an Philipps Motivation (MO), um Pairing zu beginnen und gestalten so eine entspannte und fröhliche Situation. Er möchte gerne mit einer Spielzeugkiste spielen, die er in seiner Freizeit nicht alleine öffnen darf (Verstärkerkontrolle). Zunächst überreichen Sie ihm einzelne Spielzeuge und warten dann, ob er noch mehr möchte. Beginnen Sie einen Unterrichtsbogen immer mit der Gabe eines Verstärkers, den das Kind erhält, ohne dafür etwas Bestimmtes getan zu haben. Philipp fragt daraufhin nach einem weiteren Spielzeug. Sie nehmen es aus der Kiste, sagen klar und deutlich „Warte!" (SD) und übergeben ihm das Spielzeug (SR+) unmittelbar, nachdem Sie das Wort ausgesprochen haben. Ihr einziger Prompt in dieser Situation ist es, die Zeitspanne so kurz zu halten,

dass er in dem Moment ruhig ist, in dem Sie ihm den Verstärker überreichen. Dies wiederholen Sie nun mit weiteren Spielzeugen, die Philipp haben möchte.

Philipp lernt im ersten Schritt, das Wort „Warte" mit sofort folgender Verstärkung zu assoziieren. Sie verstärken so schnell, dass er gar keine Möglichkeit hat, sich zu beschweren. Sorgen Sie für eine Menge Wiederholungen, in denen Philipp erlebt, dass auf das Wort „Warte" auf jeden Fall Verstärkung folgt. Erklären Sie Philipps Mutter, was Sie tun und warum Sie es tun. Müsste Philipp für jedes „Warte" gleich zu Beginn mehrere Sekunden warten, würde Frust provoziert und es gäbe nicht die Möglichkeit, sein ruhiges Verhalten zu verstärken. So hat er jedoch keinen Grund, laut zu werden, denn er bekommt, was er möchte. Er beginnt Ihnen zu vertrauen, dass Sie ihm sein Spielzeug geben werden, wenn Sie „Warte" sagen. Wenn Sie diese Prozedur einige Male wiederholt haben und Philipp einen entspannten Eindruck macht, versuchen Sie die Zeitspanne zwischen dem Wort „Warte" und der Verstärkung kaum merklich auszudehnen. Nun sagen Sie „Warte", halten das Spielzeug für eine Sekunde und geben es Philipp, wenn er ruhig bleibt. Die Chance ist sehr hoch, dass er ruhig bleibt, da er zuvor mehrere Male erfahren konnte, dass Sie ihm den Verstärker geben werden. Loben Sie nach jedem Versuch: „Toll gewartet!", während Sie verstärken.
Funktioniert das Warten mit einer Sekunde Verzögerung, erhöhen Sie kontinuierlich die Zeitspanne, jedoch nicht zu schnell, damit Philipp nicht frustriert. Halten Sie die Anforderung bei jedem Kind individuell leicht unter der Frustrationstoleranz. Es ist sinnvoll, den SD „Warte" – wie im Unterrichtsbogen beschrieben – mit anderen SDs zu mischen, damit Sie Philipp nicht immerzu mit dem gleichen SD nerven, sondern für spannende Abwechslung sorgen. Nehmen wir nun an, die Situation mit der Spielzeugkiste ist nach spätestens 20 Minuten (siehe Unterrichtsbogen) vorbei und Philipp möchte gerne in der Küche einen Schokoladenriegel essen, was seine Mutter erlaubt. Auch diese Motivation können Sie zum Unterrichten nutzen. Brechen Sie ein Stück von der Schokolade ab und geben Sie ihm das erste Stück umsonst, ohne dafür einen SD zu stellen. Prüfen Sie also erneut, ob Philipp weiterhin für diesen neu ausgewählten Verstärker motiviert ist. Beim zweiten Stück sagen Sie wieder „Warte" und verstärken nach ein bis zwei Sekunden, auch dann, wenn Sie in der vorherigen Situation schon eine längere Zeit mit der Gabe des Verstärkers warten konnten.

Dass Philipp beim Spielen mit der Spielzeugkiste gelernt hat, fünf Sekunden zu warten, bedeutet nicht automatisch, dass er diese Fähigkeit auch auf die Schokolade überträgt (Generalisierung), erst recht nicht, wenn der Appetit auf Schokolade hoch ist (MO). Nun setzen Sie bei der Schokolade die gleiche Strategie ein wie zuvor bei der Spielzeugkiste, indem Sie die Wartezeit zwischen Ihrem SD und der Gabe des Verstärkers kontinuierlich verlängern. Wenn die Schokolade konsumiert ist, suchen Sie nach der nächsten motivierenden Situation. Philipp möchte seine Lieblings-DVD schauen. Philipps Mutter erklärt Ihnen, dass er es gar nicht mag, wenn man die DVD auf Pause stellt. Aufgrund der hohen Motivation bietet dieser Umstand eine ausgezeichnete Gelegenheit, um angemessenes Warten zu unterrichten. Zunächst schauen Sie mit Philipp einige Minuten DVD, und zwar so, dass er Sie gerne dabei haben möchte. Würde Philipp Sie wegschicken wollen, sollten Sie beim Schauen der DVD pures Pairing einsetzen, sich selbst mit dem Verstärker in Verbindung bringen und in dieser Situation keine Aufgaben einstreuen, bis Philipp ihre Gegenwart beim DVD-Schauen einfordert. Ist diese Situation erreicht, stoppen Sie die DVD, sagen zeitgleich „Warte" und setzen sie dann sofort wieder in Gang.

Wenn Sie zuvor alles richtig gemacht haben, wird Philipp ruhig bleiben, da er durch die vorherigen Unterrichtssituationen gelernt hat, dass „Warte" immer ein Zeichen dafür ist, dass gleich die Verstärkung weitergeht!

Ist der verstärkende Wert einer bestimmten Aktivität so hoch, dass das Kind eine Unterbrechung von unter einer Sekunde nicht toleriert, sollten Sie zusätzlich immer Überraschungsverstärker einsetzen. Sie könnten Philipp nun, nachdem Sie die DVD wieder auf „Play" gestellt haben, zusätzlich einen seiner Lieblingsbälle in die Hand geben oder mit einigen Cornflakes verstärken, wenn er dies mag. Sind auch Überraschungsverstärker nicht effektiv, sollten Sie das Warteprogramm zunächst in Situationen einsetzen, in denen das Kind entspannter ist und nicht zu fixiert auf den Verstärker.

Wichtig ist, dass Sie Philipps Motivation folgen und immer wieder neue motivierende Situationen zum Unterrichten nutzen. Generalisieren Sie seine Fähigkeit zu warten auf verschiedene Orte und Situationen. Auch Philipps Mutter sollte es nun einmal versuchen, damit er diese Fähigkeit nicht ausschließlich mit Ihrer Person in Verbindung bringt.

Was tun, wenn das Kind nicht wartet?

Wird das Kind während dieses Unterrichts ungeduldig, sollten Sie ihm den Verstärker erst in einem Moment geben, in dem es sich wieder beruhigt hat, und dann beim nächsten Versuch wieder eine kürzere Zeitspanne erwarten. Auf keinen Fall sollte Philipp den Verstärker in einem Moment bekommen, in dem er sich beschwert, danach greift oder wiederholt nachfragt. Es soll ein neues Verhalten durch Verstärkung aufgebaut werden, setzen Sie daher bei unangemessenem Verhalten in der gleichen Situation Löschung (keine Verstärkung) ein.

> **Merke**
>
> **Die Fähigkeit nach Aufforderung zu warten kann gezielt aufgebaut werden, indem man beginnt, das Wort „Warte" mit Verstärkung zu paaren und bei folgenden Durchgängen die Zeitspanne zwischen dem SD und der Verstärkung kleinschrittig ausdehnt.**

Wann immer das Kind ein Verhalten zeigt, das nicht angemessenem Warten entspricht, sollten Sie den Verstärker zur Seite legen (Minikonsequenz) oder vom Kind wegziehen und warten, bis es ruhig ist. Sagen Sie ihm eventuell, dass es ruhig sein muss, oder geben Sie ihm ein Zeichen zum Ruhigsein.

Sobald das Kind eine Sekunde ruhig ist, wiederholen Sie den SD „Warte" und warten mit der Gabe des Verstärkers nicht so lange wie beim letzten Versuch. Verstärken Sie nun wieder etwas früher und riskieren Sie nicht, dass das Kind ein zweites Mal frustriert. Halten Sie die Anforderung also immer so gering, dass das Kind erfolgreich sein kann, und setzen Sie die Erwartung ein

Stück herab, nachdem es einmal nicht warten konnte. Wiederholen Sie nun die Aufgabe erneut einige Male mit einer geringeren Zeitspanne, die das Kind warten soll, und versuchen Sie dann wieder die Anforderung Sekunde für Sekunde auszubauen.

Warten und dabei spielen

Durch kleinschrittiges Vorgehen und kontinuierliche Verstärkung können Sie – je nach Potenzial des Kindes – auf eine Wartezeit von zwei bis fünf Minuten gelangen. Bei einigen Kindern kann man den Unterricht bereits mit einer Wartezeit von mehreren Sekunden beginnen. Es ist jedoch für jedes Kind schwierig, eine halbe Minute zu warten und dabei einfach nichts zu tun. Angemessenes Warten bedeutet auch, dass sich das Kind während der Wartezeit mit etwas anderem angemessen beschäftigt. Es ist unwahrscheinlich, dass ein typisch entwickeltes Kind ruhig und regungslos neben der Mutter stehen bleibt, bis sie mit einem Telefonat fertig ist. Es würde sich irgendwie beschäftigen, um die Wartezeit zu überbrücken.

Beispiel

- Sobald Philipp also gelernt hat, circa zehn Sekunden zu warten, bis er verstärkt wird, sollten Sie ihm zusätzlich zu Ihrem SD „Warte!" einen Spielvorschlag geben. Sie könnten zum Beispiel sagen: „Warte! Du kannst kurz das Buch anschauen!" Sobald er sich das Buch nur kurz anschaut, verstärken Sie sofort mit dem Verstärker, auf den Philipp wartet: „Super, wie gut du wartest, Philipp!" Die Aktivität sollte immer eine Aktivität sein, die das Kind beherrscht und mag und die es als wirkliches Spiel und nicht als Aufgabe empfindet.

  Während der folgenden Therapieeinheiten können Sie diese Fähigkeit weiter ausbauen und generalisieren. Beziehen Sie andere Bezugspersonen ein und üben Sie das neu erworbene Verhalten auch außerhalb des Hauses zusammen mit seiner Familie. Es macht jedoch noch keinen Sinn, diese Fähigkeit dann zu üben, wenn Philipp tatsächlich warten muss, da in einer solchen Situation die Zeitspanne zu groß sein könnte. Erst wenn er in kontrollierten Unterrichtssituationen gelernt hat, einige Minuten zu warten, sollte man damit beginnen, das Warten gezielt in alltäglichen Situationen zu üben. Vergessen Sie dabei jedoch nicht die Verstärkung!

Lernen zu warten im Time Out

Im Kapitel „Time Out" wurde das kurze Sitzen auf einem Stuhl oder Hocker als SD präsentiert, dem das Kind zunächst nachkommen sollte, bevor es wieder spielen gehen durfte (Time In). Diese Prozedur wurde im Absatz „Lernen nach Aufforderung zu sitzen" beschrieben. Das Kind sollte also zunächst gelernt haben, den SD „Setz dich!" mit Verstärkung in Verbindung zu bringen, bevor wir ihm beibringen, noch einen Moment auf dem Stuhl zu warten.

- Philipp hat im Kapitel „Time Out" zunächst gelernt, dass das Sitzen nach Aufforderung zu sofortiger Verstärkung führt, dass er also wieder spielen gehen darf (Time In).
  Wenn Sie nun nach unangemessenem Verhalten wie abgesprochen ein Time Out einsetzen, warten Sie beim Time Out, bis Philipp ruhig ist, und geben Sie dann wie gewohnt den SD „Setz dich!". Sobald er sitzt, sagen Sie zusätzlich „Warte!" und legen Ihre Hand auf das Bein oder die Schulter des Kindes, um ihm zu signalisieren, dass er noch einen Moment sitzen bleiben soll.
  Nun warten Sie zwei bis vier Sekunden, also nur ein wenig länger als zuvor, und sagen Philipp dann: „Gut gewartet, jetzt kannst du aufstehen!" Wenn er noch nicht bereit ist, für vier Sekunden zu warten, sollten Sie nur drei Sekunden erwarten und ihn gehen lassen, noch bevor er versucht aufzustehen.
  Wiederholen Sie diese Prozedur nach jedem Time Out, damit Philipp lernt, dass er bald aufstehen darf, wenn er „Warte" hört!

Bei einigen Kindern mag es sinnvoll sein, laut zu zählen: „Eins, zwei, drei, ...!" oder die Zeit mit den Fingern zu signalisieren. Es ist jedoch unerwünscht, dass das Kind versucht, das Zählen oder das Zählen mit den Fingern nachzuahmen. Es könnte denken, das Zählen wäre eine Aufgabe, was ein falsches Signal wäre.
Springt das Kind auf, bevor Sie es gehen lassen, sollten Sie noch einmal den SD „Setz dich!" geben, dann noch einmal „Warte" sagen und schnell verstärken, indem Sie sagen: „Jetzt darfst du spielen gehen!" Sie sollten entscheiden, wann das Kind gehen darf. Springt das Kind einfach auf und geht, gäbe es keinen Lerneffekt.

Das Wort „Nein"

Nein als Konsequenz

In vielen Familien und Klassenräumen mit verhaltensauffälligen Kindern hört man das Wort „Nein" sehr oft. Wir Erwachsenen setzen eine große Hoffnung in den Effekt eines solchen Ausrufs. Kinder sollten dadurch erkennen, welche Verhaltensweisen wir nicht erneut sehen möchten, was also „verboten" ist. Wir erwarten, dass die Kinder aufgrund dieses Verständnisses ihr Verhalten ändern und es auf unsere Wünsche hin anpassen.

Für typisch entwickelte Kinder ist es meist eine unangenehme Erfahrung, wenn sie von ihren Eltern ein deutliches „Nein" als Konsequenz für ihr Verhalten bekommen. Sie empfinden dies als eine Form positiver Bestrafung (C). Dies bewirkt, dass sie in Zukunft motiviert sind, diesen unangenehmen Reiz zu vermeiden. Sie haben dadurch einen guten Grund, sich an Regeln zu halten.

Jedoch tritt dieser Effekt bei Kindern mit Verhaltensauffälligkeiten oft nicht ein, er scheint manchmal sogar noch das Gegenteil zu bewirken. Von manchen Kindern wird das Wort „Nein" als verstärkend erlebt, was wiederum eine ungünstige Lernerfahrung fördert. Für einige Kinder ist ein „Nein" ein Ansporn, um das unangemessene Verhalten wiederholt zu zeigen. Es kann also sein, dass ein Kind das „Nein" sehr wohl versteht, nur nicht als Konsequenz für sein Verhalten. Das Wort „Nein" ist für sie lediglich ein SD, also eine Instruktion.

Sprechen Sie ein deutliches „Nein" immer in Verbindung mit einer passenden Konsequenz aus (Bestrafung). Das Wort muss mit Reizen in Verbindung gebracht (gepaart) werden, die von einem Kind als bestrafend empfunden werden. Im Kapitel „Pairing" wurde beschrieben, wie man Lob so lange mit Verstärkung paart, bis das Lob allein zum effektiven Verstärker wird. Es ist auch möglich, das Wort „Nein" mit einer bestrafenden Konsequenz zu paaren, bis das Wort „Nein" an sich als unangenehm genug empfunden wird, um als Wort allein eine effektive Konsequenz darzustellen und Kindern somit ein typisches Lernverhalten zu ermöglichen.

Kinder mit Autismus verketten oft ein „Nein" als Reaktion auf ein Verhalten und adaptieren die Verkettung.

- Jack (6) sagte immerzu „Nein", nachdem er auf den Boden spuckte. Er hatte dieses Wort oft gehört, nachdem er spuckte, und erkannte die Verkettung seines Verhaltens mit dem Wort „Nein". Eine andere Bedeutung hatte dieses Wort für Jack zu diesem Zeitpunkt nicht. Er spuckte also weiterhin und sagte nach jedem Spucken „Nein", da er meinte, dass diese beiden Verhaltensweisen eine logische Kette bilden.
  Das Spucken hat für Jack einen großen selbstverstärkenden Wert. Er liebt es, den Wassertropfen zuzusehen, wie sie auf die Erde tropfen und Fäden ziehen.

Beispiel

Es wird als Konsequenz also nicht ausreichend sein, dieses Verhalten einfach zu ignorieren, da es in sich selbst verstärkend ist.

Nun wird mit Jacks Eltern eine ethische Konsequenz besprochen, die ihm auf keinem Fall gefällt: Nach jedem Spucken muss er einen Lappen aus der Küche holen, ihn nass machen, die Spucke aufwischen, den Lappen unter Wasser reinigen und auf eine Leine hängen. Dieser Vorgang soll also für Jacks Verhalten eine Form positiver Bestrafung darstellen, die jedes Mal konsequent eingefordert wird, wenn er spuckt. Sollte diese Konsequenz jedoch nicht dazu führen, dass Jack weniger spuckt, war sie keine Bestrafung für sein Verhalten. Es müsste in diesem Fall eine andere Konsequenz eingesetzt werden.
Ein klares „Nein" sollte von ihm auch mit anderen unangenehmen Konsequenzen in Verbindung gebracht werden, damit er nicht aus Versehen lernt, dass „Nein" bedeutet, einen Lappen aus der Küche zu holen. Für Kinder mit wenig Sprachverständnis ist es sehr wichtig, diesen Punkt zu beachten. Wenn Jack z. B. im Garten mit seinen Bällen spielt und dabei zu laut schreit (wenn auch vor Freude), nimmt ihm seine Mutter für eine Minute den Ball weg (negative Bestrafung) und sagt dabei: „Nein – das war zu laut!" So erfährt Jack das Wort „Nein" auch nach anderen unangemessenen Verhaltensweisen in Verbindung mit einer für ihn unangenehmen Konsequenz. Solche Konsequenzen sollten nicht nur hin und wieder eingesetzt werden, sondern kontinuierlich nach jedem Auftreten des Problemverhaltens, bis das Verhalten abnimmt.

Viele Kinder müssen durch Erfahrungen lernen, was „Nein" wirklich bedeutet. Dies ist für sie nur möglich, wenn sie das Wort „Nein" zunächst immer im Zusammenhang mit einer Form von Bestrafung erfahren. Das Paaren der Konsequenz mit dem Wort „Nein" soll dazu führen, dass sie das Wort „Nein" bald selbst als Konsequenz erleben, die sie vermeiden möchten.

Bei der Umsetzung solcher Strategien ist es wichtig, dass auf das gleiche Verhalten immer wieder gleiche Reaktionen folgen und nicht nur manchmal eine festgelegte negative oder positive Bestrafung.

Nein akzeptieren

Viele Kinder verstehen das Wort „Nein" sehr gut, reagieren darauf jedoch zu oft mit Frust und stark unangemessenem Verhalten, wie auch auf das Wort „Warte". „Nein" bedeutet schließlich, dass ein Kind einen Verstärker nicht haben darf. Kinder mit ASD sind jedoch oft sehr auf das fixiert, was sie sich in einem Moment wünschen, und reagieren häufig mit starkem Protest, wenn ihnen etwas nicht erlaubt wird.

Daher sollten wir uns zunächst immer in das Kind hineinversetzen und überlegen, warum es so stark reagiert. Wenn Sie und ich etwas unbedingt haben wollen und es dann nicht bekommen können, schreien oder weinen wir nicht, was nicht bedeutet, dass uns unsere Verstärker weniger wichtig sind. Wir sind jedoch in der Lage, logische Gründe und Umstände in Erwägung zu ziehen, warum wir etwas Bestimmtes nicht haben können oder tun dürfen. Diese logischen Schlussfolgerungen machen es für uns leichter, diesen Umstand zu akzeptieren. Wir sind außerdem flexibler als Kinder mit ASD, wenn es darum geht, uns mit Alternativen zufriedenzustellen. Sich mit Alternativen abzufinden, wird von einem Kind mit ASD oft als unzumutbare Anforderung empfunden.

Kinder mit ASD betrachten meist all das als richtig und sinnvoll, was sich gut anfühlt. Vielen von ihnen kommt es wie reine Willkür vor, wenn Eltern ihnen beispielsweise nicht erlauben auf den Schrank zu klettern, in die Steckdose zu fassen, eine Flasche Cola zu trinken, in voller Bekleidung ins Wasser zu springen oder Sand zu essen. Ihnen ist oft nicht klar, dass andere Menschen eine andere Sichtweise auf Situationen haben (mangelnde Theory of Mind). Daher haben viele Kinder mit ASD auch ein äußerst geringes Gefahrenbewusstsein.

Sie kennen nur ihre eigene Sichtweise und erleben daher viele Verneinungen und Verbote als pure Schikane. Sie sind so oft frustriert, wenn ein „Nein“ ausgesprochen wird, dass sie nicht einmal die Gelegenheit haben, herauszufinden, dass sich das Akzeptieren einer Alternative lohnt.

Es ist nicht sinnvoll, das Akzeptieren von „Nein“ nur dann zu üben, wenn man dem Kind wirklich etwas sehr Verstärkendes verbieten muss.

Es ist jedoch möglich, auch ein impulsives Kind kleinschrittig daran zu gewöhnen, das Wort „Nein“ zu akzeptieren. Ziel ist, dass es ruhig und gelassen bleibt, wenn ein „Nein“ ausgesprochen wird, und sich auch auf Alternativen einlässt. Es ist sinnvoll, absichtlich eine Vielzahl von Situationen zu kreieren und vorzubereiten, in denen man dem Kind beibringt, das „Nein“ zu akzeptieren. Dafür sollte man vor allem die vielen täglichen Situationen nutzen, in denen ein Kind nach Verstärkern verlangt, die nicht zu sehr verstärkend sind. Beginnen Sie also nicht mit den höchsten Verstärkern, sondern mit denen, die einen geringeren wahrgenommenen Wert haben. Nun erstellen Sie eine Liste mit alternativen Verstärkern, die Sie über den Tag verteilt anbieten können, wenn das Kind nach etwas fragt und Sie „Nein“ sagen.

Es gibt viele Situationen, in denen das Kind nach wenig wertvollen Verstärkern fragt. Viele Alternativen sind im Haus verfügbar. Nun kreieren Sie eine Situation, in der Sie mit Absicht zu etwas „Nein“ sagen, jedoch im gleichen Augenblick eine Alternative anbieten. Es ist extrem wichtig, diese Alternative sofort nach Ihrem „Nein“ zu nennen! Diese Alternative sollte zu Beginn vielleicht sogar etwas wertvoller für das Kind sein als der ursprünglich geäußerte Wunsch. Fragt es zum Beispiel nach einem Flummi, könnten Sie sagen: „Nein, aber wir können zusammen deinen Lieblingsfilm anschauen!“ Die Chance ist hoch, dass sich das Kind auf die angebotene Alternative einlässt, wenn sie interessant genug ist. Verstärken Sie immer zusätzlich und loben Sie ausgiebig, wenn es sich für die Alternative entschieden hat. Nun geht es darum, viele Wiederholungen täglich zu kreieren. Dazu sollten vor allem Eltern immer einige sofort verfügbare Verstärker notiert haben, die sie als Alternative vorschlagen kön-

nen, wann immer das Kind nach etwas fragt. Fragt es nach einem Keks, könnte man sagen: „Nein, aber du kannst Schokoladenpudding haben!" Fragt es nach Kreiseln, könnte man sagen: „Nein, aber ich kann dir den Computer anmachen!" Fragt ein Kind nach Schaukeln, könnte man sagen: „Nein, aber ich kann dich im Bollerwagen ziehen!"
Es wird also zunächst – ähnlich wie beim Warteprogramm – sichergestellt, dass das Kind das Wort „Nein" als nicht mehr bedrohlich erlebt. Es hat nun die Gelegenheit, das Wort „Nein" viele Male am Tag zu hören und mit positiven Erlebnissen in Verbindung zu bringen.

Die angebotenen Alternativen sollten möglichst bald mit den Dingen gleichwertig sein, nach denen das Kind fragt. Verstärken Sie immer und loben Sie es, wenn es die Alternativen annimmt. Gewöhnen Sie sich als eine Langzeitstrategie an, Kindern mit ASD immer eine Alternative zu nennen, wenn Sie etwas verbieten müssen. Sie können nicht erwarten, dass das Kind schnell von selbst auf eine alternative Idee kommt. Dies ist eine Fähigkeit, die intensiv geübt werden müsste. Kann das Kind also selbst keine Alternativen finden, sollten Sie sie im gleichen Satz mit Ihrem „Nein" anbieten und auf keinen Fall erst dann, wenn das Kind schon frustriert ist, schreit, weint oder sich beschwert.

Nutzen Sie die zuvor genannten Strategien konsequent, ist die Chance hoch, dass Ihr Kind nun in dieser Situation ruhig bleibt und sich auf Ihre Alternative einlässt. Es vertraut Ihnen und hat gelernt, dass es nichts Schlimmes ist, Alternativen anzunehmen.

Was tun, wenn das Kind die Alternative nicht annimmt?

Sollte das Kind frustrieren und die vorgeschlagene Alternative nicht annehmen, bleiben Sie bei dem, was Sie zuerst sagten: Nein bedeutet Nein! Wenn das Kind nun schreit, tobt oder anderes Löschungstrotzverhalten zeigt, ignorieren Sie es. Verstößt das Kind gegen eine bestimmte Regel, schlägt es zum Beispiel, sollten Sie eventuell ein Time Out einsetzen (siehe „Verhaltensvertrag"). Ein „Nein" zu akzeptieren, ist eine sehr schwer zu erlernende Fähigkeit, die auch nicht leicht zu unterrichten ist, da es hier oft zu starken Frustrationen kommt.

Achten Sie nach einer frustrierenden Erfahrung darauf, beim nächsten Mal eine noch wertvollere Alternative anzubieten. Sie könnten z. B. ein „Nein" aussprechen, wenn das Kind nach Dingen fragt, die sehr wenig verstärkenden Wert haben, und dann eine Alternative anbieten, damit die Chance erhöht wird, dass das Kind ruhig bleibt. Beispiel: Wenn das Kind einen Löffel haben will, könnten Sie sagen: „Nein, aber du kannst ein Eis haben!" Das Kind muss die Erfahrung machen, dass es sich lohnt, Alternativen anzunehmen und bei „Nein" ruhig zu bleiben.

Bei einigen wenigen Kindern muss man vielleicht sogar mit Alternativen beginnen, die unverhältnismäßig groß erscheinen. Das Kind möchte einen Muffin und Sie sagen: „Nein, aber wir können zu Mac Donalds fahren!" Wenn es Ihnen durch eine solche Strategie gelingt, dass das Kind lernt, bei „Nein" ruhig zu bleiben und Alternativen anzunehmen, sollten Sie solche großen Verstärker durchaus in Betracht ziehen, um das Lernprogramm zu beginnen.

Das Zielverhalten soll am Anfang so einfach wie möglich für das Kind gestaltet werden, damit es erfolgreich sein kann und Sie das Verhalten verstärken können. Auf der anderen Seite müssen unangemessene Verhaltensweisen auf Löschung gesetzt werden. Einen eventuellen Löschungstrotz müssen Sie ignorieren, bis das Kind wieder ruhig ist. Sobald es wieder ruhig ist, wird es dafür gelobt und es wird etwas anderes gespielt.

Denken Sie daran, dass ein „Nein" nicht für immer gilt: Beispielsweise darf das Kind morgens nach dem Aufstehen nicht fernsehen und es wird ein „Nein" ausgesprochen. Nachmittags gelten jedoch wieder andere Regeln. Es kann auch sein, dass ein Kind zu einem Zeitpunkt keine Schokolade essen darf, was aber eine Stunde später wieder erlaubt sein könnte. Wichtig ist, dass Sie einen zuvor verbotenen Verstärker erst dann wieder erlauben, wenn das Kind sich zuvor eine ganze Weile ruhig und angemessen verhalten hat.

Nein als Prompt

Wenn einem Kind während des Unterrichts erlaubt wird, Fehler zu machen, wird oft mehrere Male „Nein" gesagt, bis das Kind schließlich eine korrekte Reaktion zeigt. Diese Strategie entspricht jedoch nicht der Idee vom fehlerfreien Lernen. Es ist sehr wahrscheinlich, dass ein Kind frustriert, wenn es während des Unterrichts immer wieder ein „Nein" hört. Anstatt während des Unterrichts immer wieder „Nein" als Prompt einzusetzen, empfiehlt es sich, die Regeln des fehlerfreien Lernens zu beachten und Hilfestellung einzusetzen, noch bevor das Kind einen Fehler machen kann. Immer wenn das Kind einen Fehler gemacht hat, sollten wir uns bewusst darüber sein, dass wir die Hilfestellung schneller hätten geben müssen.

Gleicherhaltung der Umwelt

Rituale

Wir alle haben Routinen und Rituale, die wir täglich einhalten und wiederholen. Gleichförmigkeit oder auch Gewohnheiten sind weitere Synonyme für Rituale. Morgens nach dem Aufstehen befolgen die meisten von uns eine gewisse Routine, die sich kaum ändert. Vielen Menschen ist ein fester Platz am Esstisch wichtig, in einigen Familien gibt es zu bestimmten Tagen festgelegte Speisen, Kinder bestehen oft auf feste Abläufe beim Zubettgehen. All dies sind Rituale, die unserem Leben klare Strukturen und Sicherheit verleihen. Da alle Menschen ein Bedürfnis nach Gleichförmigkeit haben, können verschiedene Arten der Ritualisierung als angemessen betrachtet werden.

Jeder Mensch bewegt sich tagtäglich in einem ausgewogenen Verhältnis aus Gleichförmigkeit und Variation und wird sich erst dann wohlfühlen, wenn seine individuellen Bedürfnisse nach Gleichförmigkeit und Variation befriedigt werden. Einige Menschen sind sehr spontan, sind stets an neuen Aktivitäten und Eindrücken interessiert, reisen viel und freuen sich über unangemeldeten Besuch. Andere wiederum mögen einfach keine Überraschungen und Veränderungen, haben strikt geregelte Tagesabläufe, übernachten nur zu Hause und planen alle Termine am liebsten zwei Wochen im Voraus. Jeder Mensch reagiert daher unterschiedlich auf Veränderungen von Routinen.

Feste Rituale und Regeln geben jedem Kind Sicherheit. So brauchen auch Kinder mit ASD Regeln und Rituale, um sich wohlzufühlen und um Überlastung und Stress zu minimieren. Rituale werden jedoch zum Problem, wenn ein Mensch beginnt, unangemessenes Verhalten einzusetzen, sobald diese Routinen verändert werden. Das Bedürfnis nach Gleicherhaltung der Umwelt wird bei Kindern mit ASD oft geradezu zwanghaft. Vielen Menschen mit ASD fällt es besonders schwer, Änderungen ihrer Routinen zuzulassen. Es gibt betroffene Kinder, die stark ablehnend auf kleinste Veränderungen von erwarteten Ereignissen reagieren. Die meisten von ihnen mögen keine Variation bei Spielen, Aktivitäten und Themen, sie möchten zu bestimmten Zeiten, an bestimmten Orten oder mit bestimmten Personen immer nur dieselben Aktivitäten ausführen.

- Frieda (4) zerrt jeden Morgen nach dem Aufstehen (zwischen fünf und sechs Uhr) ihre Mutter aus dem Bett und fordert warme Milch, die sie aus einer orangefarbenen Plastikflasche trinkt. Sie würde keine andere Flasche oder keinen Trinkbecher akzeptieren. Ihre Mutter muss ihr dann eine bestimmte, immer gleiche Folge *Spongebob* auf DVD anstellen. Friedas Frühstück beginnt um sieben Uhr. Sie isst nur Toast ohne Rand mit Nussnugatcreme bestrichen und in der Mitte einmal längs durchgeschnitten, serviert auf einem blauen Teller. Sie verweigert das Essen, wenn es die falsche Marke Toastbrot, ein anderer Nussnugataufstrich oder eine andere Tellerfarbe ist. Sie würde das Brot auch nicht anrühren, wenn es in vier Teile oder schräg zerschnitten wäre. Sie isst zudem nur,

wenn ihre Mutter links neben ihr sitzt und *Spongebob* weiterhin im Fernsehen läuft. Frieda zieht nur eine bestimmte rote Sommerjacke an, obwohl es bereits Herbst ist. Bevor sie mit ihrer Mutter zum Kindergarten geht, besteht sie darauf, zunächst einige Minuten lang die Türklingel zu betätigen. Nach dem Klingelkonzert überquert sie die Straße, um jeden Morgen einige Kieselsteine in den Gulli zu werfen. Erst dann ist sie bereit, in Richtung Kindergarten zu gehen.
Diese Szene wiederholt sich jeden Morgen geradezu identisch. Versucht Friedas Mutter einige dieser Rituale zu verändern oder zu überspringen, reagiert Frieda mit langen und starken Trotzanfällen. Sie weint und schreit dann, bis sie kaum noch atmen kann. Ihre Mutter hat gelernt, dass sie ein ruhigeres Leben hat, wenn sie Frieda all ihre Rituale erlaubt. Sie ist geneigt, auch neu auftretende Rituale zuzulassen, da sie die Trotzanfälle ihrer Tochter fürchtet. Unangemessenes Verhalten wurde also in der Vergangenheit immer wieder verstärkt und ist somit für Frieda eine sichere Methode geworden, um immer neue Rituale zu etablieren.

Vielen Eltern ist es gar nicht einmal bewusst, wie sehr ein Kind die Kontrolle über den gesamten Tagesablauf übernimmt. Solange sie diese kleinen „Marotten" oder „Ticks" zugestehen und sich den Forderungen des Kindes anpassen, kann das Zusammenleben auch recht einfach und ruhig ablaufen. Was aber geschieht, wenn die orangefarbene Flasche kaputtgeht, sich eine Intoleranz gegen Milch entwickelt, die DVD springt oder es Winter wird und die Sommerjacke nicht ausreichend wärmt? In diesen Situationen sind Wutausbrüche und Kämpfe vorprogrammiert, da diese Kinder bereits eine lange Lernerfahrung damit haben, ihre Wünsche durch unangemessenes Verhalten einzufordern.

Man sollte sich bei stark ritualisiertem Verhalten immer fragen: Ist es zu tolerieren oder schränkt es die Entwicklung, die Integration oder die Förderung des Kindes ein? Trifft Letzteres zu, dann haben wir es mit unangemessenem Verhalten zu tun, das abgebaut werden sollte.

Merke

Es gibt ritualisiertes Verhalten, das in unserer Gesellschaft als angemessen angesehen wird sowie solches, das als unangemessenen bezeichnet werden kann. Unangemessen werden Rituale, wenn die Abweichungen von alltäglichen Routinen zu Problemverhalten führen.

Einige Menschen mit ASD definieren die penible Einhaltung gewisser Regeln und Strukturen als ihre klaren Stärken. Viele Menschen mit ASD sind zum Beispiel aufgrund dieses Bedürfnisses extrem pünktlich und verlässlich, sind Meister darin, Ordnung und Struktur zu halten und können extrem energisch sein, wenn es darum geht, eine Lösung für ein Problem zu finden.

Es ist vollkommen in Ordnung, wenn ein Mensch seine Vorlieben und „Spleens" hat. Jedem Menschen sollten seine exzentrischen Eigenarten zugestanden werden. Werden diese „Spleens" jedoch zwanghaft, sodass sie zu Ängsten oder gar Wutanfällen führen, sobald Rituale geändert werden, dann wird deutlich, dass es sich um ein Problemverhalten handelt, das nicht nur die soziale Integration eines Menschen behindern, sondern auch dessen Förderung erheblich beeinträchtigen kann.

Wahrnehmungsbesonderheiten

Warum haben so viele Menschen mit ASD ein so hohes Bedürfnis nach Gleichförmigkeit?
Nicole Schuster (2007) erläutert in ihrem Buch sehr ausführlich und anschaulich unterschiedliche Wahrnehmungsstörungen. Als betroffene Asperger-Autistin erklärt sie aus erster Hand, wie Berührungsempfindlichkeiten zur sensorischen Überlastung oder „Overload" führen können. Sie beschreibt, wie Umweltreize, die für typisch entwickelte Menschen kaum wahrnehmbar sind, von Menschen mit ASD als „furchtbar", „schmerzhaft" und „Angst einflößend" empfunden werden können oder gar als „gewaltsamer Eingriff". Sie führt aus, wie die Aversion vor bestimmten Reizen bei Menschen mit ASD Fluchtinstinkte wecken kann. Bei einem Overload zeigen Menschen mit ASD nicht selten Wutausbrüche oder Autoaggressionen, um diesen Reizen zu entfliehen. Schuster erläutert zum Beispiel, dass Autoaggressionen eine rabiate Methode sein können, um sich Abhilfe bei einem sensorischen Chaos zu verschaffen. Sie erklärt, wie die Wahrnehmung seines Körpers die Voraussetzung bildet, um kontrolliert handeln zu können. Sensorische Überlastung führt bei vielen Kindern mit ASD zu Autoaggressionen, da Schmerz bei Überlastung der Sinnessysteme als angenehm empfunden werden kann. Somit kann Autoaggression für Menschen mit ASD eine Strategie sein, um Reizüberflutung kurzzeitig auszublenden. Unsere Umwelt wird von ihnen oft als feindlich, chaotisch und bedrohlich empfunden.

Vertraute Handlungsmuster, Rituale und Stereotypien können eine Kompensationsmethode darstellen und einem Kind mit ASD ein Gefühl der Sicherheit verleihen. Diese Routinen durch pure Konfrontation zu brechen, würde in den meisten Fällen zu Angst und Widerstand führen und das Bedürfnis nach mehr Gleichförmigkeit sogar noch verstärken. Umso chaotischer Menschen mit Autismus diese Welt empfinden, desto stärker wird das Bedürfnis sein, Gleichförmigkeit herzustellen.

Die Frustrationsschwelle ist bei jedem Menschen unterschiedlich hoch. Sie kann jedoch bei jedem überschritten werden, wenn nur genügend Reize zur Überlastung des Sinnessystems führen. Bei vielen Menschen mit Autismus wird eine Wahrnehmungsverarbeitungsstörung vermutet, die die Frustrationsschwelle herabsetzen kann. Viele Reize werden von ihnen ungefiltert und damit ungleich stärker und bedrohlicher wahrgenommen.

Menschen mit ASD empfinden Rituale und das Bedürfnis nach Gleichförmigkeit als Notwendigkeiten, um eine gewisse Ordnung und Halt in die als chaotisch empfundene Welt zu bringen. Abweichungen von Routinen werden von ihnen daher häufig als aversiv empfunden.

Die meisten Kinder mit ASD haben nicht die Fähigkeit, ihre Schwierigkeiten selbst zu kompensieren oder angemessene Strategien zu finden. Sie müssen lernen, Veränderungen bei Routinen leichter zu ertragen und ritualisierte Verhaltensweisen Stück für Stück ohne Angst und Frustration abzubauen.

Ist eine Wahrnehmungsstörung ein MO?

Kinder mit ASD haben ein besonders hohes Bedürfnis nach Gleichförmigkeit. Im Vergleich zu Menschen ohne sensorische Probleme verspüren sie eine erhöhte Motivation, um bestimmten Reizen aus dem Weg zu gehen. Eine Wahrnehmungsstörung kann zu einer Hypersensibilität führen, die verursacht, dass Menschen mit ASD Reize als aversiv wahrnehmen, die typisch entwickelte Menschen als angenehm empfinden. Eine Hypersensibilität steigert das Bedürfnis eines Menschen, vor bestimmten Reizen zu fliehen.

Dies ist keine offizielle Darstellung einer Wahrnehmungsstörung aus verhaltensanalytischer Sicht, sondern lediglich ein Erklärungsversuch für ritualisiertes Verhalten. MOs sind Umstände, die *temporär* den Wert eines Verstärkers verändern. Durst ist zum Beispiel ein MO, der den Wert von Trinkwasser erhöht. Eine Hypersensibilität ändert den Wert einer Stimulation nicht zeitweise, sie ist in den meisten Fällen eine *langfristige* Kondition. Sie erhöht den Wert der Flucht vor bestimmten Reizen nur im Vergleich mit anderen Personen, die auch mit diesem Reiz konfrontiert werden.

Würde eine Wahrnehmungsstörung ein Umstand sein, der sich fortlaufend verändert, dann wäre eine Wahrnehmungsstörung verhaltensanalytisch betrachtet ein MO, der als Antezedent ritualisiertes Verhalten begünstigt. Eine Wahrnehmungsstörung wird jedoch als Teil des Organismus betrachtet und daher nicht als Antezedenz in Erwägung gezogen. Das temporäre unangenehme Empfinden eines Reizes ist jedoch ein MO, der Verhaltensweisen auslöst, um diesen unangenehmen Reiz aus dem Weg zu gehen.

Gründe für Abwehrverhalten

Ein Verhalten entsteht niemals einfach so, sondern dient immer einem Zweck, hat immer eine bestimmte Funktion. Die Gründe für Verhalten lassen sich vereinfacht in Aufmerksamkeit/Kontrolle, Flucht/Vermeidung und sensorische Stimulation unterteilen (Schramm, 2007). Wie bereits erwähnt, dient jedes Verhalten zumindest einem dieser drei Zwecke oder Zweckkategorien. Jede Art von Verstärkung ist einer dieser drei Funktionen zuzuordnen.

Wenn wir von der *Vermeidung neuer Reize und Situationen* sprechen, meinen wir auch die *ritualisierte Einhaltung von Routinen*. Das gleiche Problem wird lediglich aus zwei Blickwinkeln beschrieben. Möchte ein Kind zum Beispiel nur von einem bestimmten blauen Teller essen, dann trifft es zu, dass das Kind einen neuen *Reiz vermeiden* möchte, also einen Teller anderer Farbe ablehnt. Genauso trifft es zu, dass das Kind ein *Ritual einhalten* möchte, nämlich immerzu den bekannten Teller zu nutzen.

Da mit ritualisierten Verhaltensweisen eine Kategorie von Problemverhalten beschrieben wird, in der Kinder motiviert sind, einem unangenehmen Reiz aus dem

Wege zu gehen, kann man zunächst von der Verhaltensfunktion *Flucht/Vermeidung* ausgehen. Ist die Funktion eines Verhaltens die Vermeidung eines als aversiv empfundenen Reizes, spricht man von *negativer automatischer Verstärkung*: negativ, weil ein aversiver Reiz entzogen (subtrahiert) wird, automatisch, weil keine weitere Person in den Prozess der Verstärkung involviert ist.

Es kommt jedoch auch erstaunlich häufig vor, dass das ritualisierte Verhalten eines Kindes mit ASD zum größten Teil der Verhaltensfunktion *Aufmerksamkeit/Kontrolle* dient. In diesem Fall versucht ein Kind einen Reiz zu vermeiden, nicht weil es den Reiz an sich als unangenehm empfindet oder Angst vor Veränderungen hat, sondern vor allem, weil es durch sein unangemessenes Verhalten Aufmerksamkeit und Kontrolle erhält.

Wann immer Kinder mit ASD Reize, Situationen oder Veränderungen ablehnen (oder anders formuliert: wann immer Kinder mit ASD Gleichförmigkeit und Rituale geradezu zwanghaft einfordern), ist der Grund des Verhaltens Flucht vor aversiven Reizen oder das Erlangen von Aufmerksamkeit/Kontrolle.

Eingeschränkte Auswahl an Kleidung

Es gibt viele Kinder mit ASD, die in der Auswahl ihrer Kleidung sehr unflexibel sind und darauf bestehen, immer dieselben Kleidungsstücke zu tragen. Fast immer wird als Ursache einer solchen Ritualisierung eine Wahrnehmungsstörung vermutet.

Verhalten wird durch Flucht vor einem aversiven Reiz verstärkt

- Corinna (5) ist motorisch sehr aktiv und liebt grobmotorische Aktivitäten, wie z. B. Klettern, Dreiradfahren, Toben und Trampolinspringen. Sie liebt intensiven Druck auf ihrem Körper, quetscht sich allzu gern zwischen Sofapolstern und unter Matratzen ein.
  Sie vermeidet seit frühester Kindheit diffuse Reize auf der Haut, somit auch bestimmte Kleidungsstücke. Sie konnte flauschige und sehr weiche Kleidung noch nie ertragen. Flattert zum Beispiel ein T-Shirt um ihren Körper, empfindet sie dabei ein unaufhörliches Kitzeln, das sie so irritiert, dass sie sich auf nichts anderes mehr konzentrieren kann. Sie steht dann unter ständigem Stress und empfindet das Tragen ihrer Kleidung als wahre Tortur. Auch Hosenbeine oder Ärmel, die locker an ihrer Haut herumflattern, toleriert sie nicht. Als geradezu schmerzhaft empfindet sie Etiketten, die in den Kragen eingenäht sind. Als Kleinkind schrie Corinna viel und machte stets den Eindruck, dass sie irgendetwas stört. Sobald sie motorisch dazu in der Lage war, begann sie sich zu wehren, wenn die Mutter ihr bestimmte Kleidungsstücke anziehen wollte. Sie lernte früh, sich selbst auszuziehen. An manchen Tagen war sie ständig damit beschäftigt, sich die Kleidung auszuziehen, die ihre Mutter ihr sofort wieder anzog. An anderen Tagen schien sie ihre Kleidung gar nicht zu stören. Im Alter von drei Jahren konnte sie ihren Eltern verständlich machen, dass sie nur Kleidung tragen möchte, die eng am Körper anliegt. Sie mag Strumpfhosen und Bodys, da sie den Körper fest umschließen und nicht verrutschen. Über der Strumpfhose und dem Body trägt sie bereitwillig verschiedene Hosen und Pullover, sofern die Pullover kein

Etikett im Kragen haben, die Ärmel nicht an den Handgelenken flattern und die Hosenbeine nicht ihre Knöchel kitzeln. Ihre Mutter hat gelernt, auf welche Kriterien sie beim Einkauf neuer Kleidungsstücke achten muss. So ist es möglich, dass Corinna auch neue Kleidungsstücke trägt. Selbst im Hochsommer besteht Corinna darauf, eine Strumpfhose und einen Body zu tragen. Barfußlaufen lehnt sie strikt ab.
Corinna trägt nur feste, geschlossene Schuhe, die verschnürt werden können und die Füße eng und fest umschließen. Nur in solchen Schuhen spürt sie ihre Füße und fühlt sich sicher.

Einige Kinder mit ASD empfinden bestimmte Reize als störend und bedrohlich, also als aversiv. Sie zeigen unangemessenes Verhalten, um dem unangenehmen Reiz zu entfliehen (Flucht/Vermeidung). Die Konfrontation mit dem Reiz selbst wird von ihnen als positiv bestrafend erlebt.

Es ist wahrscheinlich, dass diese Kinder eine Wahrnehmungsstörung haben, wenn sie bereits seit früher Kindheit bestimmte Reize abgelehnt haben.

Verhalten wird durch Aufmerksamkeit/Kontrolle verstärkt

- Lara (6) liebt es, im Mittelpunkt der Aufmerksamkeit zu stehen, sie hat außerdem ein starkes Bedürfnis über Geschehnisse zu bestimmen. Sie liebt neue Spielzeuge und neue Materialien. Lara zeigt *keine* sensorische Abneigung gegen bestimmte Stoffe auf der Haut, aber dennoch lässt sie seit einigen Monaten nur eine eingeschränkte Auswahl an Kleidungsstücken zu. Lara trägt nur einen roten Pullover, eine bestimmte graue Hose und immer nur dieselben weißen Socken. All diese Kleidungsstücke haben ihre Eltern bereits in mehrfacher Ausfertigung gekauft, da Lara sich strikt weigert, andere Kleidungsstücke anzuziehen.
  Ein Jahr zuvor trug Lara noch bereitwillig alle Kleidungsstücke, die ihr gegeben wurden – bis zu jenem Tag, an dem sie einen blauen kuscheligen Pullover ihres großen Bruders anziehen sollte. Für sie war von Anfang an klar, dass der Pullover zum Bruder gehörte und sie ihn daher nicht anziehen würde. Lara beschwerte sich und begann zu schreien und dann zu weinen. Ihre Mutter redete auf Lara ein: „Es ist doch so ein weicher Pullover! Gar nicht schlimm! Probiere ihn doch nur ein Mal an, bitte!" Schnell begriff Lara, dass sie durch das Verweigern dieser Aufforderung die volle Zuwendung der Mutter bekam. Sie wurde getröstet, in den Arm genommen und die Mutter redete auf sie ein. Lara genoss diese Zuwendung sehr. Am Ende gab die Mutter auf und Lara zog einen ihrer eigenen Pullover an. Es war schließlich nicht lebenswichtig, dass das Mädchen den Pullover ihres Bruders aufträgt.
  Am nächsten Morgen, als die Mutter Lara neue bunte Socken anziehen wollte, meinte Lara: „Ich will aber meine weißen Socken!" Diesen Wunsch äußerte sie nicht aufgrund einer sensorischen Abneigung, sondern sie bevorzugte in diesem Moment einfach ihre weißen Socken, da sie diese schon einmal zu ihrem Röckchen getragen hatte. Dieser Wunsch war für Lara nicht essenziell wichtig. Die Mutter zuckte jedoch zusammen und warf ihrer Tochter einen leicht verunsicherten Blick zu. Lara erkannte sofort, dass sie eine Chance hatte, ihren Wunsch umzusetzen. Sie begann zu weinen und zu schreien. Die Mutter, die den Kampf

vom Vortag noch nicht vergessen hatte, gab schnell nach und ließ Lara ihre weißen Socken anziehen. Sie gab Lara durch ihre Gesten zu verstehen, dass sie nicht gewillt war, noch einmal so viel Geschrei auszuhalten wie am Tag zuvor.
Besonders in Situationen, in denen sich die Mutter morgens Laras Bruder widmete, begann Lara ein neues Kontrollverhalten zu zeigen und zog so während der Morgenroutine immer mehr deren Aufmerksamkeit auf sich.
Lara hatte nun gelernt, wie sie die Aufmerksamkeit ihrer Mutter kontrolliert auf sich ziehen konnte, und sie wusste genau, dass sie bekommt, was sie will, wenn sie mit unangemessenem Verhalten „drohte". Von diesem Tag an neigte Lara immer häufiger zu Wutanfällen, wenn es um das Anziehen ging. Nach wenigen Wochen zog sie nur noch die oben genannten Kleidungsstücke an.

Viele Kinder mit ASD empfinden einen verstärkenden Wert darin, zu bestimmen, was in einer Situation oder Interaktion geschieht. Sie zeigen unangemessenes Verhalten, um Zuwendung zu bekommen oder um über eine Situation bestimmen zu können (Aufmerksamkeit/Kontrolle), und versuchen deshalb einem bestimmten Reiz zu entfliehen. Der Reiz selbst muss in diesem Fall nicht zwingend als unangenehm empfunden werden.

Es ist wahrscheinlich, dass der Grund für das ritualisierte Verhalten auf Kontrolle basiert, wenn diese Kinder in der Vergangenheit bereits fähig und gewillt waren, eine größere Variation an Reizen zuzulassen.

ABC-Paradigma zu ritualisiertem Verhalten

In beiden Darstellungen zeigen Kinder das gleiche ritualisierte Verhalten (B): Ein Kleidungsstück wird abgelehnt und ein anderes durch unangemessenes Verhalten eingefordert.

1. Verhalten wird durch Flucht vor dem aversiven Reiz verstärkt (negative automatische Verstärkung)		
A	**B**	**C**
MO	**Verhalten**	**Verstärker**
Empfundener unangenehmer Reiz erzeugt Motivation, um aversiven Reiz zu vermeiden	Ein Kleidungsstück wird abgelehnt und ein anderes durch unangemessenes Verhalten eingefordert	Vermeidung des aversiven sensorischen Reizes

2. Verhalten wird durch Aufmerksamkeit/Kontrolle verstärkt (positive Verstärkung)		
A	**B**	**C**
MO	**Verhalten**	**Verstärker**
Motivation Kontrolle auszuüben aufgrund einer Deprivation: empfundener Mangel an Kontrolle	Ein Kleidungsstück wird abgelehnt und ein anderes durch unangemessenes Verhalten eingefordert	Aufmerksamkeit und Kontrolle

Schrittweise Desensibilisierung

Abneigungen gegen bestimmte Reize

Wahrnehmungsbesonderheiten können dazu führen, dass Menschen mit ASD ein ausgeprägtes Bedürfnis verspüren, Routinen und zeitliche Abfolgen einzuhalten. Andere zeigen aber auch Wahrnehmungsbesonderheiten, die es ihnen erschweren, bestimmte Gegenstände und Materialien zu berühren, zu tolerieren oder sich bestimmten Orten zu nähern, weil damit verbundene Reize als zu unangenehm und bedrohlich empfunden werden.

In einigen Fällen kann man über die Abneigung gegen bestimmte Reize hinwegsehen, wenn das Kind zum Beispiel keine Federn oder Ballons mag, Wackelpudding ablehnt oder Schaum nur unter großem Protest berührt. Es wird die Lebensqualität eines Menschen nicht zwingend einschränken, wenn er diese Reize einfach meidet und sie aus seinem Lebensumfeld zu verbannen versucht. Was kann man aber tun, wenn das Kind sich nicht kämmen oder die Nase putzen lässt? Wenn es sich weigert, eine Zahnbürste in den Mund zu nehmen, sich nie die Nägel schneiden lässt, seinen Hautausschlag nicht eincremen lassen will oder sich gar weigert, Geschäfte oder die Schule zu betreten, weil es dort einmal einem unangenehmen Reiz ausgesetzt war? Es wird also immer wieder Reize geben, denen wir ein Kind mit Autismus irgendwann aussetzen müssen, die wir nicht einfach für allezeit aus dem natürlichen Lebensumfeld ausradieren können. Vielen Eltern graut es vor Situationen wie einem Friseurbesuch oder einem Termin beim Zahnarzt. Kinder mit ASD sind sehr energisch darin, ihre Bedürfnisse durchzusetzen. Möchten sie einen Reiz vermeiden, setzen sie nicht selten stark unangemessene Verhaltensweisen ein, die von den Eltern wiederum als so aversiv empfunden werden, dass diese ihr Möglichstes tun, um entsprechende Situationen zu vermeiden oder hinauszuzögern.

Sollten Abneigungen vorliegen, muss zunächst mit den Eltern entschieden werden, ob entsprechende Reize einfach vermieden werden können oder ob eine Strategie eingesetzt werden soll, um das ablehnende Verhalten abzubauen. Dabei gilt es herauszufinden, ob das Kind ablehnendes Verhalten aufgrund von Aufmerksamkeit und Kontrolle zeigt oder weil es den Reiz als aversiv empfindet und ihn deshalb vermeiden möchte.

Berührungsängste abbauen, Waschen und Naseputzen zulassen

- Corinna (5) reagiert stark ablehnend auf diffuse Reize auf der Haut. Dass sie darauf besteht, nur bestimmte Kleidung zu tragen, empfinden ihre Eltern als tolerabel. Sie gehen also auf die Kleiderwünsche des Mädchens ein. Corinna und ihre Eltern sind mit dieser Lösung zufrieden. Corinnas Wahrnehmungsstörungen führen jedoch noch zu anderen Problemen. Möchte man ihr die Nase putzen, geschieht dies meist unter Geschrei und Corinna wehrt sich dabei stark. Die Mutter versucht meist, ihre Tochter zu überrumpeln, nähert sich von hinten an, hält Corinna den Kopf mit einer Hand fest und versucht dann schnell mit dem

Taschentuch die Nase des Mädchens zu putzen. Die Mutter handelt aus der Not heraus, besonders an Tagen, an denen Corinna besonders starken Schnupfen hat. Diese Strategie verursacht jedoch zunehmend eine Abwehrhaltung, bei der Corinna immerzu auf der Hut vor ihrer Mutter zu sein scheint. Sobald sich ihre Mutter nähert, wirkt Corinna misstrauisch und scheint einen neuen „Übergriff" zu vermuten. Die Mutter und auch das Taschentuch werden so zunehmend zu aversiven Reizen für Corinna. Genauso verhält es sich mit dem Waschlappen. Es ist für gewöhnlich nur unter Kämpfen möglich, Corinna das Gesicht zu waschen. Die Mutter hält es für dringend notwendig, dass ihre Tochter endlich lernt, einen Waschlappen und ein Taschentuch zu tolerieren. Um Corinna an das Taschentuch und den Waschlappen zu gewöhnen, sollte man zunächst damit beginnen, sie mit diesen aversiven Reizen in höchst verstärkenden Situationen zu konfrontieren und nicht nur dann, wenn man ihr tatsächlich die Nase putzen oder ihr das Gesicht waschen muss.

Bevor man einen kleinschrittigen Plan ausarbeitet, um ein Kind an einen neuen Reiz zu gewöhnen, sollte man sich immer zuerst fragen, ob es möglich ist, das Zielverhalten als SD in einen verstärkenden Unterrichtsbogen zu unterrichten. Man könnte also einen Unterrichtsbogen einsetzen und das Kind in eine verstärkende Pairingsituation mit einbeziehen. Es ist von großem Vorteil, wenn das Kind bereits gelernt hat, in einem Unterrichtsbogen bereitwillig kleine Aufgaben zu lösen, und es verstanden hat, dass die verstärkende Situation nach dem Lösen einer Aufgabe fortgesetzt wird. Zwischen die Unterrichtsmaterialien kann man nun ein Taschentuch legen oder einen nassen Waschlappen, den man in einer Plastikbox aufbewahrt. Wird nun die verstärkende Situation gestoppt, berührt man das Kind im Gesicht für den Bruchteil einer Sekunde mit dem Tuch oder Waschlappen. Sofort wird verstärkt. Diese Strategie ist die gleiche, die auch genutzt wird, um Kindern beizubringen, auf „Warte" zu reagieren oder um ein Puzzleteil einzusetzen. Während der folgenden Durchgänge sollte man die Anforderung langsam erhöhen, sodass das Kind das Tuch für ein bis zwei Sekunden auf seinem Gesicht akzeptiert, ohne sich zu beschweren. Allmählich beginnt man dann das Tuch im Gesicht des Kindes zu bewegen, sodass es auch Wischbewegungen im Gesicht zulässt. Bei jeder Präsentation des Reizes versucht man ihn etwas länger oder intensiver einzusetzen, bevor verstärkt wird.

Das Kind ist in diesem Lernprozess also nur passiv beteiligt. Nachdem es einen gewissen Reiz verspürt, den wir ihm zufügen, folgt Verstärkung. So wird das Gehirn eine Verknüpfung herstellen können zwischen der Erfahrung des Reizes und der darauf folgenden Verstärkung. Verstärkung ist der ausschlaggebende Faktor, der einen Lernprozess ermöglicht und das Kind befähigt, die schrittweise Erhöhung der Anforderung zu tolerieren und den Reiz nicht als positive Bestrafung zu empfinden. Diese Strategie der schrittweisen Desensibilisierung sollte nicht nur an der Nase, sondern im gesamten Gesichtsbereich des Kindes so lange geübt werden, bis es schließlich bereit ist, ruhig und gelassen zu warten, bis die Nase geputzt oder das Gesicht abgewaschen ist. Bei einigen Kindern kann die Desensibilisierung ein Prozess von Stunden, Tagen oder Wochen sein, in denen die beschriebene Strategie viele Male täglich wiederholt werden muss.

Es ist sinnvoll, den Prozess recht früh mit einem verbalen SD wie „Warte" zu beginnen, um das Kind vorzubereiten, dass gleich etwas passieren wird. Auch typisch entwickelte Kinder werden mit einem kleinen verbalen SD wie „Warte mal!", „Komm mal her!" oder sogar „Komm, Nase putzen!" vorbereitet, wenn ihnen die Nase geputzt werden soll.

Kleinschrittig arbeiten

Nutzt man ABA-Strategien, um ein Kind an neue Reize zu gewöhnen, sollte man sich vorsichtig voran tasten, um dabei die Toleranzgrenzen des Kindes nicht zu überschreiten. Bei einigen Kindern muss man vielleicht damit beginnen, dass sie das Taschentuch nur ansehen und dabei ruhig bleiben. Man könnte dann den SD „Schau mal" geben und verstärken, sobald das Kind das Taschentuch ansieht und dabei ruhig bleibt. Danach könnte man als nächste Teilaufgabe verlangen, den Gegenstand mit den Fingerspitzen kurz anzutippen. Hier könnte man den SD geben: „Berühr das!" oder „Mach so!" und die Handlung vormachen. Soll es lernen einen Gegenstand zu berühren, kann man zu Beginn auch physische Prompts einsetzen und die Hand des Kindes nach dem SD leicht führen. Dabei sollte man niemals gegen den physischen Widerstand des Kindes prompten.

Will man ein Kind an eine Zahnbürste gewöhnen, kann man eine ähnliche Strategie nutzen. Es ist empfehlenswert, Kinder mit ASD früh an elektrische Zahnbürsten zu gewöhnen, da sie das Zähneputzen häufig ablehnen und somit oft ungepflegte Zähne haben.

Nicht alle Kinder mit ASD zeigen eine deutliche Ablehnung gegen bestimmte oder neue Materialien, Dinge und Reize, doch bei jedem Kind werden es unterschiedliche sein.

Mit der nachfolgenden Liste können Sie überprüfen, welchen Punkt das Kind im Bezug auf den aversiven Reiz bereits akzeptieren kann. Das jeweilige Teilziel ist erreicht, wenn das Kind den ausgesetzten Reiz ruhig und gelassen für mehrere Sekunden tolerieren kann. Steigen Sie dann beim entsprechenden Teilziel ein, um ein Desensibilisierungsprogramm zu beginnen, setzen Sie Motivation und Verstärkung ein.

Teilziele zur Desensibilisierung

- Reiz im gleichen Raum zulassen
- Reiz in einem Meter Entfernung zulassen
- Reiz nach Aufforderung anschauen
- Reiz nach Aufforderung berühren
- Reiz nach Aufforderung in die Hand/Hände nehmen (wenn angemessen)
- Reiz an anderen Körperregionen zulassen (wenn angemessen)
- Angemessener Umgang mit dem Reiz/Gegenstand

Neue Wege gehen

- Frieda (4) wohnt mit ihrer Familie in einer Vorstadt in einer verkehrsberuhigten Zone. Jeden Morgen bringen sie ihre Eltern zum Kindergarten, der circa einen Kilometer vom Wohnhaus der Familie entfernt liegt.
  Bisher ist es nicht möglich, auch nur einen kleinen Umweg zu gehen, um zum Beispiel einen Brief einzuwerfen, da Frieda bei jeder kleinsten Abweichung vom Weg weint, schreit und sich auf die Erde wirft. Ihre Eltern berichten, dass sie es nicht einmal zulässt, auf ihrem Routineweg den Fußgängerweg zu verlassen. Die Eltern fühlen sich dadurch stark in ihrer Freiheit eingeschränkt und würden gerne mit Frieda „einfach mal nur spazieren gehen können".

Frieda soll nun in kleinen Schritten daran gewöhnt werden, einen anderen Weg zum Kindergarten zu gehen, indem zunächst auf dem geplanten Weg immer wieder kleine Zwischenstopps eingelegt und kleine Umwege eingebaut werden. Diese Umwege müssen zu Beginn so gering sein, dass Frieda diese gerade noch ertragen und dabei ruhig bleiben kann. Dabei ist unterhalb der Frustrationsgrenze des Kindes zu arbeiten.

Zum Unterrichten dieses Ziels haben die Eltern eine Liste mit Verstärkern zusammengestellt, die sie immer dann, wenn Frieda auf ihrem Weg zum Kindergarten einer kleinen Veränderung ausgesetzt ist, einsetzen, um ihr ruhiges Verhalten zu verstärken: eine Plastikblume, die sie sehr gerne hält, ein Fläschchen Körperlotion, von der sie nicht genug bekommen kann, Seifenblasen, Weintrauben und Reiswaffeln. Außerdem liebt sie es, an beiden Händen gehalten und mit Schwung in die Luft gehoben zu werden, während die Eltern rufen: „Engelein, Engelein flieg!" Dies lässt sich ebenfalls hervorragend als Verstärker für unterwegs einsetzen.

Friedas Mutter geht nun mit ihr auf dem gewohnten Weg zum Kindergarten. Nach kurzer Zeit, wenn Frieda entspannt ist, macht ihre Mutter einen kleinen Schlenker in Richtung Fahrbahn, sodass Frieda für einen Moment direkt an der Bordsteinkante entlanggeht. Noch bevor das Kind frustriert, verstärkt die Mutter mit einer Weintraube, gibt Frieda die Blume in die Hand und lobt ausgiebig: „Toll, wie ruhig du bist!" Frieda scheint verwirrt, jedoch ist sie ruhig geblieben und die Mutter konnte der kurzen Abweichung von der Routine Verstärkung folgen lassen. Die Mutter baut nun alle paar Minuten solche Schlenker ein und verstärkt sofort danach. Sie entwickelt dabei ein Gespür dafür, was sie ihrer Tochter zumuten kann. Es ist möglich, dass Frieda nach einigen Wiederholungen schon genau verstanden hat, dass es nach jedem ungeplanten Schlenker einen Verstärker gibt. Sie beginnt nun die Abweichungen (A=SD) mit Verstärkung (C=SR+) zu assoziieren. Ihre Mutter kann nun Stück für Stück stärkere Abweichungen einbauen. Sie stellt sich zum Beispiel mit Frieda an den Bordstein, so als wollte sie die Straße überqueren. Jedoch bleibt sie mit dem Mädchen nur eine Sekunde stehen, verstärkt Friedas ruhiges Verhalten und geht den geplanten Weg weiter. Diese Strategie wird nun einige Tage umgesetzt, bevor Umwege von einigen Metern eingebaut werden. Frieda bleibt inzwischen so gelassen, dass die Mutter sogar mit ihr für eine Sekunde die Fahrbahn betreten kann. Wieder wird hier abgebrochen und verstärkt, bevor Frieda frustriert. Die Anforderung wird langsam aber stetig erhöht. Beispielsweise könnte die Mutter mit Frieda einmal an einem Hauseingang anhalten, eine Blume am Wegrand pflücken oder größere Schlenker in Richtung der anderen Straßenseite einbauen. Nach jedem einzelnen Versuch muss jedoch weiterhin variationsreich verstärkt werden.

Die Eltern könnten nun mit Frieda auf die andere Straßenseite wechseln, auf der sie normalerweise nicht geht. Zunächst sollte immer nur ein Meter auf der anderen Straßenseite gegangen werden und danach wieder der gewohnte Weg eingeschlagen werden. Akzeptiert sie dies ohne Weiteres, kann beim nächsten Mal kurz in einen Hauseingang eingebogen werden, um vielleicht nur das Tor auf und zu zu machen oder um einen Brief in den Briefkasten einzustecken. Ist auch das kein Problem, könnte man bald mit einer großen Kurve in eine Seitenstraße einbiegen, um dann wieder auf den gewohnten Pfad zurückzukommen. Es sollten also nicht immer dieselben Abweichungen sein, sondern immer wieder neue, aber kleine zu ertragende Abweichungen. Natürlich muss stets differenziert und variationsreich verstärkt werden, wenn sich Frieda auf die neuen Umwege einlässt. Nach einigen Tagen intensiven Trainings könnte man eventuell in eine völlig neue Straße abbiegen oder sogar einen ganz anderen Weg zum Kindergarten wählen. Friedas Toleranzgrenze für Unvorhergesehenes kann so immer weiter nach oben verschoben werden.

Wenn die Mutter die Anforderung klein genug hält und ausreichend Verstärkung einsetzt, wird Frieda sich sicher fühlen und die kleinen Abweichungen bald nicht mehr als bedrohlich empfinden. Im Gegenteil: Sie wird lernen die Abweichungen mit Verstärkung zu assoziieren. Ihr Vertrauen zu den Menschen, die sie begleiten, wird gestärkt und Ängste werden abgebaut, wenn wir schrittweise vorgehen und ihr aufzeigen, dass Unvorhergesehenes auch positive Überraschungen bereithält.

Wenn Frieda bei diesem Prozess einmal frustriert, wurde ihr zu viel zugemutet. Dann sollte man warten, bis sie sich wieder beruhigt hat und erst dann weitergehen. Beim nächsten Mal verlangt man ihr zunächst wieder weniger ab und setzt eine Abzweigung erst dann ein, wenn sie fröhlich und entspannt ist.

Man sollte einem Kind mit ASD nur so viel zumuten, wie es ohne Frust zu zeigen zulässt, und die Anforderung langsam erhöhen. Erst wenn das Kind bereit ist, regelmäßig neue Wege zu gehen, sollte man einen VR an Verstärkung einführen, damit man nach einigen Wochen nur noch Lob und soziale Verstärker einsetzen muss.

Kontrollverhalten abbauen

Um Kindern mit einem starken Kontrollverhalten zu helfen, werden immer drei Ziele verfolgt:

- Zunächst soll das Kind alternative Möglichkeiten entwickeln, um auf angemessene Weise Kontrolle auszuüben.
- Das Kind soll lernen, sein Kontrollverhalten in den Situationen abzubauen, in denen wir die Kooperation des Kindes wünschen.
- Spontanes angemessenes Verhalten soll verstärkt werden.

Alternative Möglichkeiten, um angemessene Kontrolle zu entwickeln

Bei jeder verhaltensanalytischen Intervention ist es wichtig, zunächst einen Plan zum Aufbau alternativer Verhaltensweisen zu entwickeln, um ein bestimmtes Bedürfnis auf angemessene Weise befriedigen zu können.

- Wie beschrieben vermeidet Lara das Anziehen bestimmter Kleidung, da sie dadurch Kontrolle über ihre Bezugspersonen und ihre Umwelt ausüben kann. Kontrolle und Aufmerksamkeit sind also die Verstärker für ihr Verhalten. Auch sie kann von einer schrittweisen Desensibilisierung profitieren. Sie soll lernen, Kontrolle abzugeben.
  Wird Laras Kontrollverhalten nur in einer Situation abgebaut, dann wäre es sehr wahrscheinlich, dass sie in anderen Situationen anderes unangemessenes Kontrollverhalten entwickelt, da sie weiterhin die Motivation verspürt, ihr Bedürfnis nach Kontrolle zu befriedigen.

  Sie sollten daher Lara zuvorkommen und ihr täglich viele Gelegenheiten geben, um Kontrolle auf angemessene Weise auszuüben. So oft wie möglich sollten Sie nun für Lara eine kleine Vorauswahl treffen, wenn es um alltägliche Entscheidungen geht. Sie entscheiden also, wann Lara über Sie Entscheidungen treffen und kontrollieren darf, was geschieht.
  Sie sollten alltägliche Situationen wählen, in denen das Kind für gewöhnlich kein Kontrollverhalten zeigt. Wählen Sie immer wieder wechselnde Situationen, damit nicht aus Versehen ein neues Kontrollverhalten entsteht.
  Wenn sich die Familie also im Wohnzimmer trifft und es den Familienmitgliedern – auch Lara – egal ist, wo sie sitzen, dann sollte Lara einmal entscheiden dürfen, wer sich auf welchen Platz setzen soll. Möchte Mama morgens eine Jacke anziehen und kann sich nicht zwischen zwei oder drei Jacken entscheiden, sollte Lara diese Entscheidung für ihre Mutter treffen.
  Wenn gespielt wird, darf Lara einmal entscheiden, welche Person mit einer bestimmten Farbe spielen soll oder welches Tier oder welchen Charakter eine Person übernehmen soll. Lara darf vielleicht hin und wieder aus zwei Optionen

das Mittagessen auswählen und beim Einkauf die Marke bestimmen, wenn die Mutter nach einem bestimmten Produkt sucht.
Es ist wichtig, dass sie auch oft genug die Möglichkeit bekommt, über andere zu bestimmen und nicht nur über Dinge, die nur sie selbst betreffen. So wird sie sich angenommen fühlen, Sicherheit entwickeln und kann ihr Bedürfnis nach Kontrolle befriedigen. Sie wird Vertrauen zu ihren Eltern aufbauen, wenn sie viel mitbestimmen darf, und muss nicht stets gegen den Willen der übrigen Familienmitglieder ihr Kontrollverhalten ausüben.

Diese Strategie ist nicht sinnvoll für Kinder, die Angst haben, sich zu entscheiden, da sie meinen, dass es immer nur eine richtige und eine falsche Antwort gibt. Sie sollte auch sofort eingestellt werden, wenn das Kind nach einigen Tagen mehr und mehr Kontrolle in alltäglichen Situationen einfordert. Bei der Umsetzung dieser Strategie darf keine „Gewohnheit" entstehen, denn damit würde sich die Gefahr neuer Kontrollzwänge erhöhen.

Für einige Kinder ist diese Strategie jedoch so effektiv, dass sie beginnen, unangemessenes Kontrollverhalten weniger häufig zu zeigen.

Kontrollverhalten abbauen und Kooperation aufbauen

Beispiel

- Das Anziehen sollte mit Lara täglich in vielen unterschiedlichen motivierenden Situationen, an verschiedenen Orten und mit verschiedenen Personen geübt werden. Bei dieser Fähigkeit geht es darum, dass Lara lernen muss, Kontrolle abzugeben und dass es nichts Schlimmes bedeutet, wenn sie unseren Aufforderungen nachkommt oder wenn auch wir mal über das bestimmen, was geschieht.

  Es wird wieder ein Unterrichtsbogen genutzt, um Lara für eine Interaktion zu motivieren. Sobald sie für eine Aktivität motiviert ist, geben Sie einen winzigen Teil-SD der Zielaufgabe. Sie fordern Lara zum Beispiel auf, eine Fußspitze in die neue Socke zu stecken. Nach einer Sekunde wird die Socke sofort entfernt. Oder beim Pullover besteht die erste Teilaufgabe darin, dass Lara ihre Hand kurz in den Ärmel stecken soll. Und wieder darf sie die Hand nach einer Sekunde herausziehen. Beim jeweils ersten Versuch wird Lara noch schnell „überrumpelt", sodass sie kaum Zeit hat, sich zu beschweren. Dies sollte zwar schnell, aber nie gegen Widerstand geschehen. Bleibt sie bei der Prozedur ruhig, wird sofort verstärkt, indem die spaßige Aktivität fortgesetzt wird. Es wird zudem ausgiebig gelobt und gekitzelt und manchmal werden zusätzlich Überraschungsverstärker (unvorhersehbar gemischt und variiert) eingesetzt. Man sollte nicht mit Verstärkern locken, bestechen oder verhandeln. Weint oder meckert Lara, sollten Sie ruhig bleiben, die Aufgabe warten lassen, jedoch Lara keine Verstärkung und Aufmerksamkeit schenken.
  Es wird ihr signalisiert, dass sie nicht mitmachen muss, wenn sie nicht will. Sie kann dann aber die verstärkende Situation nicht fortsetzen. Macht sie jedoch

mit und kommt Ihnen mehr und mehr entgegen, wird die Anforderung sehr langsam während der nächsten Versuche erhöht. Lara soll dann allmählich die Socke selbst vollständig anziehen, bevor sie ihr wieder ausgezogen wird. Nach einigen Tagen oder Wochen wird es so möglich sein, dass Lara sich selbst ganz bewusst neue Kleidungsstücke anzieht. Zunächst soll sie sie immer nach einigen Sekunden wieder ausziehen dürfen. Später sollte Lara die Kleidungsstücke immer länger tragen, bevor sie sie wieder ausziehen darf.
Achten Sie bei diesem Vorgehen täglich auf Variation, benutzen Sie zum Üben jeden Tag einen neuen Pullover, andere Socken und eine andere Hose, da Lara wahrscheinlich sonst neue Rituale entwickeln und sich schnell auf das neue Kleidungsstück festlegen würde.
Dass sie die Bereitschaft zeigt, eine Socke mit Mama am Trampolin anzuziehen, bedeutet noch nicht, dass sie am gleichen Ort auch mit ihrem Papa dazu bereit wäre. Es bedeutet auch nicht, dass sie bereit wäre, mit Mama eine Socke an einem anderen Ort in einer anderen Situation anzuziehen. In den folgenden Tagen und Wochen muss darauf geachtet werden, dass jede Variation von Person, Kleidungsstück, Ort und Situation für Lara eine erhöhte Schwierigkeitsstufe darstellen kann. Wichtig ist es, dass sich die Eltern an Laras Lerntempo anpassen müssen und Lara mit diesem Lernprogramm nie unter Druck setzen dürfen. Bei Schwierigkeiten sollte man immer zuerst daran denken, die Verstärkung zu erhöhen und die Aufgabe zu erleichtern.

Spontanes angemessenes Verhalten verstärken

Das Verstärken alternativer Verhaltensweisen ist immer empfehlenswert. Kinder mit Problemverhalten zeigen täglich eine Vielzahl alternativer angemessener Verhaltensweisen, die man nur erkennen und verstärken muss.

Wenn ein Kind zum Beispiel immerzu Spielsituationen bestimmen möchte und zwischendurch auch mal auf einen Spielvorschlag einer anderen Person eingeht, sollte dies verstärkt werden. Erwartet das Kind, dass etwas Bestimmtes geschieht, was dann nicht wie erhofft eintritt, und es bleibt ruhig und gelassen, dann sollte hier verstärkt werden. Möchte es zum Beispiel immerzu kontrollieren, wo sich Personen im Wohnzimmer hinsetzen, sollte man verstärken, wenn es zulässt, dass sich eine Person selbst einen Platz auswählt.

Essverhalten

Eingeschränkte Nahrungsauswahl

- Die Eltern von Bernd (7) berichten von seinem eingeschränkten Essverhalten. Noch vor wenigen Wochen war er bereit, Gemüse, Obst, Fleisch und Fisch zu essen. Mittlerweile isst Bernd nur noch Rosinen, Brot mit Nutella, Knäckebrot mit Butter, Salzstangen und Erdnussflips. Diese Auswahl an Nahrungsmitteln versorgt ein Kind nicht mit den nötigen Nährstoffen, somit kann man von einer besorgniserregenden Essstörung sprechen. Um Auswirkungen auf seine Gesundheit zu vermeiden, müssen die Gründe für das geänderte Essverhalten herausgefunden werden.
  Zunächst wird daher geklärt, ob Bernd in der Vergangenheit Verdauungsstörungen hatte oder ob Allergien bekannt sind. Viele Kinder mit Autismus entwickeln einen eingeschränkten Speiseplan und nicht wenige leiden an einer Nahrungsmittelunverträglichkeit. Viele nehmen oft genau die Nahrungsmittel zu sich, die einen besonders starken Effekt auf den Stoffwechsel haben. Viele Kinder mit ASD haben eine Unverträglichkeit gegenüber Gluten oder Laktose. Dies könnte auch auf Bernd zutreffen, da die Nahrungsmittel, auf die er sich beschränkt, einen hohen Glutenanteil haben und er seit früher Kindheit immer wieder Verdauungsstörungen hat. Bernds Eltern berichten jedoch, dass sie bereits eine glutenfreie Diät ohne Erfolg ausprobiert hätten.

Vermutet man eine ausschließlich sensorische Störung, die es dem Kind unmöglich macht, bestimmte Nahrungsmittel zu sich zu nehmen, sollte man einen erfahrenen SI-Therapeuten und einen Logopäden hinzuziehen. Eine Wahrnehmungsstörung ist wahrscheinlich, wenn das Kind bereits als Säugling Schwierigkeiten mit der Nahrungsaufnahme hatte. Viele Kinder vermeiden Nahrungsmittel, die man kauen muss, da das Kauen für sie aufgrund einer Störung der Muskelspannung im Mund- und Gesichtsbereich (orofazial) erschwert wird. In einem solchen Fall ist eine myofunktionelle Therapie angezeigt.

In einer Studie von Cathleen C. Piazza et al. (2003) wird jedoch aufgezeigt, wie unangemessenes Essverhalten in vielen Fällen durch das Verhalten der Bezugspersonen ungewollt verstärkt wird. Die Studie belegt, dass Bezugspersonen das ablehnende Verhalten verstärkten, indem sie den Kindern viel Aufmerksamkeit schenkten, den Kindern gewährten, die Essenssituation abzubrechen oder ihnen andere Nahrungsmittel oder verstärkende Gegenstände wie etwa Spielsachen anboten. Durch solche unbewussten Prozesse entwickeln auch viele typisch entwickelte Kinder auffälliges Essverhalten.

Analyse

Zur Abklärung der Ursache für problematisches Essverhalten sollten Sie die Eltern zur Entstehungsgeschichte der Essstörung befragen und eine typische Essenssituation mit dem Kind und seinen Eltern beobachten.

Beispiel

- Immer wenn Bernd sein Essen von sich weg schiebt, bekommt er eine Menge Aufmerksamkeit von seinen Eltern, die immer wieder auf ihn einreden, er müsse doch essen. Die Eltern versuchen, ihn wenigstens zum Probieren seines Essens zu überreden und bemühen sich, es besonders interessant und schmackhaft zu gestalten. Schließlich bieten sie ihm andere von ihm bevorzugte Nahrungsmittel an, damit er wenigstens etwas zu sich nimmt. Dabei machen Sie spannende Geräusche, singen für ihn und sind ihm die ganze Zeit zugewandt. Je mehr sie ihn versuchen zu überreden, desto mehr lehnt Bernd das Essen ab. Wenn er allerdings isst, verhalten sich seine Eltern sehr ruhig, um ihn nicht zu stören oder zu unterbrechen.
  Die Eltern berichten, dass sie immer mehr Nahrungsmittel auf den Tisch stellen, wenn Bernd nicht essen möchte, bis etwas dabei ist, das er bereitwillig isst. An manchen Tagen ist der ganze Tisch mit verschiedenen Nahrungsmitteln übersät, um wenigstens eines zu finden, das er bereit ist zu probieren. Dieses Verhalten der Eltern kann auf ein Kind wie Bernd sehr verstärkend wirken. Erstens lernt er, dass er durch das Verweigern der Nahrung viel Zuwendung und Aufmerksamkeit bekommt. Zweitens erkennt er einen Vorteil darin, dass seine Eltern ihm immer bessere Nahrungsmittel anbieten, wenn er das gewöhnliche Essen ablehnt.

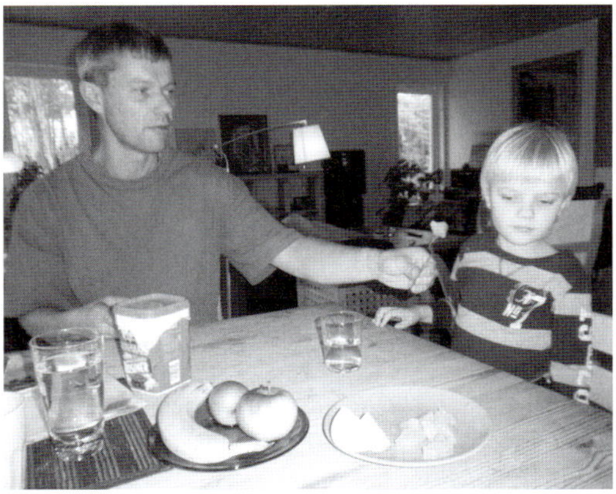

Durch die Verweigerung von Nahrung erreicht Bernd zusätzliche Aufmerksamkeit

Kinder wie Bernd scheinen einen verstärkenden Wert in der Kontrolle der Situation zu sehen. Finden sie Situationen, in denen immer das Gleiche wie auf „Knopfdruck" geschieht, genießen sie die Verlässlichkeit dieser Situationen und werden diese „Knöpfe" weiterhin in wiederkehrenden Situationen drücken. Sie wissen genau, wie die Eltern reagieren werden, wenn sie Essen zur Seite schieben. Sie finden in dieser Situation eine verlässliche Konstante in ihrer Welt und eine Möglichkeit, um das Verhalten anderer gezielt zu kontrollieren. Die Kinder scheinen in diesen Reaktionen einen stärkeren Wert zu finden als im gewöhnlichen Essen selbst.

Die Verstärker des Problemverhaltens könnten Zuwendung, bevorzugte Nahrungsmittel und Kontrolle sein.

Reduktion des unangemessenen Verhaltens und Aufbau eines alternativen Verhaltens

Plan 1:
Der verstärkende Wert der Situation muss umgedreht werden. Das bedeutet, dass das Kind in Zukunft keine Verstärkung für die Verweigerung des Essens bekommen sollte (Löschung), jedoch viel Zuwendung, wenn es isst (positive Verstärkung).

- Das reguläre Essen, das Bernd wahrscheinlich isst (beispielsweise Nutellabrot), liegt auf seinem Teller. Zusätzlich legt man immer noch ein bis drei kleine Stückchen Frucht oder Gemüse dazu. Da Bernd noch vor wenigen Monaten bestimmte Früchte und Gemüsesorten aß, sollte man auf diese zurückgreifen. Sobald er die ungewünschten Nahrungsmittel von seinem Teller wegschiebt, nimmt man ihm sein Essen aus der Hand und zieht seinen Teller von ihm weg. Dann legt man die anderen Nahrungsmittel zurück auf den Teller und gibt ihm sein Essen zurück. Man zeigt dem Jungen, dass ihm nur erlaubt wird, sein Essen zu essen, wenn er die anderen Nahrungsmittel auf seinem Teller lässt. Wenn er sie vom Tisch wirft, sollte man ihn ruhig – ohne zu reden und zu schimpfen – zu der Stelle führen, damit er die Nahrungsmittel aufheben und zurück auf den Teller legen kann. Dabei sollte man es vermeiden, ihm zu viel Aufmerksamkeit zu geben und ihm stattdessen freundlich signalisieren, dass es für uns nicht wichtig ist, ob er isst oder sein Essen wegschiebt. Bernd wird schnell lernen, dass es sich nicht lohnt, Essen wegzuschieben oder herunterzuwerfen, weil dann immer zusätzliche Arbeit auf ihn zukommt (er muss es einsammeln) oder das Essen unterbrochen wird.
  Würde man emotional reagieren, sobald er Essen auf die Erde wirft, oder viel diskutieren und die Nahrungsmittel immer wieder selbst vom Boden aufheben, kann daraus ein verstärkendes Spiel werden. Weigert sich Bernd das Essen vom Boden aufzuheben, muss vermieden werden, dass wir für ihn zum Apporteur werden. Das Essen bleibt dann auf der Erde liegen und das Verhalten wird einfach ignoriert. Man kann den Boden nach der Essenssituation säubern, wenn das Kind außer Sichtweite ist.

  Bernd wird nicht überredet, etwas zu essen oder zu probieren. Wenn er den Teller von sich wegschiebt, wird darauf nicht reagiert, sondern das Verhalten ignoriert. Ebenso wenig sollte man versuchen, ihn davon zu überzeugen, etwas Neues zu probieren. Die neuen für Bernd ungewollten Nahrungsmittel liegen zwar auf seinem Teller, werden aber nicht weiter angesprochen. Es ist zunächst das Ziel, dass er es überhaupt zulässt, diese Nahrungsmittel auf seinem Teller liegen zu lassen. Man sollte ihm kein für ihn interessanteres Essen anbieten, wenn er das reguläre Essen auf seinem Teller nicht anrührt. Den Teller kann man einfach ohne Kommentar noch eine Weile nach dem Essen stehen lassen. So kann er sich bedienen, sobald er Hunger bekommt.

  Wenn Bernd sein reguläres Essen (hier Nutellabrot) isst, schenkt man ihm viel Aufmerksamkeit, indem man mit ihm redet, ihn lobt, ihn umarmt oder kitzelt,

sofern er gut auf soziale Verstärker reagiert. Sobald er etwas Neues probiert oder etwas, das er nur selten isst, sollte man noch viel ausgiebiger verstärken. Man könnte ihm dann sogar eine Salzstange oder einen Erdnussflip anbieten.
Er bekommt jetzt essbare Verstärker, wenn er isst und nicht wie zuvor, wenn er nicht gegessen hat. So wird Bernd Verstärkung in der Situation erleben, in der er freiwillig isst. Es ist wahrscheinlicher, dass er neue Nahrungsmittel von sich aus probiert, wenn er zuvor gelernt hat, sie auf seinem Teller zu akzeptieren.

Immer wenn er aufstehen möchte, sollte man ihm sagen, dass er sich noch einmal hinsetzen soll und etwas warten muss. Denn die Erwachsenen sollten entscheiden, wann die Essenssituation zu Ende ist und nicht Bernd. Sobald er einige Sekunden ruhig gesessen hat, wird er gelobt: „Toll gewartet, Bernd! Nun darfst du spielen gehen!"

Wenn Bernd zu wenig trinkt, sollte man ihn regelmäßig auffordern, einen Schluck zu trinken, bevor ihm erlaubt wird, den Tisch zu verlassen. Dies kann zu einer sinnvollen Routine werden.

Tagsüber, wenn er sich in der Wohnung aufhält, kann man einen Teller mit verschiedenen Nahrungsmitteln kommentarlos an einem gut erreichbaren Ort platzieren. Man sollte ihm die Nahrung nicht direkt anbieten. Wenn man ihn dabei „erwischt", wie er etwas von dem Probierteller kostet, sollte man dies verstärken. Man könnte ihm anbieten, mit ihm ein sehr verstärkendes Spiel zu spielen und ihn zum Beispiel mit der Decke jagen.

Bei einigen Kindern, die ein ausgeprägtes Kontrollverhalten zeigen, wird ausgiebiges Lob und Applaus oft das Gegenteil bewirken. Sie empfinden es als sehr unangenehm, wenn sie bei einem Verhalten erwischt werden, das die Eltern gerne sehen möchten, und sind peinlich berührt, wenn sie dafür auch noch gelobt werden. Für solche Kinder kann es sinnvoll sein, ihnen einfach nur freundlich zuzunicken, wenn sie das erwünschte Verhalten zeigen, ihnen kommentarlos einen Token oder einen anderen Verstärker zu überreichen oder eventuell auch gar nicht zu reagieren.

Plan 2:
Sie können dem Kind zeigen, dass es verstärkend sein kann, etwas Essbares nach Aufforderung zu probieren. Beginnen Sie, indem Sie es ihm sehr einfach machen, etwas nach Aufforderung zu essen oder zu trinken.
Nutzen Sie zunächst ausschließlich hoch verstärkende Situationen. Verwickeln Sie das Kind in eine seiner Lieblingsaktivitäten: Fangen, Seifenblasen pusten, mit Wasser spielen, Enten füttern oder Steine ins Wasser werfen.

Beispiel

- Bernd ist bereits daran gewöhnt, dass Sie die Situation zwischendurch kurz unterbrechen, ihm einen schnellen, einfachen SD geben und dann verstärken, indem Sie die Aktivität fortsetzen (Unterrichtsbogen). Nun geben Sie anstelle der Lernziele zwischendurch einen SD wie: „Probier das!", „Beiß mal ab!" oder „Trink bitte einen Schluck!"

Unterrichtsbogen zum Thema „Essen"

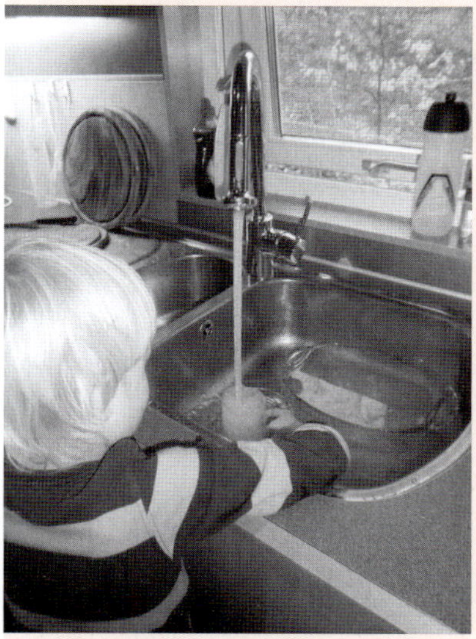

Dieser Junge möchte gern mit Wasser spielen

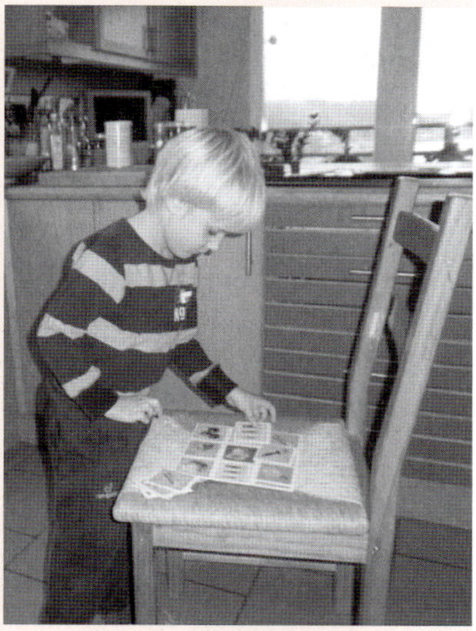

Im Unterrichtsbogen bekommt er den SD, Bilder zuzuordnen

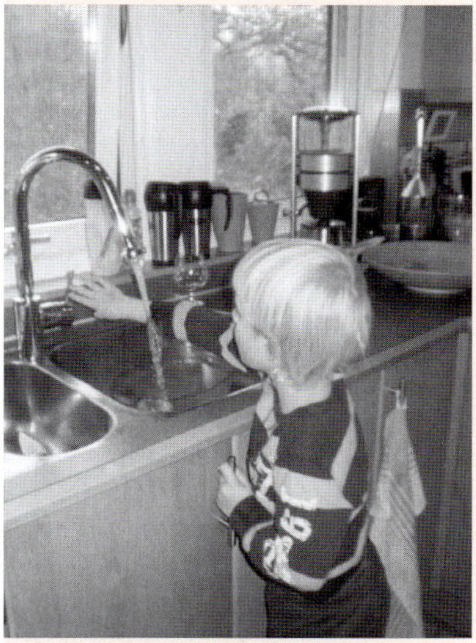

Danach darf er wieder plantschen

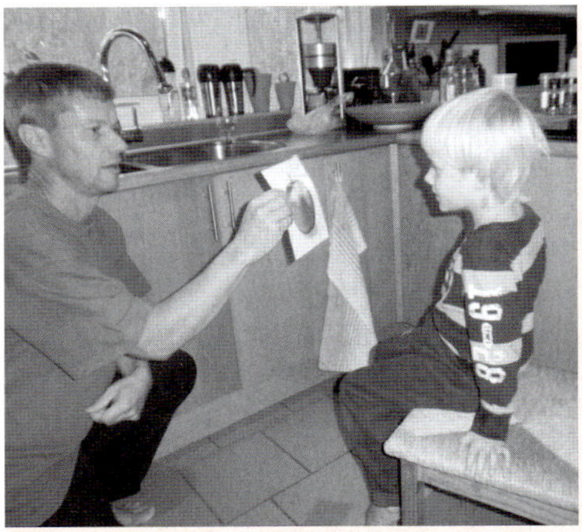

Nun soll er ein Bild benennen

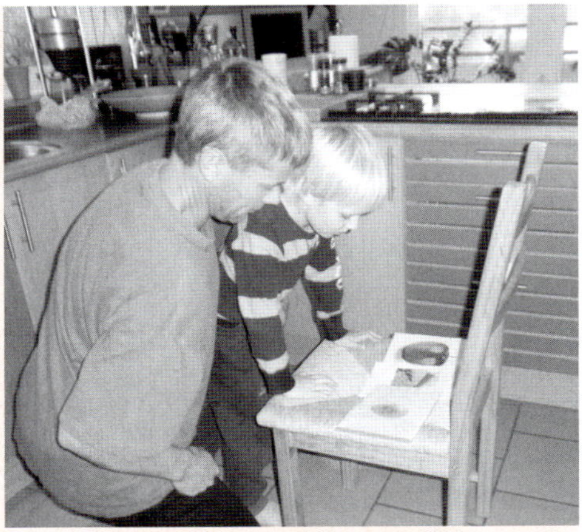

Papa gibt den SD, den Apfel zu zeigen

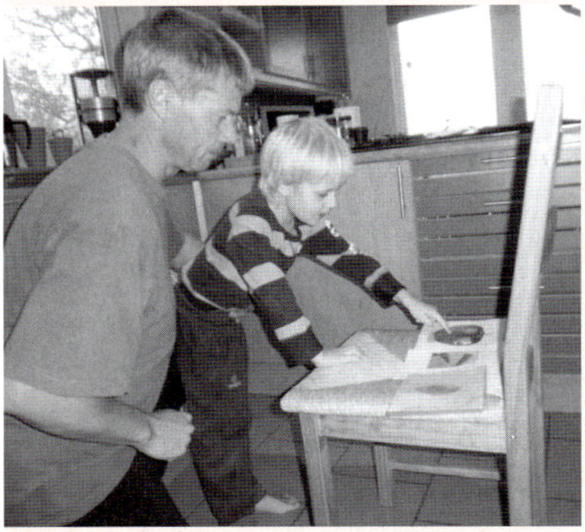

Der Junge zeigt die korrekte Reaktion

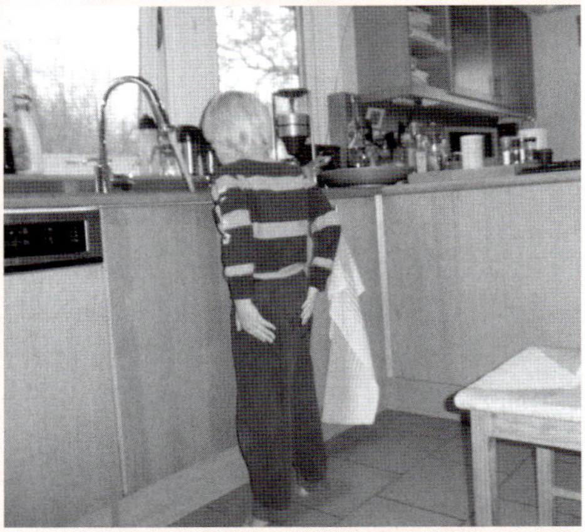

Verstärkung

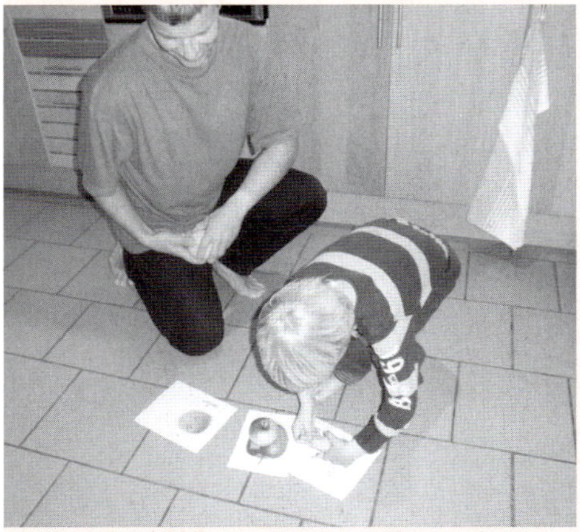

Noch ein SD: „Ordne zu"

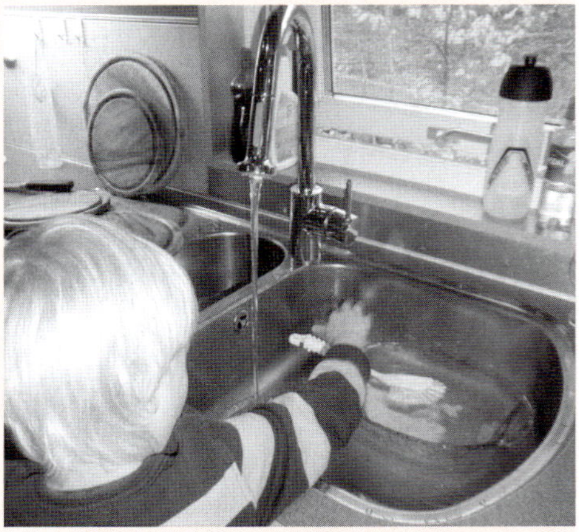

Verstärkung

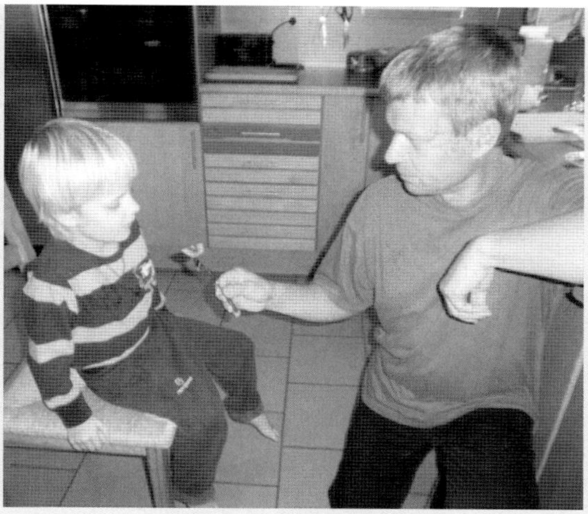

Die Motivation für Wasser nutzt sein Vater für einen SD: „Probier das mal!"

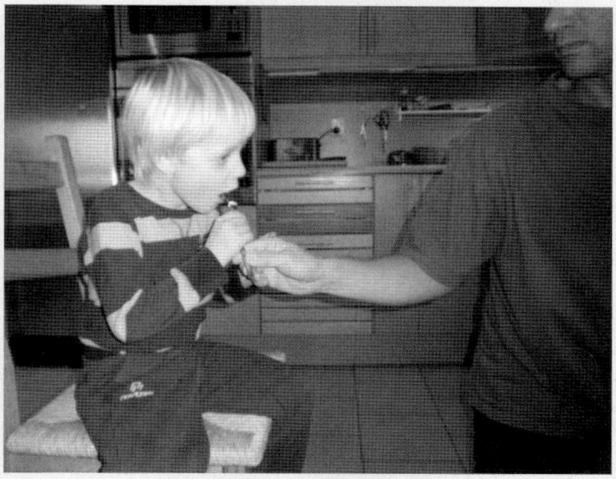

Der Junge kommt der Aufforderung nach

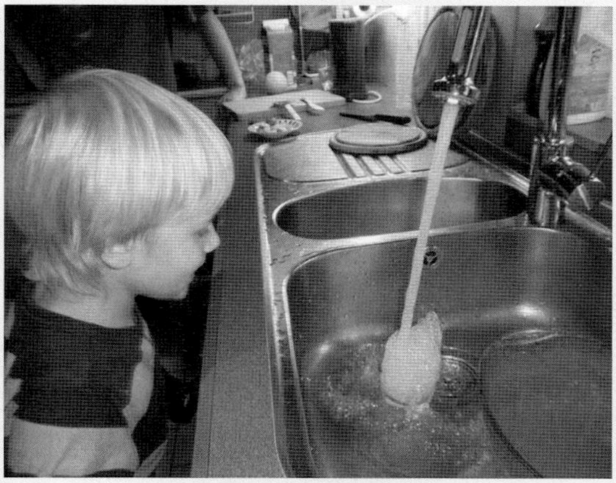

Nun darf er ausgiebig plantschen

Nutzen Sie zunächst für solche SDs nur Nahrungsmittel, die Bernd bereits sehr gerne isst, wie Salzstangen und Erdnussflips. Zu Beginn eines jeden Programms soll Bernd erfolgreich sein (fehlerfreies Lernen). Wenn er bereits darauf vertraut, dass die verstärkende Situation weitergeht, nachdem er eine Kooperationsaufgabe gelöst hat, ist die Wahrscheinlichkeit sehr hoch, dass er auch dieser neuen Aufgabe nachkommt. Nachdem er also das angebotene Essen probiert hat, verstärken Sie mit der Aktivität, mit Lob, Kitzeln und haben weiterhin viel Spaß miteinander. Da Sie zunächst nur Nahrungsmittel nutzen, die er mag, wird Bernd diese Aufgabe als einfach erleben und Freude daran entwickeln können.

Auflistung der Teilziele

- Begonnen wird damit, Bernd die Aufgabe zu geben, kleine Mengen von Nahrungsmitteln zu essen, die er zurzeit mag und täglich auch freiwillig isst. Wenn er es einmal ablehnt, war die Anforderung zu groß oder die Motivation zu klein. Der SD sollte dann bei höherer Motivation wiederholt werden oder es sollte ansprechendere Nahrung gewählt werden, eventuell auch kleinere Mengen.
- Wenn er nach einigen Versuchen keine Schwierigkeiten hat, die Nahrungsmittel nach Aufforderung zu essen, bieten wir ihm vermehrt Nahrungsmittel an, die nicht zu verstärkend sind. Es eignen sich solche Nahrungsmittel, die er mittlerweile nur noch selten isst. Man sollte immer andere verstärkende Situationen nutzen, um Bernds Kooperation für diese Aufgabe zu gewinnen.
- Wenn es nun für Bernd einfach ist, regelmäßig nach Aufforderung gewohnte Nahrungsmittel zu kosten, bieten wir ihm immer öfter kleine Frucht- oder Obststücke sowie andere Nahrungsmittel an, die er noch vor einigen Wochen aß.
- Ist Bernd auch hier erfolgreich, bieten wir ihm verschiedene Nahrungsmittel an, von denen wir annehmen, dass sie ihm schmecken könnten. Hierbei sollte man zunächst all die Nahrungsmittel nutzen, die Bernd früher schon einmal freiwillig gegessen hat. Erst danach sollte man ihm komplett neue Nahrungsmittel anbieten.
- Wenn Bernd auch diesen Schritt gemeistert hat, sollten wir versuchen
  a.) die Aufforderung zu erhöhen oder
  b.) die Verstärkung für jeden SD zu reduzieren.

  a.) Die verstärkende Situation wird unterbrochen und Bernd wird ein SD gegeben, sich zu uns zu setzen und mit uns einen Snack (bestehend aus einer größeren Menge als zuvor oder aus mehreren verschiedenen Nahrungsmitteln) zu essen. Dazu sollte man sich einige Sekunden bis zu wenigen Minuten Zeit lassen, je nach Bernds Bereitschaft. Die Zeitspanne sollte jedoch so kurz gehalten werden, dass er nicht aufstehen und flüchten möchte. Wieder sollten die Erwachsenen diejenigen sein, die die Situation beenden und Bernd signalisieren, dass er wieder spielen gehen darf, bevor er selbst die Situation verlassen möchte.

  b.) Wie auch bei anderen Lernzielen muss Verstärkung reduziert werden, sobald ein neues Verhalten erlernt ist. Wenn Bernd nun in verschiedenen verstärkenden Situationen alle möglichen Nahrungsmittel bereitwillig probiert, sollte man dieselben SDs in weniger verstärkenden Situationen geben. Nun könnte man Bernd

also die Aufgabe stellen, etwas Neues zu probieren, wenn er sich Musik anhört, wenn man mit ihm ein Video schaut oder ein Buch zusammen anschaut. Man setzt die gleichen Strategien ein wie zuvor: Man unterbricht die Situation (z. B. Video auf Pause stellen), gibt den SD und verstärkt, wenn Bernd der Aufgabe nachgekommen ist.

Nun müsste Bernds Bereitschaft hoch genug sein, um auch in nicht verstärkenden Situationen Nahrungsmittel nach Aufforderung zu probieren. Falls dies nicht der Fall ist, muss man das Programm noch etwas häufiger in verstärkenden Situationen üben. Es sollte täglich notiert werden, welche Nahrungsmittel Bernd zu sich nimmt.

Jedes Kind mit ASD ist anders und somit sind auch Lernprogramme immer individuell auszurichten und müssen oft mehrmals geändert werden, bis ein Kind gewünschte Lernerfahrungen machen kann. Essstörungen sollten niemals auf die leichte Schulter genommen werden. Zeigt ein Kind keine steigende Bereitschaft verschiedene Nahrungsmittel zu probieren oder neigt es zu Trotzverhalten, was es den Eltern erschwert, ein Programm erfolgreich umzusetzen, sollte immer ein ABA-Consultant hinzugezogen werden. Auf gar keinen Fall sollte man ein Kind zwingen, etwas zu essen oder ihm gegen Widerstand etwas Essbares in den Mund schieben.

Was tun, wenn das Kind nicht spontan isst, sondern nur dann, wenn man es dazu auffordert?

Es gibt Kinder mit ASD, die in ähnlichen Situationen eine Promptabhängigkeit (Abhängigkeit von Hilfestellung) entwickeln. Sie beginnen dann nicht selbstständig mit dem Essen, sondern nur dann, wenn sie dazu aufgefordert werden – ganz unabhängig davon, ob sie hungrig sind oder nicht. Dies trifft häufig auf Kinder zu, die stark zu ritualistischem oder zwanghaftem Verhalten neigen.
Nachfolgend finden Sie eine Prompthierarchie zum Abbau der verbalen Aufforderung, etwas zu essen. Dieses Beispiel geht davon aus, dass das Kind komplett von der ersten Aufforderung abhängig ist, um mit dem Essen zu beginnen. Die Abstufungen zeigen, wie Prompts in kleinen Schritten minimiert werden können. Das Herausschleichen der Prompts kann über Tage oder Wochen geschehen, je nachdem wie gut das Kind auf weniger Hilfestellung reagieren kann:

1. Schritt: „Iss etwas!" (Mama klopft mit dem Zeigefinger auf den Teller und schaut erwartungsvoll)
2. Schritt: „Iss etwas!" (Mama zeigt mit dem Zeigefinger auf den Teller und schaut erwartungsvoll)
3. Schritt: „Iss!" (Mama zeigt mit dem Zeigefinger auf den Teller und schaut erwartungsvoll)
4. Schritt: „Iss!" (Mama zeigt mit dem Zeigefinger aus mehreren Zentimetern Entfernung auf den Teller und schaut erwartungsvoll)

5. Schritt: Mama zeigt mit dem Zeigefinger aus mehreren Zentimetern Entfernung auf den Teller und schaut erwartungsvoll. Sie sagt dabei nichts!
6. Schritt: Mama schaut erwartungsvoll, ohne zu zeigen.

Essen am Tisch

Wenn ein Kind sich weigert, beim Essen am Tisch zu sitzen, sollte man zunächst überlegen, wie man verstärkende Reize mit dem Sitzplatz am Tisch kombinieren kann.

Für die meisten Kinder ist es sehr unangenehm, wenn die Füße in der Luft baumeln. Es sollte daher immer ein Stuhl mit Unterstützung für die Füße angeboten werden. Einige Kinder werden es als sehr angenehm empfinden, wenn man die Sitz- und Fußfläche mit sensorisch ansprechendem Material ausstattet. Wenn ein Kind bestimmte sensorische Stimulation benötigt und nicht erhält, beginnt es wahrscheinlich zu zappeln oder steht auf. Somit ist es wichtig, darauf zu achten, diesen Kindern in angemessener Weise zu sensorischer Stimulation zu verhelfen, während sie sitzen. Dies gilt für alle Situationen, in denen erwartet wird, dass das Kind am Tisch sitzt oder auch auf der Erde, wie zum Beispiel im Sitzkreis.

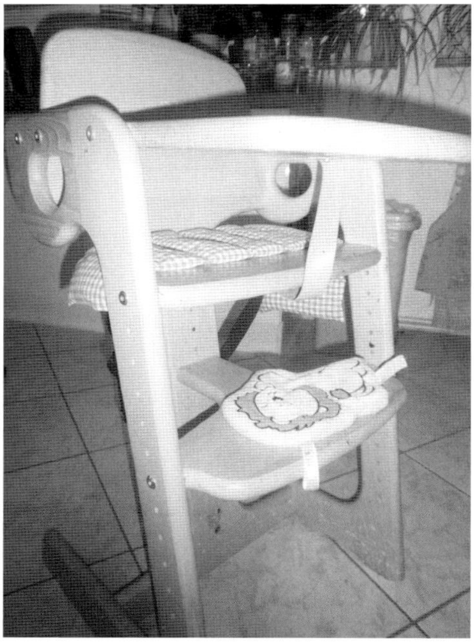

Nutzt man als Sitzunterlage Bohnensäckchen und Kirschkernkissen, sollte man sie mit Klettband am Stuhl befestigen

Einigen Kindern kann man während des Sitzens Zottelbälle, Bohnensäckchen oder handliches Spielzeug zur Stimulation anbieten, damit das Bedürfnis nach sensorischer Stimulation zumindest zum Teil befriedigt wird.

Neigt ein Kind dazu, häufig aufzuspringen, da es ein großes Bedürfnis verspürt herumzulaufen, sollte man mit der Stoppuhr messen, wie lange es dem Kind für gewöhnlich möglich ist, sitzen zu bleiben. Man sollte dann dafür sorgen, dass es aufstehen und herumlaufen darf, bevor sein Bedürfnis dafür zu groß wird. Auf diese Weise wird vermieden, dass das Kind bestimmt, wann es aufsteht. Angemessenes Sitzen wird regelmäßig verstärkt, während das Kind noch angemessen sitzt.

Viele Kinder werden weder sensorische Reize noch das angebotene reguläre Essen motivieren, um sich an den Esstisch zu setzen.

Wenn ein Kind also stets vom Tisch aufspringt und herumläuft, sollte man Folgendes beachten:

- das Sitzen am Tisch wird zur Verstärkung führen
- bei den Essenszeiten nicht am Tisch zu sitzen, führt zu keinerlei Verstärkung (Löschung)

Für diese zwei Punkte ist wieder die Verstärkerkontrolle sehr wichtig. Wenn man nicht konsequent bestimmte Verstärker kontrolliert, wird das Kind keinen Grund erkennen, warum es sich an den Tisch setzen sollte.

- Lara (6) weigert sich, am Esstisch zu sitzen. Sie läuft während des Essens in der Wohnung herum, spielt mit ihren Spielsachen und kommt erst dann wieder zum Tisch, wenn der Nachtisch dort bereitsteht. Damit sie genug isst, macht ihre Mutter ihr eine Stunde nach dem Mittagessen immer einen Teller mit Nahrungsmitteln zurecht, die Lara bevorzugt. Warum sollte das Kind also die Entscheidung treffen sich an den Tisch zu setzen, wenn reguläre Essenszeit ist?

  Es sollten zunächst allerlei Spielsachen während der Essenszeit kontrolliert werden. Eventuell sollte man während der Mahlzeiten die Türen zum Kinderzimmer, Wohnzimmer und zu anderen interessanten Orten abschließen. Lara darf dann vom Tisch aufstehen und herumlaufen, wird jedoch keinerlei Stimulation finden. Wenn die Umgebung so gestaltet ist, dass es Lara langweilig wird, ist die Chance erhöht, dass sie wieder an den Esstisch zurückkehrt. Sobald sie sich an den Tisch setzt, sollte ausgiebig verstärkt werden. In Intervallen sollte immer wieder verstärkt werden, solange sie am Tisch sitzen bleibt, wenn dieses Verhalten nicht als selbstverständlich angesehen werden kann.

Da es in dieser Situation ums Essen geht, sind essbare Verstärker auch besonders angemessen für dieses Lernprogramm. Fast jedes Kind hat bestimmte Essensverstärker. Bei einigen Kindern sind es Apfelstücke oder Rosinen, bei anderen Kaffeepulver oder Oliven und wieder andere Kinder mögen bestimmte Kekse, Schokoladenriegel, Popcorn, Chips, Limonade oder Pudding. Nun kann man eine Art Punkteprogramm einsetzen, in dem das Kind seinen Nachtisch Schritt für Schritt durch sein Verhalten während des Essens verdient. Auch Geschwisterkinder können und sollten bei diesem Programm mitmachen und können so als positive Vorbilder dienen.

Beispiel für ein Verstärkerprogramm

- Alle Geschwister bekommen einen Plastikbecher oder eine Schüssel als Sammelbehälter. Diese Gefäße dürfen sie direkt neben den Teller stellen, wenn sie den Inhalt bis nach dem Essen nicht anrühren. Den Inhalt bekommt jedes Kind nach dem Essen, sobald die Eltern es erlauben. Neigen die Kinder dazu, während des Essens in die Gefäße zu greifen, sollten die Gefäße direkt bei den Eltern stehen bleiben. Nun können die Eltern essbare, in kleine Teile zerteilte Verstärker der Kinder nutzen, um in Intervallen immer wieder angemessenes Verhalten bei Tisch zu verstärken. Lara z. B. bekommt ein oder mehrere Popcorn in ihren

Becher, wenn sie sich an den Tisch setzt. Bleibt sie eine halbe Minute sitzen, wird wieder gelobt: „Toll, wie schön du sitzt!“, und mit Keksen verstärkt. Die Geschwister erhalten ebenfalls Verstärker, auch wenn sie für gewöhnlich kein Problemverhalten während der Mahlzeiten zeigen. Hat Lara ein eingeschränktes Essverhalten, sollte auch das Probieren neuer Nahrung ausgiebig verstärkt werden. Für viele Kinder ist es auch ein Anreiz, mit dem Essen zu beginnen oder etwas Neues zu probieren, wenn sie sehen, dass die Geschwister dafür Verstärkung erhalten. Am Ende des Essens hat jedes Kind dann eine individuelle Menge an Popcorn, Keksen oder Pudding und darf seinen Nachtisch genießen, sobald die Eltern dies erlauben.

Dieses Verstärkersystem sollte in den folgenden Wochen allmählich abgeschwächt werden. Zunächst wird mehrmals innerhalb einer Minute verstärkt, irgendwann nur noch alle ein bis zwei Minuten und schließlich sollte das Kind bereit sein, die gesamte Zeit am Esstisch zu sitzen, bis das Essen beendet ist. Es bekommt dann nicht weniger Nachtisch. Es wird zwar mit der Zeit seltener verstärkt, jedoch dann mit einer größeren Menge. Wenn ein Kind nun erkennt, dass es durch das Sitzen am Tisch positive Verstärkung erfährt, aber nur Langeweile findet, wenn es sich vom Esstisch entfernt, ist es wahrscheinlicher, dass es sich entscheidet, sich an den Tisch zu setzen. Die Eltern müssen hier lediglich klare Regeln formulieren und diese konsequent einhalten. Es wird keine Notwendigkeit mehr geben zu verhandeln, zu schimpfen, zu bitten oder das Kind zu überreden, mit am Tisch zu sitzen.

Auch in diesem Beispiel wird nicht das Verhalten an sich manipuliert. Die Umwelt, die Antezedenten und Konsequenzen werden so gestaltet, dass das Kind gute Gründe hat, um das erwünschte angemessene Verhalten zu demonstrieren. Viele Kinder, die nicht am Esstisch sitzen und ein problematisches Essverhalten zeigen, sind durchaus fähig, die angemessenen Verhaltensweisen zu lernen. Man muss lediglich wissen, wie man die Motivatoren und die Verstärker des Kindes individuell einsetzen kann, damit das Kind eine bessere Verhaltensentscheidung trifft.

Beispiel

- Frieda (4) entwickelte in den vergangenen Monaten immer mehr Rituale und sitzt schon seit Wochen nicht mehr zu den Mahlzeiten am Esstisch. Frieda isst nur dann Brot oder warmes Essen, wenn sie auf einem bestimmten Platz auf dem Sofa sitzt, wenn drei bestimmte Spielzeuge auf dem Tisch liegen, die Mutter rechts neben ihr sitzt und sie füttert und dabei ein bestimmtes Lied singt. Wird eines dieser Rituale nicht eingehalten, verweigert Frieda das Essen. Für ihre Mutter ist jedoch sehr wichtig, dass Frieda isst, sodass sie bereit ist, all diese Rituale mitzumachen.

  Das Ziel der Mutter ist es, dass Frieda wieder lernt, bereitwillig am Tisch zu sitzen. Um dies zu erreichen, muss sie zunächst dazu motiviert werden, sich wenigstens für eine Sekunde hinzusetzen. Da der Esstisch mit Nahrungsmitteln in Verbindung gebracht werden soll, sollten hauptsächlich essbare Verstärker eingesetzt werden, um Frieda diese Fähigkeit zu vermitteln. Frieda liebt nichts mehr auf der Welt als Weintrauben. Sie ist es gewohnt, eine ganze Schale davon zu bekommen, die sie dann aufessen darf.

Zunächst sollte dieser Verstärker kontrolliert und die Entscheidung getroffen werden, dass Frieda nur dann Zugang zu Weintrauben erhält, wenn sie angemessenes Verhalten zeigt. Es sollte überlegt werden, welche Fähigkeiten sie bereits beherrscht, auf die man aufbauen kann, um das Zielverhalten zu vermitteln. Frieda versteht die Worte „Komm her!", obwohl sie nur selten darauf reagiert. Sie versteht viele Aufforderungen, kommt diesen jedoch oft nicht nach.
Frieda fürchtet sich nicht vor dem Esstisch, da sie sich häufig am Tisch aufhält und diesen berührt. Somit werden folgende Teilziele erstellt:

- Frieda soll neben dem Tisch stehen
- Frieda soll fünf Sekunden neben dem Tisch stehen
- Frieda soll zehn Sekunden neben dem Tisch stehen
- Frieda soll auf die erste Stufe des Tripp Trapp-Stuhls steigen
- Frieda soll fünf Sekunden auf dem Stuhl bleiben
- Frieda soll zehn Sekunden auf dem Stuhl bleiben
- Frieda soll sich für eine Sekunde hinsetzen
- Frieda soll sich für fünf Sekunden hinsetzen
- Frieda soll sich für zehn Sekunden hinsetzen

Es wird mit dem ersten Punkt begonnen. Da man bei einer Fähigkeit einsteigt, die Frieda bereits ohne Probleme beherrscht, wird sichergestellt, dass sie nicht überfordert wird. Man sollte dieses Verhalten nun so häufig wie möglich anleiten und verstärken, damit es sich festigen kann und Frieda Sicherheit und Routine darin entwickelt, das erwünschte Verhalten zu zeigen. Erst wenn es ihr leichtfällt, ein Verhalten der Liste zu demonstrieren, wird zum folgenden Schritt übergegangen. Einige Kinder würden für jeden weiteren Schritt eventuell Prompts benötigen, um das gewünschte Verhalten zeigen zu können. Da Frieda jedoch SDs wie „Komm her!" und „Setz dich!" versteht und auch motorisch umsetzen kann, werden keine physischen Prompts eingesetzt. Es wird lediglich die notwendige Motivation kreiert, indem Friedas Verstärker kontrolliert wird und man ihr die Zeit einräumt, die sie benötigt, um eine Entscheidung für das angemessene Verhalten zu treffen.
Frieda erwartet ihre tägliche Ration Weintrauben in einer Schüssel. Nun wird ihr die Schüssel jedoch nicht einfach überreicht, sondern es wird ihr signalisiert, dass sie zum Esstisch kommen soll. Kommt sie, erhält sie daraufhin ein oder zwei Trauben. Viele Kinder mit einem starken Kontrollbedürfnis werden nun sehr wütend, weil sie die Ausgabe der Trauben in kleinen Portionen nicht akzeptieren möchten. Seien Sie also auf einen Löschungstrotz eingestellt und bewahren Sie Ruhe, denn Sie wissen: Sie erwarten nichts Unmögliches von Frieda und überfordern sie nicht. Frieda hat auch keine Schmerzen, wenn sie nun heftig zu weinen beginnt.
Sind Sie konsequent, wird sie bald lernen, dass sie keine Möglichkeit hat, Trauben in einer Schüssel zu bekommen, dass es jedoch immer dann Trauben gibt, wenn Sie zum Esstisch kommt. Erst wenn sie bereitwillig und ohne unangemessenes Verhalten zu zeigen zum Tisch kommt und akzeptiert hat, immer nur wenige Trauben auf einmal zu bekommen, geht man zum zweiten Schritt über.

Frieda erhält erst dann Trauben, nachdem sie sich fünf Sekunden lang am Tisch aufgehalten hat. Sobald sie zum Tisch kommt, kann man die Trauben hochhalten und sagen „Warte!“. Nach wenigen Sekunden ruhigen Wartens wird verstärkt (siehe Warteprogramm). Erst wenn Frieda bereit ist, mehrere Sekunden am Tisch stehen zu bleiben, wie es Schritt zwei und drei verlangen, wird ihr der SD gegeben „Steig auf den Stuhl!“. Frieda muss sich nur kurz auf die erste Stufe stellen und darf sofort wieder absteigen. Sofort danach wird dieses Verhalten verstärkt.
Frieda sollte von nun an keine Trauben mehr für die Erfüllung der Schritte eins bis drei bekommen. Man sollte immer das abverlangen, was den aktuellen Möglichkeiten des Kindes entspricht. Es ist wahrscheinlich, dass ein Kind wie Frieda bei jeder Erhöhung der Erwartung mit Löschungstrotz reagiert.
Minikonsequenzen sind in diesem Prozess eine wertvolle Strategie, um dem Kind zu zeigen, ob es sich durch sein Verhalten in Richtung Verstärkung bewegt oder sich davon entfernt. Sobald sich Frieda also in Richtung Stuhl bewegt, bewegen wir die Trauben näher zu ihr. Beginnt sie laut zu werden oder sich vom Stuhl zu entfernen, werden die Trauben von ihr weg bewegt. Dieser Prozess kann innerhalb einer Minute viele Male eingesetzt werden.
So erhält Frieda bei jeder Bewegung ein sofortiges Feedback darüber, ob sie sich auf dem Weg zur Verstärkung befindet oder nicht. Bei diesem Prozess wird der SD „Setz dich!“ nur in den Momenten gegeben, in denen sie Interesse für ihre Verstärker zeigt. Man sollte sich ruhig verhalten und auf keinen Fall auf sie einreden. Hat man sichergestellt, dass sie die Aufforderung versteht und auch fähig ist, ihr nachzukommen, sollte man ihr die Zeit gewähren, die sie benötigt, um eine Entscheidung zu treffen. Setzt sie sich, wenn auch nur für eine Sekunde, sollte man ausgiebig verstärken. Schreit Frieda, während sie sich setzt, sollte man dennoch verstärken, jedoch bei den folgenden Durchgängen darauf achten, dass nur noch dann verstärkt wird, wenn Frieda sich setzt und dabei ruhig ist. Sobald sie akzeptiert hat, dass das Konsumieren ihrer liebsten essbaren Verstärker vom Sitzen am Esstisch abhängig ist, wird sie lernen, diese neuen Regeln anzunehmen.

Das Einführen neuer Regeln kann nur gelingen, wenn man bei der Einhaltung sehr konsequent ist. Kinder wie Frieda können lernen, am Esstisch zu sitzen, sie benötigen jedoch einen guten Grund, um dies auch zu tun.

Variieren Sie immer die essbaren Verstärker, nutzen Sie jene, für die das Kind zum aktuellen Zeitpunkt das größte Interesse zeigt. Nutzen Sie auch verstärkende Getränke, um ein solches Verhalten zu unterrichten.

Wenn Kinder Nahrungsmittel nur in bestimmter Form zu sich nehmen

Kinder mit ASD entwickeln nicht selten rigide Regeln dafür, in welcher Form bestimmte Nahrungsmittel verzehrt werden dürfen. So essen einige Kinder die Schokolade nur, wenn es immer zwei zusammenhängende Stücke sind – nicht einzeln und auch nicht mehrere zusammenhängende Stücke. Es gibt Kinder, die ihre Banane nur dann essen, wenn diese in eine genaue Anzahl von Stücken zerteilt ist. Auch wenn das Kind Milchriegel liebt, kann es sein, dass es diesen verweigert, wenn er in der Mitte durchgebrochen ist oder eine kleine Ecke fehlt. Ebenso gibt es Kinder, die ihre Milch nur aus einem bestimmten Becher trinken. In solchen Fällen ist oft ein kleinschrittiges Desensibilisierungsprogramm unter hoher Motivation sinnvoll.

Viel wichtiger ist es jedoch, Eltern den Unterschied zwischen nützlichen Ritualen und zwanghaften Verhaltensmustern zu verdeutlichen. Familien von Kindern mit ASD sollten zu jeder Zeit achtsam sein, ob ein Kind die Tendenz zeigt, ein zwanghaftes Verhaltensmuster zu entwickeln. Dies sollte von Beginn an nicht gestattet werden, vielmehr sollte Flexibilität gefördert werden, bevor sich ein zwanghaftes Verhalten manifestiert.

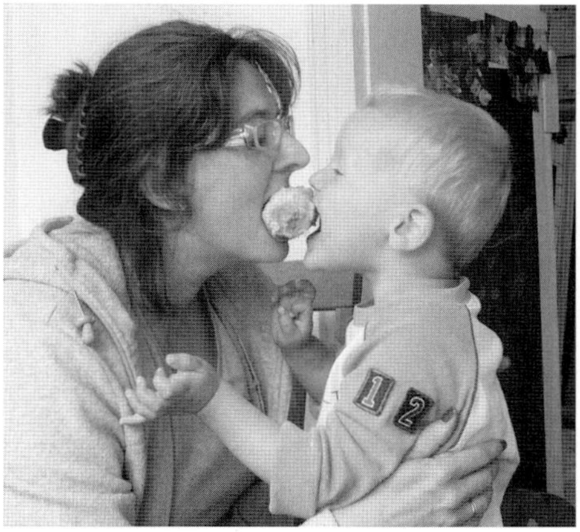

Essen kann auch Spaß machen

Wenn ein Kind zum Beispiel an einem Tag sein Toastbrot mit abgeschnittenen Rändern bekommen hat und dieses am Tag darauf sofort wieder einfordert, obwohl es vorher noch nie ein Problem damit hatte, die Ränder zu essen, sollten die Eltern hier konsequent sein und notfalls einen Löschungstrotz abwarten.

Immer wenn ein Kind sich stark unangemessen verhält, um damit eine neue Regel durchzusetzen, sollte man sich darüber bewusst sein, dass es sich ein neues zwanghaftes Verhalten angewöhnen wird, sobald man dem unangemessenen Verhalten nachgibt. Das Kind würde außerdem lernen, dass unangemessenes Verhalten ein effektiver Weg ist, um Sonderwünsche und Sonderrechte einzufordern.

Unterschiedliche Therapieansätze

Es gibt wenige Menschen mit ASD, die ohne intensive Förderung beachtliche Fortschritte erzielen. Es sind aber viele Fälle dokumentiert, in denen Kinder, denen eine extrem schlechte Prognose gestellt wurde, durch intensive Förderung eine extrem gute Entwicklung erzielen konnten (Markham, 2006).

Catherine Maurice berichtet davon, dass es möglich ist, Autismus zu überwinden. Ihre Kinder haben mit 39 und 53 Monaten nach intensiver verhaltensanalytischer Förderung keine autismusspezifischen Symptome mehr gezeigt (Maurice, 1996, S. 37).

Empirisch abgesicherte Methoden bei der Autismusintervention sind unter anderem verhaltenstherapeutische Ansätze, TEACCH sowie PECS. In Deutschland bietet zum Beispiel das Institut „Pyramid Educational Consultants Deutschland" Materialien, Kurse und Ausbildungen zum Thema PECS an.

Auch die meisten Institute zur Delfintherapie arbeiten verhaltensanalytisch und nutzen Delfine zur Motivation und zur Verstärkung angemessener Verhaltensweisen. Leider ist diese Therapie sehr teuer, von kurzer Dauer und nicht alltagstauglich.

Auch ergänzende Maßnahmen wie Ergotherapie, Logopädie und Physiotherapie werden zur Autismusintervention regelmäßig genutzt. Die Ergotherapie kann dem Kind durch den Umgang mit verschiedenen Materialien neue Umwelterfahrungen ermöglichen (Poustka et al., 2004, S. 57 u. 113).

Die Sensorische Integrationstherapie entbehrt bisher noch einer wissenschaftlichen Überprüfung ihrer Effektivität bei ASD, sie wird jedoch gerade in der Ergotherapie in Deutschland weitverbreitet eingesetzt (Aarons et al., 2007, S. 132; Ayres, 1998, S. 213).

Nicht selten werden Medikamente oder homöopathische Mittel eingesetzt, jedoch gibt es bei Autismus keine geeignete Standardmedikation (Poustka et al., 2004, S. 42). Temple Grandin sammelt in *Thinking in Pictures* Erfahrungsberichte von Betroffenen, die vereinzelt von verschiedenen Medikamenten wie Tofranil®, Anafranil®, Prozac®, Buspar®, Catapres®, Betablocker oder Clonidine profitiert haben. Jedoch sind dies Einzelfallberichte und nicht durch verlässliche Studien belegt. In einigen europäischen Ländern, wie z. B. in Moldawien, ist die „chemische Keule" noch heute die Standardtherapie. Kinder werden mit antipsychotischen Mitteln wie Risperidon® „ruhiggestellt". Erwachsene Menschen mit Autismus bekommen dort die Diagnose Schizophrenie und werden danach behandelt.

Es gibt noch eine Vielzahl weiterer Methoden, deren Effektivität nicht oder noch nicht ausreichend belegt werden konnte, die jedoch auf verschiedene betroffene Personen eine gute Wirkung erzielen können. Hierzu gehören Ansätze wie beispielsweise Biomedizin, Relationship Development Intervention (RDI™), Klangtherapie,

Musiktherapie, Neurofeedback, Affolter, Irlen-Brillen für visuelle Wahrnehmungsstörungen, Auditory Integration Training (AIT) nach Berard oder Tomatis. Fragwürdige Therapien sind die Festhaltetherapie oder die gestützte Kommunikation (FC). Hermann Danne beschreibt in seinem Buch *Applied Behaviour Analysis* und *Verbal Behaviour* (2009) verhaltenstherapeutische Ansätze (ABA/VB), Biomedizin und Sensorische Integration als die drei Hauptsäulen in der Behandlung von Autisten.

Es gibt viele Fördermöglichkeiten bei Autismus. Da die meisten Familien mehrere Therapien zugleich in Anspruch nehmen, lässt sich oft nur vage beurteilen, welche der Therapien effektiv war, um Fortschritte hervorzurufen.

Schlusswort

ABA/VB ist eine Lernmethode, die erklärt, wie wir Menschen Lernerfahrungen machen. Wir alle sind von Reaktionen umgeben, die Einfluss auf unsere Verhaltensweisen haben und wir setzen selbst Reaktionen ein, die das Verhalten unserer Mitmenschen unvermeidlich beeinflussen. Wir alle praktizieren Verstärkung, Löschung und Bestrafung, ganz unabhängig davon, ob wir ABA als Wissenschaft kennen oder nicht.

ABA ist eine Lernmethode, die im alltäglichen Leben im natürlichen Umfeld eines Kindes mit ASD zur Anwendung kommen kann. Sie ist mit vielen erzieherischen und therapeutischen Ansätzen kombinierbar.

Wir können die Umwelt und Reaktionen so verändern, dass ein Kind in seiner natürlichen Umgebung angemessenes Verhalten lernen und unangemessenes verlernen kann. Pairing, Motivation und Verstärkung sind dabei die wichtigsten Begriffe, die dafür sorgen, dass ein Kind mit Freude lernt. Kinder mit ASD lernen, wenn sie motiviert sind.

Motivation zu kreieren und gezielt einzusetzen ist die große Kunst eines guten ABA-Lernprogramms. Die Grenzen des Potenzials eines Kindes mit ASD kann man bei der Diagnosestellung nicht festlegen, sie zeigen sich erst im Laufe des Unterrichts.

Ich hoffe, dass dieses Buch Sie motiviert, das Potenzial von Kindern mit ASD und Verhaltensauffälligkeiten zu erschließen. Wenn es uns gelingt, aus uns selbst die wichtigsten Verstärker eines Kindes zu machen, kann dies der Schlüssel dazu sein, um ein Kind in Richtung „typischen" Verhaltens zu unterrichten. Einige Kinder werden nur kleine Fortschritte machen, andere machen größere Entwicklungsschritte. Eine erfolgreiche Therapie steht oder fällt mit der Motivation, die ein Therapeut erzeugen kann.

Ich bedanke mich für Ihr Interesse an diesem Buch und wünsche Ihnen viel Spaß und viel Erfolg auf Ihrem Weg zu lernen, wie Sie der beste Lehrer für Kinder mit Lernschwierigkeiten sein können.

Glossar

ABA	Applied Behavior Analysis, Angewandte Verhaltensanalyse. Das Verständnis darüber, wie Antezedenten und Konsequenzen unser Verhalten beeinflussen.
ABC	Autism Birth Cohort. Testverfahren zur Autismusdiagnose.
ABC-Paradigma	Antecedent, Behavior, Consequence. Ein analytisches Werkzeug, um zu ermitteln, wann und warum ein Verhalten gezeigt wird.
Antezedent (A)	Alles, was vor einem Verhalten geschieht, was es auslöst oder begünstigt (SD, Prompt und MO).
ADI-R	Autism Diagnostic Interview-Revised. Testverfahren zur Autismusdiagnose.
ADOS	Autistic Diagnostic Observation Schedule. Testverfahren zur Autismusdiagnose.
ABLLS	Assessment of Basic Language and Learning Skills. Einstufungsmanual der grundlegenden Lern- und Sprachfähigkeiten. Ein sehr umfangreiches Einstufungsmanual und Zielorientierung für Kinder mit und ohne ASD. Aus der ABA/VB-Wissenschaft.
AD(H)S	Aufmerksamkeitsdefizit- (Hyperaktivitäts-) Syndrom.
Affolter	Geführte Interaktionstherapie. Eine Wahrnehmungsstörung wird angenommen und Handlungsabläufe werden mit dem Therapeuten gemeinsam ausgeführt.
Apraxie	Störung der Ausführung willkürlicher Bewegungen im zweckmäßigen Hantieren mit Objekten basierend auf Hirnschädigungen.
ASD	Autism Spectrum Disorder, ASS Autismus-Spektrum-Störung. Tief greifende Entwicklungsstörung. Drei wesentliche Auffälligkeiten: 1. Defizite in der sozialen Interaktion, 2. eingeschränkte Kommunikation sowie 3. eingeschränkte Interessen und stereotype Verhaltensmuster.
Association for Behavior Analysis International	Internationale Vereinigung für Verhaltensanalyse.
Augmentative Kommunikation	Lautsprache wird ersetzt durch ergänzende und ersetzende Kommunikation durch Bilder, Piktogramme oder Zeichensprache. Bei VB bedeutet dies in den meisten Fällen eine zeitlich begrenzte Ersetzung: Augmentative Kommunikation wird als Brücke zur Sprache genutzt.

Aversive Stimuli	Unangenehme Reize.
Bestrafung	Etwas, das nach einem Verhalten geschieht und bewirkt, dass das Verhalten weniger wahrscheinlich eingesetzt wird. Gehört zu den Konsequenzen (C).
BCABA	Board Certified Associate Behavior Analyst, amtlich zertifizierter Verhaltensanalytiker-Assistent.
BCBA	Board Certified Behavior Analyst, amtlich zertifizierter Verhaltensanalytiker.
Behavior (B) (USA)/ Behaviour (Engl.)	Siehe Verhalten.
Biomedizin	Molekular- und zellbiologische Behandlung. Eine Stoffwechselverarbeitungsstörung wird vermutet. Bei ASD und AD(H)S eingesetzt in Form von Diäten. Meist laktose- und glutenfreie Ernährung.
Consequence (C)	Siehe Konsequenz.
Deprivation	Entzug. Gegenteil von Satiation = Sättigung. Der Mangel eines Reizes, der entsteht, wenn man etwas eine Weile nicht mehr erfahren hat. Durst ist das Beispiel einer Deprivation von Flüssigkeit.
DGVA	Deutsche Gesellschaft für Verhaltensanalyse
Differenzierte Verstärkung	Bedeutet unangemessenes Verhalten nicht mehr zu verstärken und zugleich darauf bedacht zu sein, angemessenes Verhalten zu verstärken.
DRO	Differential Reinforcement of Other Behaviors, die gezielte Verstärkung angemessener Verhaltensweisen.
DSM	Diagnostic and Statistical Manual of Mental Disorders. Einstufungsmanual zur Autismusdiagnose.
DTT	Discrete Trial Teaching. ABA-Unterrichtsstrategie nach dem ABC-Paradigma, die immer einen klaren Anfang (A), eine Mitte (B) und ein Ende (C) hat.
Dyspraxie	Entwicklungs- und Koordinationsstörung, die circa neun Prozent aller Kinder betrifft.
Extinction	Siehe Löschung.
Extrinsische Motivation	Motivation, die von außen kommt. Beispiel: Jemand arbeitet, nicht weil ihm die Arbeit gefällt, sondern allein des Geldes wegen.
Fading	Gezielter und kontinuierlicher Abbau von Hilfestellung. Wichtiger Aspekt des fehlerfreien Lernens.

FC	Facilitated Communication, gestützte Kommunikation.
Fehlerfreies Lernen	Unterrichtsstrategie, bei der von der stärksten bis hin zur schwächsten Hilfestellung gepromptet wird und Frustration vermieden wird. Gegensätzliche Strategie zu Versuch und Fehlschlag.
Festhaltetherapie	Nicht anerkannte Form der Psychotherapie. Eine Bindungsstörung wird hier als Ursache für Autismus angenommen.
Floor Time™	Spielbasierte Autismusintervention nach S. Greenspan.
Fragiles-X-Syndrom	Erblich genetisch bedingte Lernschwierigkeiten bis starke kognitive Behinderung aufgrund der Mutation des X-Chromosoms. Hierbei treten oft autistische Züge auf.
Generalisierung	Fähigkeit, ein Verhalten in unterschiedlichen Situationen zu zeigen, an verschiedenen Orten, mit verschiedenen Personen und unterschiedlichen Materialien.
Generalisierter Verstärker	Ein Verstärker, der stellvertretend für eine Vielzahl von anderen Verstärkern steht, da er den Zugang zu diesen ermöglicht, wie Geld, Tokens oder Bezugspersonen.
ICD	International Classification of Diseases. Einstufungsmanual zur Autismusdiagnose.
Inner Drive	Die innere natürliche Motivation, die ein typisch entwickelter Mensch empfindet, wenn er vor neue Herausforderungen gestellt wird. Der Spaß am Erlernen neuer Fähigkeiten.
Intraverbal	Fähigkeit zur Gesprächsführung.
Intrinsische Motivation	Siehe Inner Drive.
JABA	Journal of Applied Behavior Analysis.
Joint attention	Die Fähigkeit, sich am Blick einer anderen Person zu orientieren und diesem mit den Augen zu folgen.
KiSS-Syndrom	Kopfgelenk-induzierte Symmetrie-Störung. Störung der Körperhaltung und des Verhaltens, zurückzuführen auf geburtstraumatische Belastung der Halswirbelsäule, noch nicht wissenschaftlich nachgewiesen.
Konditionierte Verstärker	Siehe Sekundäre Verstärker.
Konsequenz	(C) Alles, was nach einem Verhalten geschieht. Ist entweder Verstärkung, Löschung oder Bestrafung.

Löschung	Bedeutet, ein Verhalten nicht mehr zu verstärken, welches zuvor verstärkt wurde. Bewirkt, dass ein Verhalten weniger wahrscheinlich in der Zukunft gezeigt wird. Gehört zu den Konsequenzen (C).
Löschungstrotz	Der Zeitraum, in dem während einer Löschung ein Verhalten ansteigt, bevor es weniger wird.
Manding	Fähigkeit zur Bedürfnisäußerung.
MO	Motivating Operation. Ein Umstand, der den Wert eines Verstärkers verändert (Deprivation und Satiation). Gehört zu den Antezedenten (A).
NET	Natural Environment Teaching. Unterrichtsstrategie, in der ein Lernziel in direkter Verbindung mit dem Verstärker steht.
Neurofeedback	Form des Biofeedback. Analyse von Gehirnstromkurven. Lernprozess, der auf operanter Konditionierung beruht. Meist genutzt bei Migräne und Epilepsie.
OCD	Obsessive Compulsive Disorder. Zwanghafte Persönlichkeitsstörung.
Overload	Sensorische Überlastung.
Pairing	Ein Prozess, in dem die wahrgenommenen Werte zweier Stimuli sich aufeinander übertragen, wenn diese zusammen erfahren werden. Auch: Beziehungsaufbau.
PAPA	Preschool Age Psychiatric Assessment. Einstufungsmanual zur Autismusdiagnose.
PDD-NOS	Pervasive Developmental Disorder - Not Otherwise Specified. Tief greifende Entwicklungsstörung, nicht genauer definiert.
PECS	Picture Exchange Communication System. Ein Bilderkommunikationssystem, das in der Autismusintervention verbreitet Anwendung findet.
Primäre Verstärker	Verstärker, die unsere Grundbedürfnisse befriedigen: Essen, Trinken, Wärme, Gesellschaft, Sexualität.
Prompt	Hilfestellung, um eine Bewegung, ein Verhalten oder eine Fähigkeit erfolgreich auszuführen. Gehört zu den Antezedenten (A).
RDI™	Relationship Development Intervention.
Rett-Syndrom	Genetisch verursachte Hirnleistungsstörung, die nur Mädchen betrifft.
Satiation	Die Sättigung eines Reizes, wenn man zu oft oder zu viel davon erfahren hat. Gegenteil von Deprivation.

SD Discriminativer Stimulus, Instruktion. Ein Stimulus, den es gilt von anderen Stimuli zu unterscheiden (diskriminieren) und der signalisiert, dass Verstärkung verfügbar ist, wenn man ein bestimmtes Verhalten einsetzt. Gehört zu den Antezedenten (A).

Sekundäre Verstärker Erlernte oder konditionierte Verstärker. Alle Verstärker, die erst nach der Geburt durch Pairing mit anderen verstärkenden Reizen entwickelt wurden.

SI Sensorische Integration. Therapie zur Regulation von Wahrnehmungsverarbeitungsstörungen.

Son Rise® Autismusintervention, entwickelt 1974 vom Ehepaar Kaufman vom Autism Treatment Center of America TM.

SR Reinforcing Stimulus = Verstärkung.

Stimming Selbststimulierendes Verhalten, wie wiederholte Bewegungen. Eine der Funktionen von Verhalten.

Stimuluskontrolle (Stimulus control) ein bestimmter Stimulus ruft eine bestimmte Reaktion hervor.

Tacting Benennen eines wahrgenommenen Reizes.

TEACCH Treatment and Education of Autistic and related Communication Handicapped Children. Gängige wissenschaftliche Methode zur Autismusintervention. Wird gewöhnlich in Schulen und Kindergärten eingesetzt.

Theory of Mind Die Fähigkeit, anderen Menschen eigene Gedanken, Sichtweisen und Gefühle zuzuschreiben.

Time In Zeitspanne, in der das Kind freien Zugang zur Verstärkung hat.

Time Out Auszeit. Bedeutet eine Zeit außerhalb von Verstärkung. Eine Form negativer Bestrafung, um unangemessenes Verhalten abzubauen.

Tomatis Hörtraining mit speziell aufbereiteter Musik und Stimme. Angenommen wird eine auditive Wahrnehmungsstörung, die Verhaltensauffälligkeiten begünstigt.

Tuberöse Sklerose Genetische Erkrankung mit Fehlbildungen und Tumoren im Gehirn, meist einhergehend mit kognitiver Behinderung.

UCLA University of California Los Angeles.

Unterrichtsbogen Die Motivation für eine verstärkende Aktivität wird zum Unterrichten eingesetzt.

Unterrichtskontrolle	Die Bereitschaft zur Kooperation, beruhend auf Lernerfahrungen, die einem Menschen vermitteln, dass es sich lohnt, Anforderungen nachzukommen.
Verbale Imitation	Echo.
Verhalten (B)	Jede messbare Änderung in einer Person. Auch Reaktion genannt.
Verstärkung (SR)	Alles, was auf ein Verhalten folgt und das Auftreten des Verhaltens in der Zukunft erhöht. Gehört zu den Konsequenzen (C).
VB	Verbal Behavior. Verbales Verhalten. Ein moderner ABA-Ansatz. Auch: Jedes Verhalten, das durch die Interaktion mit einem anderen Menschen verstärkt wurde.
VB-MAPP	The Verbal Behavior Milestones Assessment and Placement Program von Dr. Mark Sundberg. Lernzielvorgabe und Einstufungsmanual für Fähigkeiten und Lernbarrieren. Aus der ABA/VB-Wissenschaft.
VR	Variable Ratio of Reinforcement. Variable Verstärkerfrequenz. Die allmähliche Ausdehnung der Frequenz, in der Verstärkung eingesetzt wird.
WHO	World Health Organization, Welt-Gesundheits-Organisation.

Literatur

Aarons, M.; Gittens, T.: Das Handbuch des Autismus. Ein Ratgeber für Eltern und Fachleute. Beltz, Weinheim; Basel, 2007

Anderson, S.R.; Avery, D.L.; Di Pietro, E.K.; Edwards, G.L.; Christian, W.P.: Intensive home-based early intervention with autistic children. Education and Treatment of Children, 10, p. 352–366, 1987

Ayres, A. J.: Bausteine der kindlichen Entwicklung. 3. Auflage. Springer Verlag, Berlin, 1998

Birnbauer, J.S.; Leach, D.J.: The Murdoch early intervention program after 2 years. Behaviour Change, 10, p. 63–74, 1993

Bölte, S.: Autismus, Spektrum, Ursachen, Diagnostik, Intervention, Perspektiven. Verlag Hans Huber, Hogrefe AG, Bern, 2009

Brauns, A.: Fledermäuse und Buntschatten. Mein Leben in einer anderen Welt. Goldmann Verlag, München, 2004

Cooper, J.; Heron, T.; Heward, W.: Applied Behavior Analysis. Second Edition. Pearson; Merrill; Prentice Hall; Upper Saddle River, New Jearsey, Columbus, Ohio, 2007

Danne, H.: Applied Behaviour Analysis und Verbal Behaviour – Grundlagen und Umsetzung bei Autismus. 1. Auflage. Hermann Danne Selbstverlag, Ulm, 2009

Danne, H.: Das ABA Mutmachbuch – Eltern berichten aus dem Leben mit ihren autistischen Kindern. 1. Auflage. Hermann Danne Selbstverlag, Ulm, 2010

Eikeseth, S.; Lovaas, O.I.: The autistic label and its potentially detrimental effect on the child's treatment. Journal of Behavioral Therapy and Experimental Psychiatry, 23, p. 151–157, 1992

Eikeseth, S.; Smith, T.; Jahr, E.; Eldevik, S.: Intensive behavioral treatment at school for 4- to 7-year-old children with Autism: a 1-year comparison controlled study. Behavior Modification. Sage Publications, Vol. 26, p. 49–68, 2002

Eikeseth, S.; Smith, T.; Jahr, E.; Eldevik, S.: Outcome for children with Autism who began intensive behavioral treatment between ages 4 and 7, a comparison controlled study, Behavior Modification. Sage Publications, Vol. 31, Nr. 3, May 2007 http://online.sagepub.com

Elliot, R.O.; Dobbin, A.R.; Rose, G.D.; Spover, H.V.: Vigorous aerobic exercise versus general motor training effects on maladaptive and stereotypic behaviors of adults with both autism and mental retardation. Journal of Autism and Developmental Disorders, 24, 565–576, 1994

Erba, H.W.: Early Intervention Programs for Children with Autism: Conceptual Frameworks for Implementation. American Journal of Orthopsychiatry, 70, 1, p. 82–94, 2000

Faraji, S.: Biomedizinische Untersuchungen und Behandlungsmethoden beim Autistischen Syndrom und AD(H)D: Grundlagen und Praxis, 2007

Fisher, A.G.; Murray, E.A.; Bundy, A.C.: Sensorische Integrationstherapie. 2. Auflage. Springer Verlag, Berlin, 2002

Grandin, T.: Thinking in Pictures. Vintage, USA, 2006

Gray, C.: The new social story book. Future Horizons, USA, 2010

Gray, C.: Comic Strip Conversations. Dt. Übers. Petra Kind: Comic Strip Gespräche, Sequenz Medien Produktion, 2011, Peekind@web.de

Jerome, J.; Frantino, E.P.; Sturmey, P.: The effects of errorless learning and backward chaining on the acquisition of internet skills in adults with developmental disabilities. Journal of Applied Behavior Analysis, 40, p.185–189, 2007

Kirschbauer, S.; Danne, H. (Hrsg.): Mein Leben als Gefangene im eigenen Körper. Hermann Danne Selbstverlag, Ulm, 2011

Lovaas, O.I.: The Autistic Child. Language Development through Behavior Modification. Irvington Publishers, New York, 1977

Lovaas, O.I.: Teaching Developmentally Disabled Children. The Me Book. Pro-ed, Austin, Texas, 1981

Lovaas, O.I.: Behavioral treatment and normal educational and intellectual functions in young autistic children. Journal of Consulting and Clinical Psychology, 55, p. 3–9, 1987

Lynch Barbera, M.: The Verbal Behavior Approach – How to Teach Children with Autism and Related Disorders. Jessica Kingsley Publishers, London and Philadelphia, 2007

Markham, Ontario Study, National Post, 11. Nov. 2006

Matzies, M.: Applied Behavior Analysis. Weidler Buchverlag, Berlin, 2004

Maurice, C.: Let Me Hear Your Voice, A families Triumph over Autism. St Edmundsbury Press Limited, Suffolk, 1993

Maurice, C.: Behavioral Intervention for Young Children with Autism – A Manual for Parents and Professionals. Pro-ed, Austin, Texas, 1996

McEachin, J.J.; Smith, T.; Lovaas, O.I.: Long-term outcome for children with Autism who received early intensive behavioral treatment. American Journal on Mental Retardation, 4, p. 359–372, 1993

Menze, J.: Verhaltensintervention durch Applied Behavior Analysis (ABA). Ergotherapie und Rehabilitation, 50. Jahrgang, Nr. 1, S. 18–21, 2011

Myers, S.M.: Management of children with Autism Spectrum Disorders, The American Academy of Pediatrics, Clinical Report, Elk Grove Village, IL, Vol. 120, Nr. 5, November, 2007

Molnar, C.: Applied Behavior Analysis und die Frage nach Selbstbestimmung. Weidler Buchverlag, Berlin, 2005

Mueller, M.; Palkovic, C.: Errorless learning: Review and practical application for teaching children with Pervasive Developmental Disorders. Psychology in the schools, Wiley InterScience, Vol. 44 (7), 2007

Mueller, M.M.; Nkosi, A.: The Big Disk of ABA Programs. Stimulus Publications, Georgia, 2010

Møller-Nordbye, M.: Martins Verden. Hertervig Forlag, Stavanger, 2009

Ozonoff, S.; Cathcart, K.: Effectiveness of a Home Program Intervention for Young Children with Autism. Journal of Autism and Developmental Disorders, 28, 1998

Partington, J. W.; Sundberg, M.: Assessment of Basic Language and Learning Skills (The ABLLS): An Assessment for Language Delayed Students. Behavior Analysts, Inc. Pleasant Hill, CA, 1998

Partington, J.W.; Sundberg, M.: Teaching Language to Children with Autism or Other Developmental Disabilities. Behavior Analysts, Inc. Pleasant Hill, CA, 1998

Partington, J.W.: Assessment of Basic Language and Learning Skills-Revised (The ABLLS-R): An assessment, curriculum guide and skill tracking system for children with autism or other developmental disabilities. Behavior Analysts, Inc. Pleasant Hill, CA, 2006

Partington, J.W.: Capturing the Motivation of Children with Autism or other Developmental Delays. Behavior Analysts, Inc. Pleasant Hill, CA, 2008

Perry, R.; Cohen, I.; DeCarlo, R.: Case study: Deterioration, autism, and recovery in two siblings. Journal of the American Academy of Child and Adolescent Psychiatry, 34, 232–237, 1995

Pawlow, I.P.: Conditioned Reflexes. Oxford University Press, London, 1927

Piazza, C.; Fisher, W.: Functional Analysis of Inappropriate Mealtime Behaviors. Journal of Applied Behavior Analysis, Summer 2003

Poustka, F.; Bölte, S.; Feineis-Matthews, S.; Schmötzer, G.: Autistische Störungen. Hogrefe, Göttingen; Bern; Toronto 2004

Remschmidt, H.: Autismus. Erscheinungsformen, Ursachen, Hilfen. 3. Auflage. C.H. Beck, München, 2005

Richman, S.: Wie erziehe ich ein autistisches Kind? 1. Auflage. Hans Huber, Bern, 2004

Richman, S.: Raising a Child with Autism, A Guide to Applied Behavior Analysis for Parents. Jessica Kingsley, Publishers, UK, 2001

Rollett, B.; Kastner-Koller, U.: Praxisbuch Autismus für Eltern, Erzieher, Lehrer und Therapeuten. 2. Auflage. Urban & Fischer, München; Jena, 2001

Schor, B.J.; Schweiggert, A.: Autismus – ein häufig verkanntes Problem. Kinder und Jugendliche mit autistischen Verhaltensweisen in allen Schularten. 2. Auflage. Auer, Donauwörth, 2001

Schramm, R.: Motivation und Verstärkung. Wissenschaftliche Intervention bei Autismus. Hespe: Pro-ABA, 2007

Schramm, R.: Motivation and Reinforcement. Turning the Tables on Autism. Second edition. Hespe: Pro-ABA, 2011, (Übersetzung ins Deutsche in Arbeit)

Schuster, N.: Ein guter Tag ist ein Tag mit Wirsing. 1. Auflage. Weidler Buchverlag, Berlin, 2007

Schwinger, E.; Dudenhausen, J.W. (Hrsg.): Menschen mit Down-Syndrom: Genetik, Klinik, therapeutische Hilfen. Urban & Vogel, München, 2007

Skinner, B.F.: The Behavior of Organisms. An Experimental Analysis. Appleton-Century-Crofts, New York, 1938

Skinner, B.F.: Verbal Behavior. Copley Publishing Group, USA, 1957

Simpson, R.L.: Autism Spectrum Disorders. Interventions and Treatments for Children and Youth. Corwin Press, Thousand Oaks, California, 2005

Spiel, G.; Gasser, A.; Winkler, R.: Autismus in der Fachdiskussion: Diagnostische Aspekte und ätiologische Modelle. In: Rollett, B.; Kastner-Koller, U. (Hrsg.): Praxisbuch Autismus für Eltern, Erzieher, Lehrer und Therapeuten. 3., überarbeitete Auflage. Urban & Fischer Verlag, München, 2007, S. 223–246

Stray-Gundersen, K. (Hrsg.): Babys mit Down-Syndrom. Erstinformationen für Eltern und alle anderen Interessierten. G & S Verlag, Nürnberg, 2005

Stanislaw, H.; Howard, J.; Sparkman, C.; Cohen H.; Green G.: A comparison of intensive behavior analytic and eclectic treatments for young children with Autism, of Research and Developmental Disabilities, TURLOCK, Calif., August, 2005. The article can be purchased online at: www.sciencedirect.com <http://www.sciencedirect.com/>

Tammet, D.: Elf ist freundlich und Fünf ist laut. Ein genialer Autist erklärt seine Welt. Wilhelm Heyne Verlag, München, 2006

Vail, T.; Freeman, D.: Employee Training Manual – The Mariposa School, Verbal behavior Training Seminars, October 2002, available at: www.MariposaSchool.org, email: MariposaSchool@nc.rr.com. Download: http://www.mariposaschool.org/sites/default/files/Training Manual.pdf

World Health Organization: The ICD-10 Classification of Mental and Behavioral Disorders: Clinical Descriptions and Diagnostic Guidelines. Geneva, Switzerland: WHO, 1992

Wyatt, J.W.; Skinner, B.F.: From A to Z – Brief quotations on everything from Approval to Zen. Third Millennium Press, Hurricane, WV, 2001

Internetadressen

Internetquellen über ABA auf Deutsch

www.aba-eltern.de
www.aba-parents.ch
www.autismusaba.de
www.autismus-bonn.de/40607.html
http://dannne.homelinux.org
http://katrinbrunk.cms4people.de
www.rehakids.de

Internetquellen über ABA international

www.abainternational.org
www.asatonline.org
www.Autism.about.com
www.BACB.com
www.bfskinner.org
www.centerforautism.com
www.DrCarbone.net
www.insidethebubble.co.uk
www.lovaas.com
www.MariposaSchool.org
www.partingtonbehavioranalysts.com
http://o4rl.com/Maurice_Suggested_Readings.pdf

ABA/VB Bücher, DVDs und Unterrichtsmaterial

www.pro-aba.com
www.partingtonbehavioranalysts.com/shop/CDs/DVDs/
www.establishingoperationsinc.com
www.autismteachingtools.com
www.avbpress.com
www.timetimer.de

ABA-Yahoogruppen

http://de.groups.yahoo.com/group/aba-autismus
http://health.groups.yahoo.com/group/VerbalBehavior/

Info zu den ABLLS

www.ablls.blogspot.com
www.webablls.com

ABA-Anbieter in Deutschland
ABA-Praxis Mareike Overhof
www.aba-praxis.de

Julia Buchenau-Schlömer
„Autismus Köln/Bonn e.V.;ATZ Köln"
www.autismus-koeln.de

Melanie Matzies
„Sozialtraining für Menschen mit Autismus"
www.autismus-in-berlin.de/Sozialtraining.htm

Angela Noller „Early Autism Project"
www.earlyautismprojekt.de

Knospe-ABA GmbH
www.knospe-aba.com

Melodycenter
www.melodycenter.ch

Webseiten zum Thema Autismus
www.autismus.de
www.autismushamburg.de
www.nicole-schuster.de
www.specialisterne.dk
www.templegrandin.com

Journal of Applied Behavior Analysis mit original Studien
http://seab.envmed.rochester.edu/jaba

ABA-Studienprogramme
www.fit.edu/bst/programs/aba/cert_req.php
www.gradschools.com/search-programs/online-programs/applied-behavior-analysis

ASD-Früherkennung im Säuglingsalter
www.firstsigns.org

Biomedizinischer Ansatz
www.autismus-medicus.de

Lernvideos für Beobachtungslernen
www.watchmelearn.com
www.storymovies.com
www.thetransporters.com
http://www.thinklink-sa.com/German/die_brainy_baby_dvd_-_reihe.html

PECS
www.pecs-germany.com

Quetschmaschine
www.therafin.com/squeezemachine.htm

Social Stories
www.thegraycenter.org